口腔医学精粹丛书

保存牙科学

主　编　　刘　正
副主编　　王晓仪

世界图书出版公司
上海 · 西安 · 北京 · 广州

图书在版编目(CIP)数据

保存牙科学/刘正主编;王晓仪副主编. —上海:上海世界图书出版公司,2006.9

(口腔医学精粹丛书)

ISBN 7-5062-7470-1

Ⅰ.保...　Ⅱ.①刘...②王...　Ⅲ.牙科学　Ⅳ.R78

中国版本图书馆 CIP 数据核字(2005)第 044987 号

保存牙科学

刘　正　主编　　王晓仪　副主编

上海世界图书出版公司出版发行

上海市尚文路 185 号 B 楼

邮政编码 200010

(公司电话:021-63783016 转发行科)

上海出版印刷有限公司印刷

如发现印刷质量问题,请与印刷厂联系

(质检科电话:021-56723497)

各地新华书店经销

开本:889×1194　1/16　印张:11.5　字数:272 000

2006 年 9 月第 1 版　2006 年 9 月第 1 次印刷

ISBN 7-5062-7470-1/R·110

定价:90.00 元

http://www.wpcsh.com.cn

《保存牙科学》编写人员

主　　编　刘　正

副 主 编　王晓仪

编　　委　（按姓氏笔画为序）

王晓仪　韦　曦　朱亚琴　刘　正

张保卫　洪　瑾　夏文薇　徐　晓

翁雨来　梁景平

口腔医学精粹丛书

《口腔生物材料学》

《保存牙科学》

《口腔内科学》

《临床牙周病治疗学》

《口腔药理学与药物治疗学》

《口腔颌面种植修复学》

《口腔疾病的生物学诊断与治疗》

《唇腭裂修复术与语音治疗》

《颌面颈部肿瘤影像诊断学》

《口腔颌面肿瘤病理学》

《口腔临床流行病学》

《头颈部血管瘤与脉管畸形》

《颅颌面部介入诊断治疗学》

《口腔工程技术学》

《可摘局部义齿》

“口腔医学精粹丛书”编写人员

主　　编　邱蔚六

副 主 编　刘　正　薛　淼　张志愿　周曾同　张富强

主编助理　吴正一

编　　委　（按姓氏笔画为序）

王平仲　王国民　王晓仪　王慧明
毛　青　毛尔加　石慧敏　田　臻
冯希平　台保军　刘　正　孙　皎
李　江　束　蓉　杨育生　肖忠革
吴士尧　吴正一　邱蔚六　余　强
张志勇　张志愿　张建中　张修银
张富强　陈万涛　林晓曦　范新东
周来生　周曾同　郑家伟　赵怡芳
赵信义　胡德瑜　秦中平　徐君逸
赖红昌　薛　淼

序

自20世纪90年代以来，有关口腔医学的专著、参考书籍犹如雨后春笋，数量剧增。书籍编撰的风格各有不同。有的堪称上乘之作，但重复雷同，涉嫌因袭者亦可见到。为此，上海世界图书出版公司要组织出版一些口腔医学参考书时，我们不由得有点心中犯难，就怕写出来的东西又成了重复的陈货。经过一番思考和讨论终于确定了本丛书编写的指导原则，即以专题为主；以临床口腔医学为主；以国内外医学的新成就、新经验为主；并力图打破原来的学科界限和体系来组织编写一批高级口腔医学参考书。

口腔医学是医学中的一级学科。按照多年来的习惯，在临床口腔医学中又可分为若干个亚科，诸如口腔颌面外科学、口腔内科学、口腔正畸学、口腔修复学等等。其中有的与国外相同，如口腔颌面外科学；有的则不尽相同，例如口腔内科学。当代最具创新或创造性的成果都是产生于各学科或多门学科的相互交叉点或切点上，生命科学出现了学科间交叉、整合、重组的趋势。科学研究如此，临床医学亦莫不如此。学科的整合在基础医学方面当为在分子水平上的整合，例如"分子医学"的崛起；在其他方面则表现为学科与学科之间，科学与技术之间，以及自然科学与人文科学之间，生命科学与非生命科学之间的整合重组，近年来出现的所谓"Bio-X"中心，即生命科学与非生命科学结合的体现。为此，口腔医学的各个学科之间也面临着这一命题，而且在国外业已有一定的经验可资借鉴。在这一原则的思想指导下，我们也试图适应潮流，学习国外的先进经验，打破传统的学科系统来出版一些重新整合的专著，如《保存牙科学》、《面颈部肿瘤影像诊断学》和与旧的"口腔内科学"概念完全不同的《口腔内科学》等，以适应新形势的需要。

本丛书的主要阅读对象定位为从事临床口腔医学的中高级医务人员及口腔医学研究生。参加本丛书编写的人员绝大多数为从事临床口腔医、教、研工作多年，且具有高级职称的医师、教师。在书中将融合进他们多年的临床经验以及科研成果，相信对临床口腔医学的发展和医疗质量的进一步提高将有所裨益。

本丛书定名为《口腔医学精粹》，是为了鞭策和督促编写者们能尽最大努力做到精心选材、精心构思、精心组织和精心撰写。但也应当看到，"精粹"的东西毕竟是少数，不可能字字精、段段新，为了书籍的完整性，也不可能只介绍新的理论和技术，而丝毫不涉及传统的、经典的理论和技术。读者阅读后如果能感觉到有一些(或不少)新鲜的东西，目的就应该达到了。

由于这是一种尝试，肯定还有不足甚至错误之处，还望读者不吝赐教，以便再版时更正。

任何书籍往往在出版之后感到尚遗留有不少遗憾，我想本书同样如此，只望遗憾愈少愈好。

在构思出版本丛书时，恰逢上海市口腔临床医学中心在上海第二医科大学附属第九人民医院成立(2001)。愿以本丛书的出版作为这一中心建设的考绩，也希望它能有益于临床口腔医务人员业务水平的提高，以造福于广大口腔颌面疾病患者。

于上海交通大学医学院附属
第九人民医院口腔医学院

前　　言

保存牙科学(conservative dentistry)是治疗牙齿硬组织疾病和先天性牙体形态异常，以恢复病损牙的正常解剖形态及生理功能，保持天然牙列的完整和美观为研究内容的学科。内容包含牙体外科学(operative dentistry)和牙髓治疗学(endodontics)，在编写本书时我们将嵌体和冠修复也纳入其中，以使读者对保存牙齿有一个系统、完整的概念。

近年来随着我国国民经济的日渐繁荣，国人对口腔健康要求十分迫切，为追求较好的生活质量或建立较好的社交形象，均要求有一口健全完美的牙齿。口腔科临床医师几乎每天都可遇到有这类要求的患者，这也是需要我们研究的主要课题。

口腔医疗设备和器械的改进和完善，牙科材料的快速发展，是近几年在保存牙科学领域取得明显成果的两大支柱，使我们对以往认为不能治疗的病牙得到了治疗和保存。最近几十年中我们在保存牙科学方面进行的科学研究和积累的临床经验，推动我们编写这本以治疗学为主要内容的参考书，向临床第一线的医师们和从事这门学科研究的研究生们介绍我们的心得体会，希望对他们的工作有所裨益。本着海纳百川、百家争鸣的科学态度，书中对目前尚存在争论的技术或学术观念亦进行了历史的回顾和客观的评估。

在现代口腔医学快速进步的大环境中，我们掌握的知识和技能是微不足道的，仅以对学科的执着精神敬献给读者。不足之处，还望指正。

在本书的编写过程中承蒙张灏主管技师绘制插图，施培风、叶军同志协助整理资料，在此特予致谢。

刘　正　王晓仪

于上海交通大学医学院

附属第九人民医院口腔医学院

目　录

第一章 概 论

第一节 保存牙科学的内容和目的

保存牙科学的内容主要是对由于龋病或非龋疾病引起的牙体硬组织损伤的修复和对先天性牙体形态异常的治疗；目的是恢复病损牙的正常解剖形态及其生理功能，保持天然牙列的完整和美观。牙齿是由人体中最坚硬的组织构成的器官，并且在其中有个纤细柔弱的牙髓，不具备自身修复的功能，故牙齿一旦受损伤，不能自然修复而必须借助于医师的治疗以得到形态和咀嚼功能的恢复。这就是保存牙科的内容。

龋蚀、磨损或外伤不仅损伤牙体硬组织，且往往使牙髓受到感染和破坏而导致牙髓疾病，如不及时治疗，可蔓延至根尖周围组织而致根尖周疾病，进而引起颌骨骨髓炎，甚至会引发机体内远隔器官或组织的牙源性感染。因此，对牙髓病和根尖周病的治疗与对牙体硬组织修复同样是保存牙科的重要研究内容。当牙齿硬组织龋蚀或缺损时，阻止侵蚀给予修补，以保持牙冠的完整，即为充填术；当牙髓感染早期，控制细菌消除炎症以保存牙髓，即为牙髓保存术；当牙髓感染晚期，不能愈合且引起根周组织疾病时，摘去牙髓处理根管以保存牙齿，即为根管治疗术。

世界口腔医学界对这门学科的命名及其所包含的内容不尽相同，在欧美各国称治疗牙体缺损的学科为牙体外科学（operative dentistry），在日本，保存牙科中包含牙体外科学、牙髓治疗学（endodontics）和牙周治疗学（periodontics）。因本丛书中另有牙周治疗学，故本分册不含牙周相关内容。

保存牙科学虽为临床学科，但其理论基础却深植于牙体解剖学、口腔生理学、口腔病理学、口腔微生物学、牙科材料学。熟悉这些理论基础对掌握保存牙科诸多技术大有裨益。为了保存口腔牙颌系统的完整性和美观，保存牙科医师在诊治工作中必须具备与其邻近相关学科的知识，如口腔颌面外科学、正畸学、义齿修复学等，并在治疗设计中注意与这些学科相关的问题，以体现高水平的治疗效果。保存牙科学是口腔医学临床诸学科中的主要学科，是口腔科医师必须掌握的医疗技能，并且保存牙科也是个古老的学科，远在我国唐代就有采用银汞合金补牙的历史，欧洲的文艺复兴带动了科学技术的快速发展，显微镜的发明、化学分析方法的进步，为龋病病因和病理以及治疗的研究敞开了大门，其中1890 年 Miller 的龋病病因化学寄生学说和 1891 年G. V. Black 的窝洞制备原则是对保存牙科学的重要贡献，迄今仍具有深远的影响。

任何一门学科的发展均与其所处的历史背景、科学环境密切相关。保存牙科学随着 20 世纪高分子化学的突飞猛进和牙科钻机的革新，而得到相应的快速进步。同时，牙科材料学、牙科理工学等新学科的兴起，扩展了保存牙科的治疗范围，如复合树脂的问世，不但减少磨牙，还尽量保存了健康牙硬组织，而且使牙冠缺损较多的患牙得到修复；又如根管治疗器械的更新改进，使许多因根管形态细小或弯曲无法治疗而必须拔除的牙齿得到治疗和保存。

第二节　保存牙科医师从医的理念

一、注重局部、顾及全身

保存牙科医师的治疗对象是牙齿受损的患者，而不是孤立的病牙，有经验的保存牙科医师应将其治疗的目的着眼于维护患者的全身健康而不仅是局限于某个病牙的修复，他们会将对病牙的局部治疗与保护全身健康协调地联系在一起。如对初萌的、年轻的第一恒磨牙龋的早期发现、早期治疗，阻止龋蚀于牙硬组织的浅层，保护牙髓活力，保障牙根的正常发育，因为他们知道第一恒磨牙对于建立正常𬌗关系起着不可替代的关键作用，并且是人一生中使用时间最长的牙齿，保护好第一恒磨牙可以预防牙𬌗畸形、颞颌关节病等。同时对病牙的治疗措施的选择上持慎重的态度，根据病牙受龋侵袭的程度选择不同的治疗技术，如窝沟封闭术、预防性充填术等。

又如常发生于7～8岁小学生的校园外伤，往往萌出1年左右的中切牙牙冠受损，如切角折裂、切缘折断或牙齿松动，因其牙根尚未发育完成，此时的治疗原则是保护牙髓而不可轻易抽取牙髓。何况对牙根发育未完成的牙，根尖孔未形成，是不可能抽取完整牙髓的，可于局麻下在露髓处磨去少许牙本质，以容纳盖髓剂，并暂封之，为的是使牙髓仍有活力，以维护牙根的继续发育，待其牙根发育完成后，可酌情做根管治疗。对松动的年轻恒前牙，应及时结扎固位，定期随访牙髓情况，除牙髓感染坏死者需进行根管治疗外，一般有活力的牙齿，尽量不做髓切除术，直到其牙根发育完成。总之，以尽量少损伤正常组织并能达到较长远的疗效为选择治疗方法的准绳。

二、爱护牙齿、关心患者

对年老体弱，不能经受较长时间治疗的患者，可酌情采用保守的治疗方法，而不一定给予需要张口时间较长、椅位时间较长的治疗方法，如根管治疗术。保存牙科医师为患者服务的目的有二：一是防止患牙疾病发展，二是修复病损部分，这两者均需通过医师的操作才能达到。医师治疗的工具是涡轮牙钻、金刚砂石、超声扩锉针等器械，在窝洞制备或嵌体、冠的牙体制备中，牙本质被器械切割，引起牙本质的脱水，造成牙本质细胞及其细胞核被吸进牙本质小管后，细胞自溶或变性，牙髓组织受切磨所产生的热刺激会发生不同程度的变化，因此，医师需要树立的主要观念是“牙齿是个生活的器官”。尽管牙齿的表面组织是全身中最坚硬的牙釉质，其无机物占重量百分比约达96%，但它还有4%的有机物质，在它的表面与唾液之间存在着矿物离子的交换，在硬组织包围中的纤细牙髓组织有成牙本质细胞、血管、淋巴、神经纤维以及一些生物活性因子，对牙硬组织施加任何种刺激都会引起牙髓不同程度的反应，在牙体制备过程中，器械使用不当，极易造成牙髓组织的损伤，而导致医源性的牙病。这就是在临床上往往患者口腔中一个无明显症状的、不深的龋洞，在医师备洞充填后会发生如初期牙髓炎症状的原因。

为防止医源性的损伤，医师在工作中应做到以下几点：

（一）牙体制备过程中必要使用水喷，以降低切磨引起的热刺激，但水的温度不可过低，过冷的水对牙髓也会产生刺激。

（二）选用高速装置的比较锐利的牙钻，钝的牙钻切磨时易产生高温。

（三）尽量缩短备洞时所施加的压力和备洞的时间，对牙本质持续的切磨也是引起牙髓创伤的原因，因此必须采取间断切割的备洞方式，短暂的间歇可显著减少热刺激。

（四）在保持充填体固位的原则下，尽量少磨健康的牙硬组织。

（五）施行无痛技术。保存牙科医师应使患者在宽松、舒适和无痛的条件下接受治疗，才能提高疗效。由于牙髓内神经纤维对刺激极具敏感性，患者会对磨牙引起的酸痛难以接受而拒绝治疗，即所谓的牙医恐惧症。甚至口腔内有多个残冠、残根，咀嚼能力锐减，也不愿就医，其痛苦的牙科治疗经历是主要原因。不可否认的是牙机转速低、牙钻切粗钝是引起患者就医恐惧的原因，但医师不重视无痛技术、给患者带来的不必要的痛苦也是个重要原因。近年来，高速涡轮机和各种锐利的牙钻、砂石的改进，为减轻牙体制备的痛苦已效果明显，但施行无痛技术对关心患者、提高治疗效果仍是十分重要的。

临床常用的无痛技术为通过注射麻醉剂达到牙科治疗时的无痛，常用的麻醉剂为2%普鲁卡因或2%利多卡因，可根据手术所需的时间长短选择阻滞麻醉（传导麻醉）或局部浸润麻醉。对年老体弱有心血管疾病禁用麻醉药的患者，进行牙髓治疗时可采取在牙髓面上放置失活剂，如多聚甲醛、金属砷的制剂，使其牙髓血循阻滞，牙髓无菌坏死后进行无痛的牙髓治疗。

当在局麻下进行龋洞的窝洞制备时，不能因为患者没有疼痛感觉，而肆意磨牙，造成牙硬组织不必要的丢失，尤其对年轻患者的年轻恒牙必须谨慎备洞，避免伤及过高的髓角。

第三节 口腔内残冠、残根的保存

对于口腔内残冠、残根去留的认识随着医学科学技术的不断更新发展而经历了将近一个世纪的历程，从1883年Miller发现引起急性牙周炎的细菌常见于正常人和脓毒患者的口腔内，并发表人类口腔是个感染灶的论文，首先提出口腔菌丛可能是机体其他部位或器官感染病灶的观点。20世纪初Hunter等提出病灶学说，指出机体内某些组织或器官的慢性感染中的微生物及其代谢产物可通过血液或淋巴的循环引起远隔组织或器官的感染性疾病，如牙齿、扁桃体均可成为病灶。与此同时，在临床上也确有些全身系统疾病，如肾炎、关节炎、虹膜睫状体炎的患者由于拔去口腔内的龋齿而得到缓解或痊愈。在这个观点的影响下，在相当长的时期内，牙医将龋蚀较多的牙齿列为拔牙的适应证，更何况残冠或残根。但随着抗生素的问世，控制感染的手段日益先进，感染的牙齿得到治愈的概率渐高，同时对有些全身系统疾病的治疗措施也增多，拔去病灶牙并非惟一的治疗手段，加之口腔医疗器械的不断完善和改进，使许多以前认为必须拔除的病牙得到治疗和保存，从而使现代的口腔科医师能够以负责的态度，从患者的利益出发，辩证地对待口腔内残冠、残根的去留。为了便于口腔科临床医师掌握残冠、残根去留的尺度，在此仅就残冠、残根保存的价值和保存的原则予以论述。

一、口腔内残冠、残根保存的价值

（一）有利于保持牙槽骨的高度和宽度

牙齿存在于牙槽骨中，随着牙齿的发育、萌出和脱落，牙槽骨可发生各种变化，牙槽骨的健康是靠牙齿发挥生理功能而保持着。在天然牙齿拔除后，局部牙槽骨呈较快速度的吸收，剩余牙槽嵴的高度和宽度以及骨小梁的密度均降低，仅牙槽嵴的宽度在拔牙后 1 年内约减少 25%，随后缓慢吸收而使 50% 的牙槽骨缺失。口腔内缺失的牙齿越多，牙槽骨吸收的区域越多；缺失牙齿越久，牙槽骨吸收程度越重。相反，有牙齿或牙根存在的牙槽骨却保持着高度和宽度，这表明牙齿或牙根对保存牙槽骨的重要性，从义齿镶装的要求来看，保存牙槽骨有利于义齿的固位和发挥功能。

（二）有利于保存牙周膜的生理功能

牙齿借助于牙周膜固定在牙槽窝内，牙周膜的弹性维持着牙齿的生理动度，缓冲和调节牙齿所承受的咀嚼压力。健康的牙周膜面积愈大，牙齿的牙周储备能力愈强。天然牙齿的生理辨别功能，由牙周膜内的本体感受器承担，使人们在咀嚼运动中能感受所发出的感觉冲动，从而使牙齿能行使正常的咀嚼动作。研究表明，保留在牙槽骨中的健康牙根就能保存牙周膜的本体感受作用。即使保存着有少量完整牙周膜的残根，其牙周膜仍存有一定程度的本体感受作用。临床研究表明，有着完整牙周膜的残冠或残根经过良好的根管治疗后，无论作为固定义齿的基牙或全口覆盖义齿基托下的支持牙根，均能增强义齿的稳定和固位，并保留天然牙周膜的本体感觉能力，使患者在咀嚼时能感受到𬌗力的大小、出力的方向，提高义齿的咀嚼功效，同时使牙槽骨因得到生理刺激而保持健康。

（三）有利于美容

前牙的残冠或残根的保存，便于面貌美容，尤其是上颌前牙，在经过良好的根管治疗后的残冠或残根上做的修复体远比义齿上的假牙更与天然牙齿近似，也更有利于发音和美观。

二、口腔内残冠、残根保存的原则

（一）所要保存的残冠或残根能在恢复牙𬌗系统的生理功能上起作用

例如有着完整牙列的青年人仅一颗上颌中切牙因外伤而成残冠，为了维护牙列的完整和美观以及发音，应保存这颗残冠；又如对缺牙较多，下颌骨牙槽嵴吸收明显的老年患者口腔中残存的牙齿应慎重考虑，如牙周情况较好，可给予治疗后存留，在随后的义齿镶装时，可选作基牙或用作基托下支持的牙根，以增强义齿的固位和咀嚼功能。

牙周组织健康，牙周膜基本完整为保存残冠、残根的首选条件。牙周膜是支持牙齿承受𬌗力、缓冲咀嚼压力的主要组织，不论牙冠缺损程度如何，只要牙根的牙周膜完整，则在其上所做的修复体就能发挥生理功能，即使有些松动的牙，经过治疗后牙周情况好转，亦可予以保存。牙与牙槽骨无论从解剖上或生理上都有密切相连的依存关系，牙槽骨的健康直接影响义齿的固位，牙槽骨吸收过多，则牙周膜丧失也愈多，因此，凡牙槽骨吸收超过根长1/3，牙松动在2度以上的牙齿均应拔除而不宜保存。

（二）根尖周组织健康为保留残冠、残根必须注重的条件

多数因龋或长期牙体缺折未经治疗的残冠或残根，往往牙髓死亡，根尖周组织有慢性炎症，虽然其牙槽骨高度和宽度未受破坏，但根尖周骨质吸收也可影响牙齿的固位，何况根尖周组织的炎症随时有可能因急性发作而蔓延，因此，对这类的残冠或残根，需视其髓腔和根管的解剖形态、根管治疗的成功把握、机体的健康程度衡量其去留。有把握治愈的牙应予保存。如髓腔或根管闭塞或畸形，或年老体弱不能承受多次就诊者则应拔牙。近十年来由于根管治疗器械的改进和技术的更新，许多以前认为不能保存的残冠和残根，均可能得到保存。

（三）残冠、残根的破坏范围也为衡量其去留的条件

因龋致残的牙冠或牙根缺损的范围不可太大，去龋后根面基本与龈缘平齐或稍高于龈缘，牙根长度基本保持原长度，牙槽骨吸收小于根长1/3，牙根稳固，无牙周袋，根尖周无病损或有病损但不超过根尖1/3的牙，并且是经根管治疗后愈合者，可予保留。

总之，应以恢复患者的生理功能为出发点，慎重斟酌口腔中残冠、残根的存在部位，牙体牙周的健康情况，对今后修复体所起的作用，以及现代医疗技术能达到的疗效，综合考虑，以使患者能得到长远利益为准则。

（刘 正）

第二章　牙齿保存的生物学基础

第一节　牙齿天然的修复功能——牙髓牙本质复合体

牙髓和牙本质均同源于外胚间充质乳头，内含特殊的细胞——成牙本质细胞。牙齿的活力来源于牙髓，鉴于牙髓和牙本质之间的亲密关系，故把它们视为一个功能整体，称之为牙髓牙本质复合体。熟悉牙髓牙本质复合体的结构和功能，是保存牙科医师必须掌握的理论基础。牙髓虽在许多方面与机体的其他结缔组织相似，但它有独自的特性，如含有终身形成牙本质的成牙本质细胞，成熟的牙髓中也可产生类似于胚胎性的结缔组织，微细的血液供给和独特的感觉系统。牙髓内含有多种组织成分，包括成牙本质细胞、成纤维细胞、免疫活性细胞、神经、血管、结缔组织纤维、基质和间质液。

一、成牙本质细胞（odontoblast）

成牙本质细胞是牙髓牙本质复合体中最具特征性的细胞。在牙齿发生期间，成牙本质细胞形成牙本质小管并且存在小管中，使牙本质成为有活性的组织。从组织学上看，牙本质和牙骨质的发生与骨组织十分相似，成牙本质细胞与成骨细胞有许多相似的特性，如这两种细胞均能产生由胶原纤维和蛋白多糖为主要成分的基质，这种蛋白多糖基本是硫酸软骨素，能经受矿化。此外，成牙本质细胞还分泌牙本质涎蛋白和高度磷酸化的磷蛋白以及与矿化作用密切相关的碱性磷酸酶，这些物质均为牙本质矿化的重要因素。

成牙本质细胞分出细胞突，存在于每个牙本质小管中，细胞突延伸于牙本质的全厚层中。对其延伸范围的描述，由于研究者使用的显微镜不同和组织切片的制作方法不同而各异，透射电镜显示细胞突局限于牙本质的内 1/3 处，扫描电镜显示细胞突延伸到牙本质小管中，甚至远达釉牙本质界。近年，采用激光共聚焦扫描显微镜和荧光染色相结合的技术，看到大鼠磨牙中的成牙本质细胞突并未延伸到外层牙本质或釉牙本质界。对临床医师来说，了解人牙齿的成牙本质细胞突的范围颇为重要，便于估计修复操作对牙本质下边成牙本质细胞的影响。因为充填术中的窝洞制备或冠修复中的牙体制备操作时常干扰成牙本质细胞，故应尽量少切割牙本质，并采取防护措施以保存牙齿的活力。

二、成纤维细胞（fibroblast）

成纤维细胞是牙髓中最多的细胞，广泛分布于牙髓的基质中，较多聚集在牙髓的富细胞区。初分化的成纤维细胞为多角形,凭借每个细胞伸出的多个细胞突而建立起细胞－细胞的接触。成熟的细胞为星状。随着牙髓中血管、神经和纤维数量的增加,成纤维细胞的数量相对减少。与其他结缔组织中的成纤维细胞相比较,牙髓中的成纤维细胞保持着相对的、未分化的性能,如给它们以特殊信号时,它们就可成为具有分化能力的细胞,例如,当牙髓中成牙本质细胞损伤时,成纤维细胞可分化成似成牙本质细胞(odontoblast-likecell),所以,有些学者认为牙髓中的成纤维细胞具有永远不成熟的特性。这个生物学特性对病损牙髓的修复颇有价值。牙髓中的成纤维细胞有合成Ⅰ型和Ⅱ型胶原以及蛋白多糖的能力,负责牙髓中胶原的更新。目前,由于口腔细胞培养技术的发展,已能在体外培养人的牙髓细胞并可传代,其形态与成纤维细胞相似,但生物学特性与成纤维细胞不尽相同,由于其来源尚不明确,故学者们对此统称为牙髓细胞。牙髓细胞体外培养的成功为研究牙髓生物学开辟了新途径。

三、牙髓中的防御细胞

(一)巨噬细胞(macrophage)

巨噬细胞是从血流中进入牙髓的单细胞,可分化为具有十分活跃的内吞作用(细胞的吞噬和吞饮作用)的各种亚群,凭借着它们的移动性和吞噬活性,在牙髓中起着清道夫的作用,可移去外渗的红细胞、死细胞,以及经溶酶体酶消化的残余物质;巨噬细胞参与免疫反应,能够加工抗原并提呈给记忆T细胞,在T细胞依赖性免疫反应中起作用。当巨噬细胞被适当的炎症激活时,能产生大量的可溶性因子,包括白细胞介素－1(IL-1)、肿瘤坏死因子(TNF)、生长因子(GF)和其他的细胞素(cytokines)。

(二)淋巴细胞(lymphocyte)

在人的正常牙髓中有T淋巴细胞,其中Ts抑制淋巴细胞是牙髓中占优势的T细胞亚群。

(三)树突状细胞(dendritic cell)

树突状细胞是免疫系统中的辅助细胞,广泛地分布在包括牙髓在内的结缔组织中,也见于淋巴组织中,学者们称这种细胞为抗原呈递细胞,其特征为树突状的胞浆突起和细胞表面的Ⅱ型抗原,在诱发T细胞依赖性免疫反应中起中心作用。

以上3种细胞在牙髓中的存在,表明牙髓是由能应对免疫反应的细胞群良好武装起来的组织。

四、血液供给

牙髓牙本质复合体的血液是由从根尖孔进入牙髓的小动脉供给的,小动脉的直径约50 μm,这些血管和神经束一起通过根尖孔,更小的血管可经由侧支根管进入髓腔。小动脉行经根髓中央后分支,侧向分散到成牙本质细胞层。这些小动脉穿进冠髓时,向着牙本质呈扇形散开,在成牙本质细胞层下区域中形成毛细血管网,给成牙本质细胞以丰富的营养物质。冠髓中毛细血管的血流量为根髓的两倍,并且髓角的血流量比牙髓其他区域都多。牙髓静脉的管壁很薄,因此能促进血液经血管的进出流动。在牙髓中央区域,小静脉汇集渐大,其直径比小动脉大些。无论在冠髓或根髓均有动静脉吻合,特别在根髓。这种微细的动静脉吻合血管从沟通了动静脉,分流了毛细血管旁路,在牙髓血循环的调节中起重要作用。与大多数结缔组织不同的是牙髓血管基本上没有侧支循环,因此,它比其他组织脆弱,当牙髓损伤时,仅有有限的血液供应给牙髓，而使牙髓的愈合能力不像其他结缔组织那样强。有着丰富细胞和开放的根尖的年轻牙髓，其血运供给远比细胞减少、根尖窄小的老年人牙髓多，愈合能力也强。这些基础知识对临床医师规定牙髓保存的适应证或治疗措施的选择有重要的参考价值。

五、神经分布

牙齿的神经分布由大量的有髓鞘和无髓鞘神经纤维组成，无论刺激来源的性质（如温度、机械损伤或炎症）如何，几乎从牙髓传入的冲动均导致痛觉。有髓鞘的纤维称A纤维，无髓鞘纤维称C纤维。A纤维中又包括Aβ纤维和Aδ纤维，前者比后者对刺激稍敏感些，但从功能上看，这些纤维是组合在一起的，A纤维中约90%为Aδ纤维。A纤维的终端主要位于牙髓-牙本质界上，而C纤维却是分布在全牙髓中，受到刺激后A纤维所引起的疼痛性质为尖锐的刺痛，而C纤维为烧灼样的剧痛，A纤维的刺激阈相对低而C纤维相对高，并且常伴有组织损伤。研究发现A、C纤维之间常有功能上的重叠。

牙髓中的这些感觉神经纤维起自三叉神经，通过根尖孔成束地进入牙髓，与牙髓的小动静脉贴近在一起，对这些纤维的刺激可使小血管收缩和减少血流。神经纤维束从根尖孔向上穿行进入牙髓，到达冠髓即呈扇形散开，在富细胞区下边组成网状，称为Raschkow神经丛，从此丛经轴突通过富细胞区和乏细胞区，止于牙髓-牙本质界处的成牙本质细胞突起之间，或穿行在牙本质小管内，成为游离的神经末梢。它们伸入小管内的深度仅有几毫米，少数纤维可穿入100 μm。在髓角处牙本质小管内神经末梢最多，约40%以上的小管内含神经末梢，而其他部位的小管内神经末梢减少，在根部仅1%的牙本质小管含神经纤维。对于临床医师来说，牙髓神经纤维的特性值得注意，即它们对组织坏死有相当的抵抗力，这是因为神经束对组织自溶作用（autolysis）的抵抗力强于其他组织成分，在退行性变的牙髓中，C纤维一直保持着对外来刺激的应激能力，并且在病髓中仍有应激能力，这表明C纤维在缺氧条件下仍有功能作用，这可以解释为什么在对明显的已经无活力的牙根管进行制备时，有时会引起疼痛。临床上常用的牙髓电测器所引发的电流，对牙髓牙本质界上的A纤维起作用而出现反应，对C纤维不起作用，因为C纤维需要势能更高些的电流刺激。Bender等的研究发现，在前牙电极放置的合适部位为切缘，因为在这个部位反应阈最低，随着电极向上移至牙颈部，电阈值渐升。临床常用的温度试验是以二氧化碳雪霜或冰水作为冷诊，以热牙胶棒或热水作为热诊，放置在牙齿上可激活牙本质小管中H^+的动力，然后转化激活牙髓中的A纤维，而C纤维不会由这样的方式激活，除非这些试验使牙髓损伤。研究表明冷诊不会损伤牙髓，而热诊对牙髓的损伤可能大些。A纤维被激活所引起的疼痛，并不表明牙髓发炎或组织损伤，因为A纤维的兴奋阈相对较低，而兴奋阈较高的C纤维被激活时所引起的疼痛与牙髓已有炎症感染相联系。

六、牙本质（dentin）

完全成熟的牙本质由约70%的无机物，20%的有机物和10%的水组成。无机物的主要成分为羟磷灰石［$Ca_{10}(PO_4)_6(OH)_2$］，有机成分中91%是胶原，大多数为Ⅰ型胶原，少数为Ⅴ型胶原，非胶原成分有磷蛋白、蛋白多糖、酸性蛋白、生长因子和脂质，这些物质使牙本质具弹性，使其上覆盖的硬的牙釉质有一定的柔韧性。牙本质在釉牙本质界上与牙釉质紧密键合，在牙本牙骨质界上与牙骨质连接。由成牙本质细胞所形成的牙本质的功能贯穿在生物体生命的全过程中，根据牙本质生成的背景不同，将牙本质分为原发性牙本质（也称发育性牙本质或第一期牙本质）、继发性牙本质（也称第二期牙本质)和修复性牙本质(也称反应性牙本质或第三期牙本质),原发性牙本质是在牙齿发育期间,由成牙本质细胞分泌基质,再经矿化而形成的牙本质,这类牙本质是牙本质的主体结构;继发性牙本质是在牙根发育完成后,沿髓腔内侧周壁生理性形成的牙本质,这类牙本质是在一生中缓慢形成,与原发性牙本质的不同处为牙本质小管数目减少,或有时闭塞,小管排列不规则,由于继发性牙本质在髓腔壁的沉积而使牙髓腔随着年龄的增加而体积缩小;修复性牙本质是在较强的刺激下,成牙本质细胞损伤或死亡,由牙髓中成纤维细胞等其他细胞分化形成的似成牙本质细胞样细胞(odontoblast-likecell)分泌产生的牙本质,也有些学者将在较强刺激下由原有的成牙本质细胞分泌产生的牙本质称为第三期牙本质而与之区别开。但无论怎样分类或命名,这类牙本质对活髓保存治疗有重要价值,它们的形成一方面增加了牙髓牙本质复合体的厚度从而减少外界的刺激,另一方面这些形态和排列均不规则的牙本质的堆积,起着屏障作用,使牙本质的通透性降低,限制了外界毒素通过牙本质小管的扩散从而保护牙髓。因此活髓保存的目的即是诱导这类牙本质产生而使治疗成功。

七、牙本质体液(dentinal fluid)

在牙髓牙本质复合体中,可流动的液体约占其总体积的22%,它们来源于牙髓内的毛细血管,是毛细血管内血液的超滤液,其组成与血浆成分近似。牙髓的组织压力为1.37 kPa(10.3 mmHg)。因而,在牙髓和周围环境之间有个压力梯度,这是使液体向外流动的原因。临床上由于牙折或牙体制备时牙本质小管暴露,就导致牙本质体液以飞沫的形式向外流动到暴露的牙本质表面,用压缩空气吹干牙面或干热使牙本质表面脱水,均能加速体液向外流动,体液穿经牙本质小管快速地流动是牙本质过敏的原因。在临床操作中如去龋、备洞,或牙体制备时口腔中的细菌及其代谢产物也可进入牙本质体液中,此时体液就可成为感染的水池,其中毒性物质可进入牙髓而产生炎症反应。因此,临床医师在操作过程中尽量少损伤牙本质就是保护了牙髓。

八、牙本质渗透性
(dentin permeability)

牙本质有其独特的渗透性,牙本质小管是液体穿经牙本质扩散的主要通道,因此,牙本质小管的直径和数量与牙本质的渗透性呈正相关,也即牙本质的渗透力随着牙本质小管的汇集而增强。贴近釉牙本质界的牙本质小管的总面积约为牙本质总面积的1%,而贴近牙髓腔上牙本质小管的总面积约近于45%,因此,在临床中深洞制备下边的牙本质渗透性比浅洞大,如不把修复性牙本质计算在内的话。由于根部牙本质小管的密度比冠部低,所以根部牙本质的渗透性低于冠部。根部外层牙本质的低渗透性,使其具有抵御口腔或牙菌斑中的细菌及其代谢产物入侵的能力。

九、牙髓牙本质复合体的增龄特性

随着年龄的增大,牙髓中细胞成分渐少而胶原纤维渐多,并且其厚度也相应地增加,特别在根髓,增厚的胶原纤维可作为牙髓钙化的灶。

成牙本质细胞在体积和数量上均减少,在多根牙的髓底部或根分叉处成牙本质细胞大多消失。随着年龄的增长,牙髓中的血管和神经数量也减少,牙本质中的管周牙本质增多,牙本质硬化,牙本质小管直径进行性减小,使牙本质的渗透性减弱。研究发现增龄可导致牙髓组织对蛋白水解酶(透明质酸酶、唾液酸酶)活动的抵抗力增强,这表明在老年人牙髓中胶原和蛋白多糖均发生变化。随着年龄的增长,继发性牙本质持续堆积遂使髓腔和根管的体积逐渐减小。增龄演化仅表明牙髓牙本质复合体的修复功能减弱，在活髓保存的适应证选择上应慎重，但对老年人的牙齿施行摘髓术或根管治疗术而言同样是适应证，只不过应注意增龄牙髓和根管的解剖特点，以使手术能顺利进行。

第二节　牙髓牙本质复合体中生物活性物质在牙髓修复中的作用

近年来，由于细胞生物学和分子生物学的基础理论的指导和先进技术的引进，在牙体牙髓病学科领域中牙髓生物学崭露头角。牙髓细胞的体外培养成功和对牙齿发育过程中各种生物活性分子的研究，使人们对牙本质的概念得到前所未有的更新，认识到牙本质是富含多种生物活性分子的组织，而不是无生物性的坚硬组织，对牙髓牙本质复合体任何的外源性刺激，均可引起牙本质内部一系列的生物性反应。本节对与牙本质生物性反应相关的主要物质予以介绍。

一、牙髓的基质和胶原

结缔组织的细胞和纤维均埋植于细胞外基质中，这种基底物质是无定形的凝胶样物质而不是溶液，因此与组织液不同。基质的蛋白均为糖蛋白，其中蛋白多糖是重要的组成成分。牙髓中主要的蛋白多糖有透明质酸、硫酸皮肤素、硫酸乙酰肝素和硫酸软骨素。在牙齿发育的活跃期，硫酸软骨素是主要的蛋白多糖，特别在成牙本质细胞和前牙本质层中参与矿化作用，但随着牙齿萌出，透明质酸和硫酸皮肤素逐渐增多而硫酸软骨素显著减少。牙髓的坚固性多由基底物质中蛋白多糖的成分决定，蛋白多糖分子的长键组成包含水分的网，而形成有特性的凝胶，特别是透明质酸对水有强的亲和性，是含有大量液体基质的主要成分。牙髓中水含量颇高，因此其基底物质组成一个能够保护牙髓细胞和血管的缓冲垫，同时牙髓的基底物质也起着分子筛的作用，可排出细胞代谢物质（如蛋白质和尿素），因此，蛋白多糖能调节基质中溶质和胶体以及水的分散，由此而决定牙髓的物理特性。当牙髓发生炎症时，病损组织中堆积了较高浓度的溶酶体酶，细胞产生的蛋白水解酶、透明质酸酶和硫酸软骨素酶均可裂解牙髓的基质，破坏牙髓的完整性。

牙髓中还存在着另外两种类型的结构蛋白，即胶原蛋白和弹性蛋白，后者仅局限于小动脉壁上。一个单独的胶原蛋白分子属于原胶原蛋白(tropocollagen)，系由3个多肽键组成，根据它们的氨基酸组成和顺序分为Ⅰ型或Ⅱ型，按肽键的不同组合和键接将胶原纤维分为几种类型，其大致规律为Ⅰ型胶原存在于皮肤、腱、骨、牙本质和牙髓中，Ⅱ型胶原存在于软骨，Ⅲ型胶原多存在于未矿化的结缔组织中，Ⅳ型和Ⅶ型胶原存在于发育牙胚的基底膜中，Ⅴ型胶原存在于间质组织中。在牙齿发育和矿化过程中均有Ⅲ、Ⅳ、Ⅴ、Ⅶ胶原的参与。成牙本质细胞和成骨细胞合成Ⅰ型胶原，成纤维细胞合成Ⅰ、Ⅲ、Ⅴ和Ⅶ型胶原。在牙本质中胶原纤维组成支持矿化的支架，在其间有羟磷灰石晶体，当牙本质龋蚀时，纵有矿物质受酸侵蚀脱矿，如胶原支架未被破坏，则经过护髓处理后，软化脱矿的牙本质仍能出现再矿化。牙本质的这个特性是深龋处理保护活髓的理论基础。

二、牙髓牙本质复合体中生物活性分子

（一）纤维结合素(fibronectin，Fn)

也称纤维黏结蛋白，是一种高分子量的糖蛋白，在牙齿发育早期控制牙乳头间充质细胞分化的基底膜中就有纤维结合素参与细胞的分化，特别是成牙本质细胞的极化。在牙乳头发育中，凭借内釉上皮和基底膜的诱导作用，使外围的牙乳头细胞分化为成牙本质细胞，以分泌牙本质，但当牙齿发育成熟萌出后，基底膜和内釉上皮均渐消失，牙髓损伤的修复就依赖于牙髓中的胞外基质，许多研究表明当牙髓损伤修复时，胞外基质起到了与基底膜相似的作用，其中纤维结合素的作用明显，因为 Fn 是胞外基质中主要的表面糖蛋白，它与胶原一起组成原纤维的网(fibrillary network)在牙髓细胞的黏附、能动性、生长和分化中起重要作用，协助成牙本质细胞样细胞的生成，从而分泌修复性牙本质。

（二）生长因子(growth factor)

是由细胞产生的多肽，能够起动细胞的增殖、游走和分化。在上皮与间充质相互作用中起着诱导信号(inductive signal)的功能，调节牙齿的形态发生和细胞分化，如上皮生长因子可促使造釉器和前期成牙本质细胞增殖；转化生长因子可以调节胞外基质中的组成成分和结构变化；纤维细胞生长因子在确定成牙本质细胞和促其分化中起作用。在诸多生长因子中与牙髓损伤修复关系密切并且研究最多的是转化生长因子-β 超家族。其中以转化生长因子和骨形成蛋白为代表。

1. 转化生长因子(TGF)

转化生长因子是转化生长因子超家族中的成员，是一种双链多肽蛋白，是在组织损伤愈合中有显著调节作用的细胞因子。定量分析发现，在人和兔的牙本质基质中含有 TGF 的异构体。体外研究表明在 TGF 中 TGF-β 的活性最强，可促进胞外基质的合成和细胞的分化。近年，赵守亮等研究发现人牙本质中确含有 TGF，以乙二胺四乙酸(EDTA)涂布窝洞壁牙本质，可以有效地暴露牙本质中的 TGF-β，这个研究给活髓保存治疗以新的思路，即使内源性的生物活性因子(如 TGF-β)启动起来参与到活髓保存的愈合过程中。目前，在窝洞充填的黏结剂使用前，常采用一些窝洞处理剂(cavity conditioner)，也有人称其为牙本质清洁剂(dentin cleaner)，目的是去净牙备后的玷污层，活化洞壁的牙本质，使之与黏结剂呈较好的键合。常用的处理剂有中性的乙二胺四乙酸、次氯酸钠、枸橼酸、氨基酸等溶液，其中偏中性的 17% EDTA 的清洁功效颇好，它可与牙本质表面钙螯合形成水溶性螯合物，能去净玷污层达到清洁作用，又不损伤牙本质基质中的胶原，能使牙本质表面轻度脱矿，使新鲜的牙本质暴露，同时又能溶出牙本质基质中的 TGF-β，促进第三期牙本质的产生。

2. 骨形成蛋白(bone morphogenetic proteins，BMP)

骨形成蛋白为从骨组织中提取的细胞因子，在这个家族中至少包括 40 个成员，按氨基酸序列分析显示，除 BMP_1 外，其他成员均属 TGF-β 超家族，在细胞趋化、有丝分裂和细胞分化中起重要作用，特别是在机体发育早期，诱导未分化间充质细胞向骨－软骨分化的作用远远优于其他生长因子。研究发现体外培养的鼠牙乳头中有 BMP 存在，能促进成牙本质样细胞的分化。王忠东等用地高辛苷元标记 BMP_3DNA 探针对无龋和有龋的人磨牙

牙髓组织进行原位杂交实验，发现在正常牙髓组织中血管内皮细胞、成牙本质细胞有合成 BMP_3 的能力；有龋并且牙髓局限性炎症时，牙髓中 BMP_3 的合成量增加，尤其在有修复性牙本质形成的深龋牙髓组织中，修复性牙本质下方的成牙本质细胞层中 BMP_3mRNA 的表达增强，这些均表明牙髓组织有修复的潜能。

将外源性 BMP_2 用于实验动物牙齿直接盖髓或活髓切断术中，能促进牙本质桥的形成，但从组织切片上看往往有慢性炎症，所以近年提出 BMP 与羟磷灰石联合应用能克服这个缺点而得到较好的效果。使内源性转化生长因子活化参与牙髓修复，这个研究给活髓保存治疗提出了新的概念并开辟了新的途径，需要重新评估和研究传统的常用盖髓剂的生物学效应，寻找更具与牙髓牙本质复合体生物相容性的制剂，能激活存在于牙本质基质中的生物活性分子，使这些具有修复潜能的生长因子直接参与到活髓保存的治疗过程中。同时可以设想，了解了天然的内源性生长因子的作用，则有利于对外源性生长因子的提取、纯化和使用的可行性进行研究，是开拓牙髓生物学治疗的新途径。

当牙髓损伤时，如能在消灭感染的同时进行牙髓的修复、保存活髓，这是最理想的状态，但经过数十年的努力，现实的治疗结果使人们对活髓保存的疗效，尤其是远期疗效持观望态度，认为其最终结果还是牙髓退化或炎症继续，最后还是要摘去牙髓组织以期保存牙齿。随着牙髓生物学研究的进展，使人们对牙髓牙本质复合体活性的认识逐渐深入，同时牙本质基质中各种生物活性分子的发现，使临床医师对启动牙髓自身的修复潜能抱有颇大的期望，相信通过不断的研究，在活髓保存的理论和治疗上均会出现质的飞跃。

（刘　正）

参 考 文 献

1 Stephen Coken, Richard C. Burns. Pathway of the pulp. Mosby Inc. 2002

2 徐君伍. 口腔修复科. 第 4 版. 北京：人民卫生出版社，2000

3 赵守亮，Sloan A J, Murray PE 等. 窝洞清洁剂暴露的牙本质中 TGF-β 超微结构定位. 牙体牙髓牙周病学杂志，2001，11(1)：20～22

4 王忠东，文玲英，金岩等. 人牙髓组织中骨形成蛋白-3 基因表达的原位分子杂交研究. 实用口腔医学杂志，2000，16(4)：275～278

第三章　常见的牙体牙髓疾病

第一节　龋　　病

龋病是个多因素引起的牙体硬组织疾病，经过近百年以来对龋病病因学的研究，已确认牙菌斑中的产酸菌、宿主饮食中的醣类食品和宿主牙齿结构、唾液功能，即宿主对龋的防御能力三者之间的相互作用是引发龋病的主要原因，并且牙菌斑中的产酸菌如链球菌、乳杆菌、放线菌等均为人类口腔中常见菌，亦可称为固有菌。因此龋病是个内源性细菌感染的疾病，有着内源性感染的特点，如病程较缓慢，重复感染，宿主缺乏免疫性等。

龋病是危害人类一生的牙病，在人一生中的任何时间段均可受到龋病的侵袭。曾有些学者提出乳牙已开始萌出而机体免疫机能尚不健全的幼儿和全身免疫机能日渐衰弱的老年人是龋病的易感人群。从我国第二次全国口腔健康流行病学抽样调查的资料显示，5 岁儿童乳牙的患龋率为 76%，中年人(33～44 岁)的患龋率为 56.29%，而 65～74 岁老年人群中的冠龋患病率在 64.75%，如将老年人口腔中易发生的根面龋计算在内的话，其患龋率可能会更高，笔者对 791 名中老年人根龋进行流行病学研究，发现老年人根龋患病率是随着年龄而递增的。由这些资料数据可以显示龋病是人类口腔中的常见病，是需要口腔科临床医师经常诊治的疾病。

一、龋病的临床表征、分类和诊断

当牙菌斑中产酸菌发酵醣后所产的酸，使局部环境中 pH 值降至临界值(5.4～5.5)以下时，使得菌斑下牙釉质脱矿，继无机物质缺乏之后有机物质渐被细菌产生的蛋白酶破坏，而导致牙体硬组织逐渐毁坏崩解，在色、形、质上均发生变化而形成龋洞。因此临床上常按龋蚀侵袭牙齿的程度对龋病进行分类描述(图 3-1)。

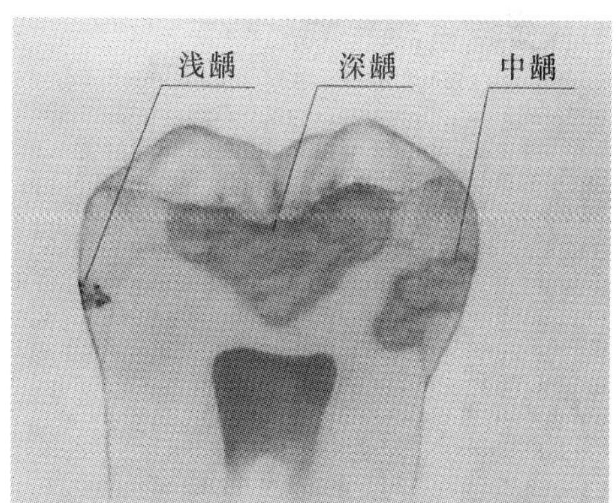

图 3-1　浅龋、中龋、深龋

(一) 浅龋

指龋损发生在牙冠部牙齿釉质上，故又称釉质龋，可发生在殆面点隙窝沟内，也可发生在平滑面。窝沟内早期釉质龋的表现为脱矿的局部色深呈黑褐色；沿窝沟有墨浸样外表，其下方为白垩色龋斑。平滑面上的外表为先是白垩色的斑点，随时间的推移龋损发展，有色素进入而呈黄褐色或黑褐色斑块。

（二）中龋

指龋损发展至牙本质浅层，故又称牙本质龋，龋损侵入牙本质后，因牙本质有机质比牙釉质多，容易被破坏，而且细菌可穿入牙本质小管，促进病损的扩展。此时，牙本质脱矿、软化、着色而形成褐色或黑色的龋洞，同时患者出现症状。

（三）深龋

指龋损进入牙本质深层，与牙髓腔接近，此时伴随着深龋洞的形成，患牙有明显的牙髓刺激症状。

二、龋病的诊断

一般对龋病的诊断比较容易，视诊是最简便易行的方法，肉眼观察牙表面注意有无色、形、质的改变，基本可以到达初步的诊断。由于龋损的部位和潜行性发展，视诊达不到的地方，需借助于探诊，使用尖探针探入窝沟时有无粗糙感或牵拉感，探测两牙邻接的平滑面有无粗糙均有助于诊断早期釉质龋。对于中龋和深龋，探诊可使医师初知龋洞的浅深与髓腔的距离，当有邻面较隐匿的龋损时可使用X线牙片检查以发现这类龋损，并且也可了解龋洞的深度与牙髓腔的距离，不但有助于诊断，对决定采取何种治疗方法也有参考价值。此外，可采用温度诊所得到的牙髓反应的客观资料以印证患者主观症状的真实性。

（一）浅龋的诊断

一般早期釉质龋的患者无主观症状，对外界的冷热甜酸刺激亦无明显反应，当视诊看到龋斑时，以探诊检查有无局部牵拉感或粗糙感即可作出诊断。对不能确立诊断的牙齿可作为可疑龋定期追踪检查，其他的手段如光照纤维、荧光显示等方法虽有报道，但很少用于临床。

（二）中龋的诊断

冠部牙本质被破坏成黑褐色的龋洞，使医师不难诊断出中龋。何况在此阶段患者主诉常有由冷热饮食引起的酸痛，如给以温度诊，则患牙对冷热刺激产生激发痛，尤其对冷诊敏感，但移去刺激后酸痛症状即刻消失，患牙不发生自发性疼痛。

（三）深龋的诊断

有敞开洞口的牙本质深层的龋损，龋洞内除崩解或软化的牙本质外还有食物残渣，患者主诉除对冷热刺激产生疼痛外，常有食物嵌塞洞内时引起的疼痛，牙髓刺激症状的程度大于中龋。在诊断深龋时需考虑有无牙髓炎存在，因为龋损发展进程较慢，细菌在牙本质脱矿之前进入牙本质小管，因此细菌及其代谢产物在深龋时可能已经影响牙髓组织。在诊断深龋时需检查有无牙髓炎发生，患者有无自发痛，这对牙髓炎的确立有参考价值。

有时殆面窝沟深龋，在其表面看不到敞开的洞口，由于牙釉柱的排列呈口小底大且深的龋洞，另外在两牙邻接面或老年人的冠根联合部常有隐匿的深龋洞存在，医师需针对患者的主诉症状，借助于X线牙片才能确诊。

三、龋病的治疗

（一）早期牙釉质龋的治疗

1. 再矿化

早期的牙釉质脱矿，经唾液内 Ca^{2+}、P^{3-} 在牙菌斑和牙釉质表面的界面间进行的离子交换，可出现生理的再矿化，从而阻止脱矿的发展。因此，可以将早期釉质浅龋的本质看为牙表面硬组织脱矿再矿化的自然生理现象。按照这个概念对于早期釉质浅龋尚未形成龋洞的牙表面，特别是平滑面上的龋斑，可给予人工再矿化液漱口或局部涂布治疗。再矿化液配方为：

$CaCl_2$	8.9 g
KH_2PO_3	6.6 g
KF	0.2 g
NaCl	11.1 g
蒸馏水	1 000 ml

漱口的方式为含漱，每日 3 次。局部涂布的操作方法为：将牙面清洁后，使之干燥，然后涂布 2 分钟，每日 3～4 次。在龋斑表面涂布氟化物制剂，如 75%氟化钠甘油或含氟凝胶，使氟进入到已脱矿的部位，也可达到再矿化的目的。

2. 窝沟封闭

对于殆面的点隙裂沟的可疑龋，采用可流动的黏结性树脂，经清洁局部窝沟，酸蚀、冲洗、吹干后，涂布进入沟窝内，再经可见光源照射使之固化形成屏障，以杜绝细菌和（或）其代谢产物进入窝沟，损伤牙釉质，从而达到防治早期釉质龋的目的。如封闭剂内加入氟化物，则可加强预防效果。商品窝沟封闭剂有多种，使用时按商品说明书认真操作。

3. 预防性树脂充填

对于已有病损的早期釉质龋在去净少量龋损组织后，采用玻璃离子水门汀或复合树脂进行充填。

（二）牙本质龋（中龋）的治疗

当龋损侵入牙本质形成龋洞时，牙体硬组织无自身修复的能力，必须依靠医师的充填技术，使龋损停止，让破坏的牙体组织得到修复。牙体充填术已沿用约百年之久，随着牙科材料学的不断发展，充填术因材料的更新已有不少的改进，修正了传统的银汞充填术中所设定的窝洞制备原则，如尽量不做预防性扩展，洞型不必过分扩大，窝沟的龈缘可不位于龈下，位于健康牙组织上、牙龈边缘的殆方。这些措施的目的都是尽量保存健康的牙体组织。

（三）牙本质深龋的保守治疗

近年来，由于对牙本质龋的组织病理学的研究和充填材料的改进，使深龋治疗的方法有新的进展，简化了治疗手续，减轻了治疗过程中的疼痛，保存了许多深龋患牙的牙髓活性。

1. 牙本质深龋的病理

牙本质内有机物质含量约占 17.5%，远多于牙釉质，而牙本质被侵袭后并不立即崩解而是软化。在传统的牙本质龋的组织病理图像中从外向内分为崩解层、细菌侵入层、脱钙层、透明层、脂肪变性层，而在临床实践中，凭医师的肉眼观察是分不清这些层次的，因此，也不能凭借这个分层来指导磨去龋损牙本质的范围，遂使过多的牙体组织被磨去，甚至增加了牙髓穿露的可能性。而应根据软化牙本质必须去净的原则进行深龋处理。

日本学者総山孝雄根据其对牙本质龋的病理学研究，提出牙本质龋分内外两层的概念，并提出使用龋蚀检知液(caries detector)可将两层区分开，着色的外层需去净，而不着色的内层可保留。

从超微结构上可看到正常的牙本质有机物质多为胶原纤维、造牙本质细胞突等，胶原纤维以分子间绞链的方式连结(图 3-2)，磷灰石晶体附着在交叉绷带上，以保持其结构的完整性，当龋蚀的酸侵袭牙本质时，胶原纤维的分子间绞链虽部分地被破坏，但磷灰石晶体仍附着其上，此时如给予治疗可使之恢复结构。如未经处理继续酸蚀，则绞链呈不可逆的变化，以致结构损坏，磷灰石晶体从胶原纤维上脱落，牙本质的基本结构遂之瓦解。

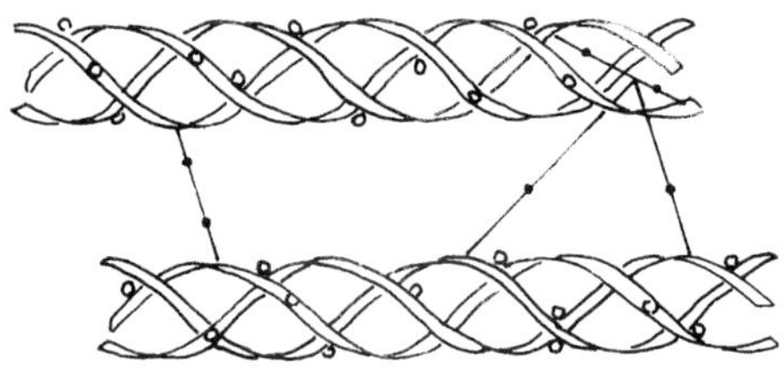

图 3-2　牙本质胶原纤维的分子间绞链结构

这种情况多出现在外层龋蚀牙本质中，而内层龋蚀牙本质中胶原仍保持其交叉绷带的结构。

龋蚀的酸从晶体的周缘溶解磷灰石，当管间和管周牙本质的晶体被溶解时，牙本质小管腔内充有磷酸钙溶液形成的过饱和磷酸钙变态晶体，称白磷灰石 $\beta-Ca_3(PO_4)_2$，其含钙量和硬度均低于磷灰石。在管周基质中的磷灰石部分溶解，折射率变低，而牙本质小管内有上述晶体沉积，折射率变高，遂使这两者变成匀质性区域，故在低倍显微镜下看龋蚀牙齿的磨片时，此区呈透明样，此即传统的病理分层中的透明层，在総山孝雄的两层结构概念中，此层为龋蚀牙本质内层的大部分。在电镜下观察时可见管周和管间基质内的磷灰石晶体在体积和数量上均比正常牙本质显著减少，证明此区域的脱矿和软化。当透明层进一步被酸侵蚀时，白磷灰石晶体消失，只剩造牙本质细胞突在小管中，此时小管的折射率明显地比周围基质低，而使此区域成为不匀质的，在低倍显微镜下成混浊的薄层，位于内层龋蚀牙本质的顶端(图 3-3)。

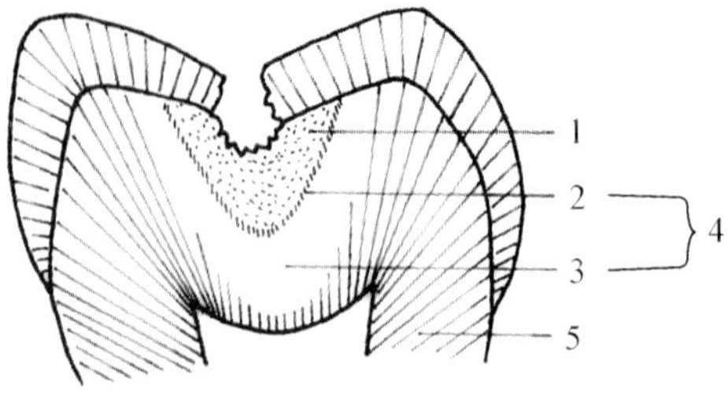

1. 外层牙本质　2. 混浊层　3. 透明层
4. 内层牙本质　5. 正常牙本质

图 3-3　龋蚀牙本质的分层

在电镜下可看到正常牙本质小管中的造牙本质细胞突从造牙本质细胞起到牙釉－牙本质界是连续且完整的。在龋齿中造牙本质细胞突穿经整个内层龋蚀牙本质，直达混浊层的顶部，但在外层龋蚀牙本质中造牙本质细胞突消失，其末端呈刷样瓦解，牙本质小管内充满了繁殖的细菌。

2. 龋蚀牙本质再矿化的可能性

学者们曾分别观察了狗牙、猴牙和人类牙齿的龋蚀牙本质再矿化的可能性，发现仅在内层龋蚀牙本质的基质中出现再矿化现象，其硬度和钙含量恢复到正常牙本质水平，而在外层却无此现象发生。据此，総山孝雄提出龋蚀牙本质再矿化的两个先决条件，即再矿化出现在有磷灰石晶体附着的胶原纤维交叉绷带结构上；再矿化出现在有活的造牙本质细胞突存在的龋蚀牙本质中。这两个条件在内层龋蚀牙本质中均存在而外层无，所以再矿化现象只出现于龋蚀牙本质的内层中，此即在深龋处理时需将外层龋牙本质去净而保留内层的理论根据。

3. 龋蚀检知液

检知液的成分为酸红(acid Rhodamine B)，也称为食物红 106，1%丙二醇组成的混合溶液，可自行配制，酸红是一种食物染剂，长期使用于饮食工业和内服药剂中，无毒性不良反应，也无致癌性。检知液的作用机制并不是依借染剂与牙组织选择性的化学键合，而是依借溶媒——丙二醇的选择性穿透作用，即丙二醇可在外层龋蚀牙本质内分子间的绞链已破坏松弛的胶原纤维丛中穿透，使其被溶解在丙二醇中的染料着色（图 3-4），而内层具有完整的分子间绞链的牙本质胶原纤维不会被丙二醇穿透，所以也不会着色。

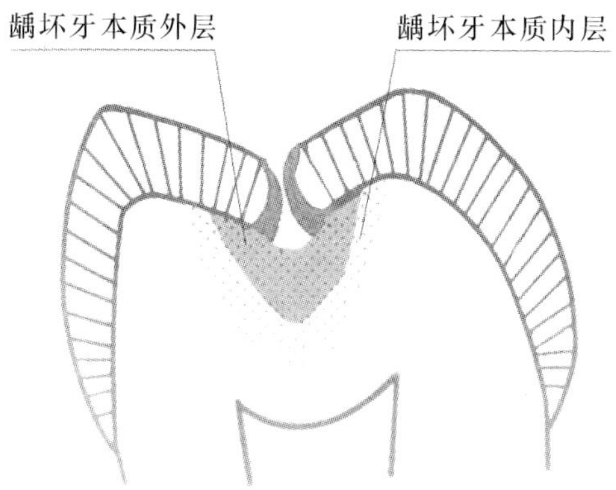

图 3-4　染色的外层

4．对内层软化牙本质进行药物处理使之再矿化

将外层感染的龋牙本质去净后，存留的内层龋牙本质内仍有少量细菌并且是软化的，需进行处理使之再矿化，才能作窝洞充填。所采用的处理药物，以能抑菌促矿化并对牙髓无刺激性者为上选。笔者曾采用可硬化氢氧化钙、中药厚朴酚溶液、氧化锌丁香油水门汀处理软化的内层龋牙本质，经封药后 4 周。这 3 种药物的抑菌能力相差无几，抑菌率约在 80%左右，但对内层龋牙本质的再矿化方面，以氢氧化钙能力强于其他两者。Leung 用 Dycal（可硬化氢氧化钙的一种商品名）处理深龋内软化牙本质，4 周后细菌减少 93%。这些资料均提出可硬化氢氧化钙作为深龋的内层牙本质处理剂，既能达到抑菌也能使再矿化出现，是个比较理想的药物。需强调的是在深龋处理中，采用可硬化氢氧化钙比用水粉调和的氢氧化钙糊剂好，因为前者在铺垫于内层牙本质上时有可塑性，随后很快即硬化，对保护牙髓承受咀嚼力均有益，而后者为松软的糊剂铺垫于内层软化的牙本质上，在其上覆盖暂时性封洞材料时易被挤压至洞壁周缘，而使氢氧化钙的作用被减弱。

5．深龋保守治疗的适应证

牙本质深龋，遇冷热和甜酸刺激有激发痛而无自发痛的患牙，换言之即为有深龋，但尚未伴发牙髓炎的牙齿。牙周组织健康，牙髓血供丰富的年轻恒牙更适合。实际上，深龋保守治疗是改进和丰富了的间接盖髓术。

6．操作程序

钻开窝洞并扩展洞壁达健康釉牙本质，用消毒匙或大圆钻将表层龋坏牙本质轻轻挖去或磨去，冲洗窝洞、吹干，滴检知液 1 滴于龋洞内，10 秒钟后，用水枪轻轻将颜色冲洗，吹干，用圆钻以低速磨去着色的外层龋蚀牙本质，再冲洗吹干，再滴检知液，如此反复操作，直至洞内无着色牙本质时为止。将可硬化氢氧化钙铺垫在已吹干的窝洞底，待硬化后遂在洞底成一薄层，将氧化锌丁香油水门汀暂封窝洞 3～4 周，注意封洞时切勿施加压力。第二次复诊时，将所有封物取出，检查牙髓活力和探诊洞底硬度，如牙髓经温度探诊检查证明有活力，剩存的软化牙本质探诊有变硬感，并且患牙经处理后无任何不适，即可进行永久充填。具体操作是：在洞底重新垫入可硬化氢氧化钙，以氧化锌丁香油水门汀或其上加磷酸锌水门汀垫两层基，其上以银汞充填。如采用复合树脂作为永久充填材料，则在可硬化氢氧化钙上覆聚羟酸锌水门汀作基，再于其上充填复合树脂。如窝洞为不承受咀嚼压力的前牙邻面洞，则只需垫以可硬化氢氧化钙为基即可，然后以复合树脂充填。

如启开封物后发现洞底变硬不显，则需要再封氢氧化钙，延长观察时期，重复上述程序。

四、根面龋(rootsurface caries，根龋)

老年人口腔中常见的龋病类型。由于年龄的增加，牙龈渐出现生理性的退缩，遂使牙根面暴露于口腔中，当牙根面上牙菌斑的酸度大于唾液缓冲能力时，牙根面牙骨质和牙本质脱矿而发生根面的龋损。根据我国卫生部和国家统计局公布的资料显示，1999 年末国内总人口中超过 60 岁者已达 1.26 亿，占总人口数的 10%，65 岁以上人口已达 7%。当前我国已进入老年国家行列，然而寿命的增加并不意味着牙齿寿命的增加，使老年人口腔缺牙的主要原因之一——龋病，尤其是根龋在老年人群(60～75 岁)中的患病率约为 19.2%。这表明在本世纪防治根龋，维护老年人的牙颌系统健康是口腔科临床医师的主要工作之一。

(一) 根龋的病理学特点

牙冠部的牙釉质、根部牙骨质与牙本质在结构和化学组成方面有所不同，牙釉质无机物质含量颇高，有机物质仅占其重量的 0.4%～0.8%，因此坚硬光滑，而后两者所含的有机物质却约占其重量的 30%，并且牙骨质和牙本质中有机物质的成分和所占的比例十分接近，胶原蛋白和非胶原蛋白为其主要的有机基质成分，胶原蛋白约占有机成分的 90%，非胶原蛋白约占 9%～10%。两种组织结构中所含的胶原基本为Ⅰ型胶原，但尚有少量的Ⅱ型、Ⅴ型胶原存在于牙本质中，按这两种组织在结构上的相连性和解剖上的彼此依附，近年来，学者们提出牙骨质/牙本质复合体的概念(cemuntum/dentin complex)。

根龋形成的过程与冠龋不同之处在于受酸侵袭后，虽先有无机物质的丢失，但随后出现的主要过程是有机基质的降解和破坏，即胶原蛋白和非胶原蛋白的水解，这种有机基质的渐进性降解是根龋的主要病理特征。在早期根龋的显微放射图像中可得到证明，其中病损局部表层显示为 X 线阻射区而表层下则为透射区。在透射电镜下可看到牙骨质中磷灰石晶体溶解，牙骨质基质中有细菌侵入，这表明根龋的发生过程为先是牙骨质中无机质脱矿，随后为基质蛋白的水解。学者们的研究资料指出，牙骨质脱矿过程是可逆的，如在周围环境中有氟化物存在，脱矿的速度可减慢甚至静止。但当有机的基质被破坏时，病损发展为不可逆的，终至根面出现龋蚀，使基质中有机物质降解的蛋白酶，可来自根面菌斑中致龋的产酸菌，也可来自龈沟液内的牙周病致病菌，另外，唾液中的蛋白酶也可参与其中。

由于老年人牙龈退缩后牙根直接暴露在唾液中，因此，在根面牙骨质与唾液交界之间的界面上存在着颇为广泛的矿物质交换，来自唾液的 Ca^{2+}、P^{3-} 等矿物质能沉积在已经明显脱矿的牙根面早期龋损上，而使之出现再矿化现象。出现这种现象的先决条件是牙骨质或牙本质中有机基质成分中能起支架作用的胶原纤维的存在。

(二) 根龋的临床表现特点

已知牙釉质和牙骨质在牙颈部的连接有 3 种不同形式(图 3-5)，其中牙骨质覆盖釉质这一类型

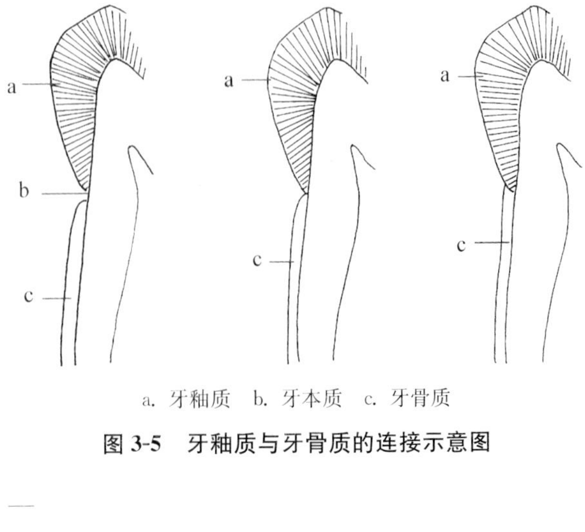

a. 牙釉质　b. 牙本质　c. 牙骨质

图 3-5　牙釉质与牙骨质的连接示意图

的出现率最多，因此，根龋（图3-6）为发生在牙骨质上的龋，也可称之为牙骨质龋。根龋发生的早期表现为在牙骨质－牙釉质界上出现1个或多个局限的着色区，常呈黄或浅棕色，其上覆盖着不同厚度的牙菌斑。轻探诊时有皮革样韧性感，随后龋损向侧方呈碟状结构扩展，沿着釉牙骨质界蔓延而形成环形龋。但很少向根尖方向发展，当龋洞型成时，其边缘尖锐且不规则。

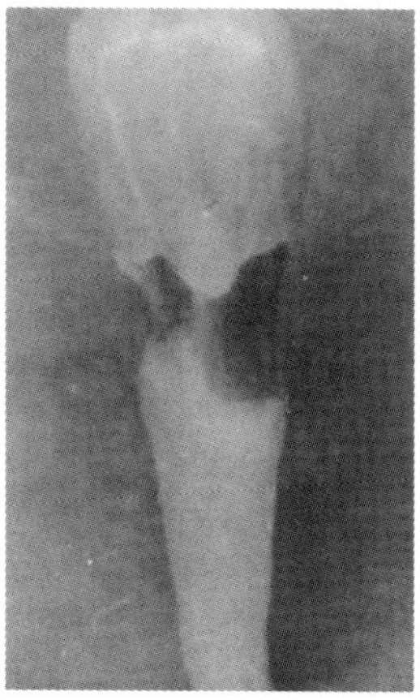

图3-6　根　龋

由于牙龈退缩，牙根面暴露在口腔中，随时受到唾液的冲洗，唾液内的无机物质不同程度地沉积在根面上，故根龋的发展进程有两个趋向，一为早期牙骨质龋转向静止；二为牙骨质龋向内层进展侵入牙本质而成为牙本质龋。在根部的组织结构中牙骨质为一薄的层板样组织覆盖于牙本质上，一旦牙骨质受损很易波及牙本质。徐晓等从40只根龋离体牙磨片中看到许多临床诊断为浅的牙骨质龋者，在光镜下龋损已侵入牙本质中层至深层，故学者们根据龋损发展的情况及其临床表现将其分为两种类型，以便于诊断和设计治疗方案。

1．活动性根龋

在牙根面任何区域存在黄色或浅棕色龋斑，上有菌斑覆盖，以中等压力探诊时有皮革样韧性感，无龋洞型成。

2．不活动性根龋

也可称为静止龋，在牙根面上有局限的棕色或黑色的龋损，表面有光泽，以中等压力探诊时有光滑和硬感。

值得注意的是根龋的这两种类型可随着周围环境条件改变而相互转化，例如，加强口腔卫生措施，包括刷牙、漱口习惯的建立；氟化物的使用，可较明显地减少牙菌斑的数量，则龋损渐停止，使活动性根龋转为不活动性根龋；又如发生在邻接面上的活动性根龋，当邻牙拔去后，龋损较多地受到唾液的冲洗，唾液的矿物质可促进活动性根龋转化为不活动的静止龋。反之，如果口腔卫生环境较差，则不活动龋可转化为活动龋。因此，了解根龋的这个特点，对选择治疗方案有重要的价值。

（三）根龋防治的特点

老年人根龋防治的原则为在早期阶段尽量促使活动龋转化为静止龋，这个原则确立的根据是早期脱矿的牙骨质牙本质复合体，经适当的处理能出现再矿化。需采取的措施为加强口腔卫生，有效地去净菌斑和局部给以促进再矿化的药物如氟化物制剂，具体措施为

1．抑制菌斑

牙齿经彻底清洁后不久，唾液蛋白所形成的薄膜就附着在其表面，随之渐形成菌斑，人们只能做到控制菌斑，而不能消灭菌斑。没有菌斑就没有龋齿，不论对付任何类型的龋，控制菌斑是首选的措施，而有效的控制菌斑的方法是建立个人口腔卫生习惯，即早晚刷牙、漱口。近年来笔者采用荧光染色技术在激光共聚焦扫描显微镜下看到牙菌斑生物膜中活菌和死菌的分布，活菌多位于菌斑生物膜的中间地带，而死菌却附着在底部。化学制剂只能抑制活菌，却去不掉死菌，而机械的方法能去除之，由此可见刷牙是个有效控制菌斑的机械方式。所使用的牙刷需选刷头较小、刷毛较软、刷毛头较圆钝者，使得刷牙时不会刺伤牙龈而稍有按摩作用。刷牙的方法可采用水平颤动法（Bass法），刷唇（颊）舌面时，使刷毛与牙面成45°角，刷

毛进入龈沟和两牙邻间区，刷毛的头指向牙龈方向，部分刷毛压于龈缘上，然后做前后向短距离水平颤动。刷𬌗面时，使刷毛紧贴压在𬌗面上做前后向短距离水平颤动。刷牙舌（腭）面时，将牙刷竖起，以45°角使毛端进入龈沟和邻面间隙，然后作前后方向短距离的水平颤动。也可采用竖转动法（Roll法），刷唇（颊）舌面时使刷毛与牙长轴平行或稍有角度，刷毛指向根尖方向，部分刷毛端贴牙面，部分毛端贴牙龈，然后向牙冠方向做拂刷动作，同时也做前后方向颤动，刷上牙时由上向下刷，刷下牙时由下往上刷。刷𬌗面和前牙舌（腭）面时用水平颤动法。

即使是使用较正确的刷牙方法，也仅能去净约70%左右的菌斑，而在口腔卫生措施达不到的地方，如两牙邻接面接触点下方仍有菌斑积存，就需用适合于邻面清洁的牙线或牙签。牙线为优质尼龙丝或丝线做成，有涂蜡和不涂蜡两种，前者较光滑，易于穿行于牙缝隙中，将食物残渣和白垢去掉；后者具摩擦力，可直接与牙面接触去掉菌斑。用时取30～40 cm的牙线，将其两端绕在左右两手的中指上，然后以拇指和示指将牙线穿过接触点，紧贴邻面做上下前后方向刮动，以去净菌斑，逐次将全口邻面菌斑刮净后漱口。方法见图3-7。

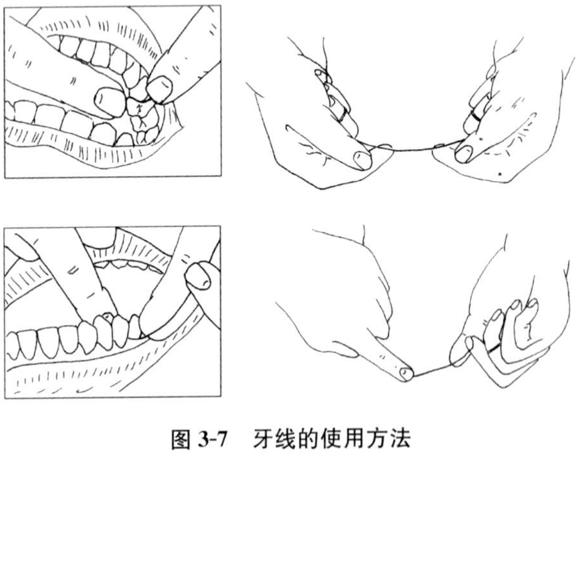

图3-7　牙线的使用方法

当牙龈退缩时牙间乳头亦萎缩，牙之间的间隙增宽，根面暴露，在刷牙之外可用牙签协助清洁牙间隙和根面。选择软质木制的牙签，其横断面呈三角形或扁圆形，尖头较细，易于进入牙间隙者。将牙签以45°角插入牙间隙，使其侧面紧贴牙邻接面，尖端向𬌗面方向，做上下前后方向的摩擦，将牙面菌斑磨去后漱口。

实验室的研究已证明在刷牙时适当地采用促进矿化物沉积的药物，如含氟牙膏、含氟漱口水、含氟凝胶等保健品，对促使早期根龋再矿化有积极作用，其中牙膏为首选的简便易行的自我保健用品。牙膏内含较高浓度的氟化物，当刷牙时，其中的氟离子与牙表面的钙形成氟化钙微细颗粒，可保留在牙表面达24小时之久，形成暂时的氟储存库。当菌斑酸度增加时，氟离子可释出，阻止酸的侵袭，遂起到防龋作用，同时氟和钙离子在根面的沉积有助于促进活动的根龋转化为静止根龋。

2. 充填修复

根面龋发展向内侵及牙本质时就会产生龋洞，需做充填术以修复之，但根龋充填材料的选用是口腔科临床工作中的难题。由于根龋的病损为沿牙骨质层板样结构发展，所形成的龋洞不是纵深方向的洞，而是浅碟形的洞，加之牙骨质不似牙釉质那样的光滑，而是高度的凹凸不规则，因此在充填材料与牙根表面之间很难做成光滑的边缘。即使是在填充材料时能得到较光滑密合的边缘，但使用一段时期后，在牙体和充填材料之间就会出现缝隙，随时可发生继发龋。近年有些临床观察的报道，推荐玻璃离子水门汀在减少微漏和保持边缘密合方面较其他材料优越，也不断开发出与牙硬组织能紧密键合的黏结性新材料，以适应于根龋充填修复。

第二节 非龋性牙体疾病

一、楔状缺损

发生在牙颈部唇（颊）侧牙体硬组织的缺损，因形如楔状，故名楔状缺损。多发生于中、老年人，病因尚不明确，但发生的部位明确，在牙颈部组织结构薄弱的地方，在此区域内牙釉质、牙本质和牙骨质 3 种组织间衔接薄弱，易受外界机械摩擦，如横刷牙和龈沟液内酸性渗出物的侵袭。往往有明显楔状缺损的牙齿常是牙列弧形转角部位的前磨牙，这些牙的牙颈部又是应力集中的区域。近年生物力学的研究证明，当牙齿承受咬䝞力时应力集中系数最大的地方是牙颈部，牙颈部所承受的压力和张力导致牙釉质内部碎裂而发生这样的缺损，这是迄今为止对楔状缺损病因比较有说服力的诠释。

（一）临床表现

楔状缺损（图 3-8）的临床表现有两种类型，由 2 或 3 个平面相交的楔形或呈直线样的凹沟。前者表面坚硬平坦呈牙组织的本色，边缘整齐；后者沟边整齐，中间凹入呈沟样。探诊楔状缺损时多数无症状，有时有酸感的牙本质过敏症状，深度的楔状缺损有时发生牙髓刺激症状，如遇冷酸痛，甚或可使牙髓穿髓而引起牙髓炎或根尖周炎的症状。

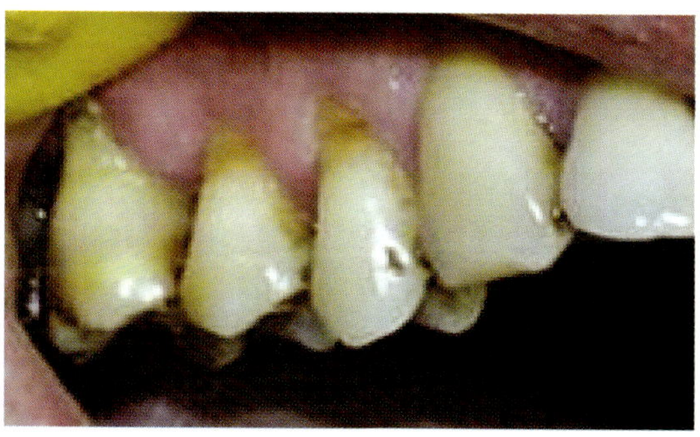

图 3-8 楔状缺损

（二）治疗原则

对缺损体积较小而无症状者，无需处理。有牙本质过敏者可采用脱敏处理。对缺损较大，或需作为局部可摘义齿的基牙应予以充填修复。对并发牙髓炎或根尖周炎者，应按牙髓病和根尖周病治疗的常规进行治疗。（详见第六章牙髓病和根尖周病的治疗）

二、磨　损

由于长时期的咀嚼、咬䝞力的摩擦而致后牙䝞面或前牙切端牙体硬组织的缺损（图 3-9），常见于中、老年人的磨牙，特别是第一磨牙。也有因畸形䝞关系由咬䝞创伤而引起口腔内个别牙齿或一组牙齿磨损的少数病例。

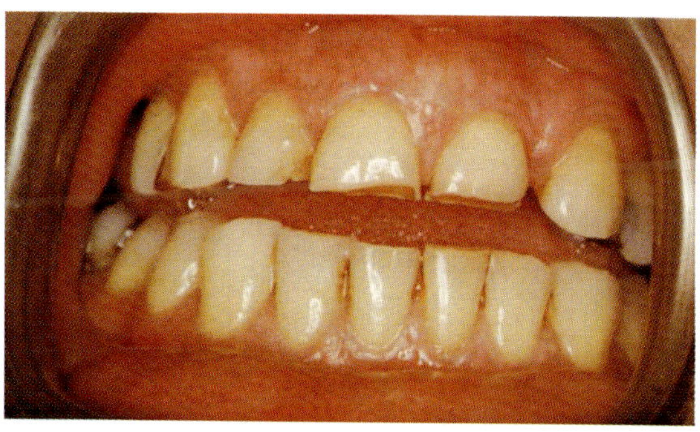

图 3-9 磨　损

（一）临床表现

前牙经磨损后切端变短、变平，严重者可穿髓而引发牙髓炎或根尖周炎，后牙牙冠变短，𬌗面变平，近远中径变小。牙冠表面釉质部分或几乎全部被磨耗，使牙本质暴露于口腔中引起牙本质过敏症状，严重的磨损可引发牙髓炎或根尖周炎。由于牙冠变短，𬌗面牙尖被磨平而使两牙邻接面的正常点状接触消失，而代之以面的接触，遂使食物嵌塞，牙龈退缩而引发牙周炎。如果有不均匀的磨损，就可遗留过高过锐的牙尖，从而造成𬌗创伤。被磨凹的𬌗平面周边形成锐利的边缘，常可刺激舌缘而引起舌缘的糜烂或溃疡。

（二）治疗原则

对有牙本质过敏症状者，应给予脱敏处理，对有牙髓或根尖周炎的患牙，应按牙髓病和根尖周病治疗常规给予治疗，对过高过尖锐的牙尖应及时降低，对过尖锐的边缘应修磨圆钝，以防止口腔溃疡发生，对有食物嵌塞或牙冠过短者应采取全冠修复。

三、酸　　蚀

牙齿受酸侵袭而发生牙硬组织的损伤，多发生于经常与酸接触的人群，偶可见于消化系统疾病的患者。前者为所在的周围环境中酸雾侵蚀牙齿而引起牙硬组织脱矿，后者为胃酸反流影响牙齿。近年 pH 值颇低的软饮料受到广大消费者的喜爱，偶尔可在嗜饮酸性饮料者的前牙唇面看到局部牙硬组织脱矿（图 3-10）。

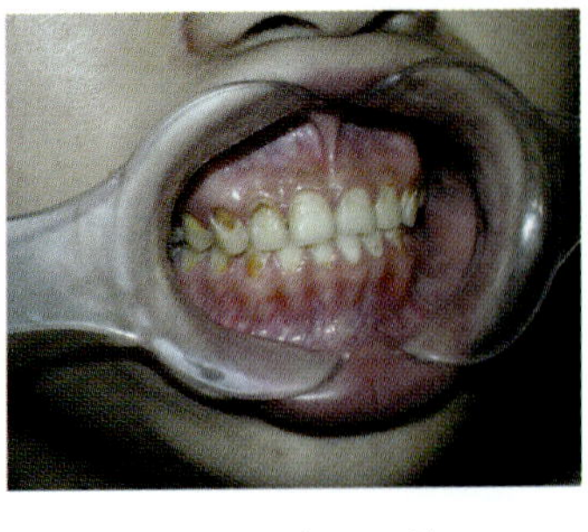

图 3-10　酸　　蚀

（一）临床表现

酸雾侵袭口腔而引起牙齿的酸蚀多在牙唇面近切缘处，呈刀削样的光滑表面，胃酸反流引起的酸蚀多见于牙齿的舌面。

（二）治疗原则

改善制酸的工作环境，加强防护措施，如工作时戴口罩，并定期用 20%碳酸氢钠溶液或人工唾液漱口，以缓解口腔中的酸度，增进无机矿物质。对相关人群进行口腔健康教育，尤其是对儿童和青少年加强饮食卫生教育，减少或控制酸饮料的摄入频率。

四、牙隐裂

在牙胚牙齿融合的过程中出现的沟窝裂隙是天然的牙体硬组织结构的薄弱地带，而这些薄弱的部位却恰是牙齿承受咀嚼压力时应力集中的部位，因此很容易在此结构上出现细微的裂纹，因无症状而常被忽略，当深入到牙本质中时可引起疼痛，临床上称这种牙病为牙隐裂（图 3-11）。

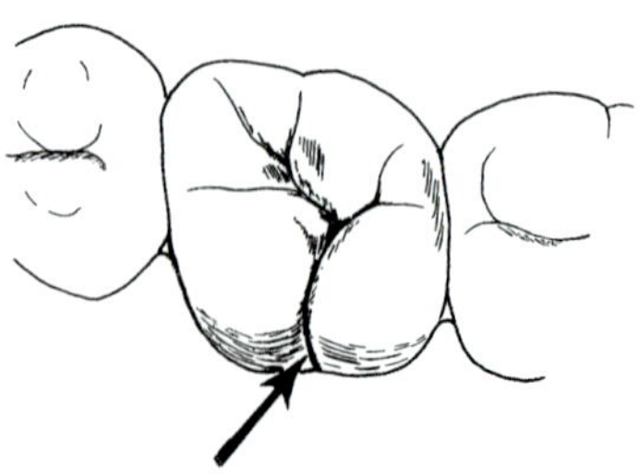

图 3-11　牙 隐 裂

（一）临床表现

1. 隐裂发生的部位

牙隐裂与𬌗面上天然解剖的沟窝相重叠，并由此向侧方边缘嵴延伸。好发于承受殆力较多的磨牙，以上颌磨牙最多见，其次为下颌磨牙、上颌前磨牙。上颌磨牙的隐裂常与殆面近中舌沟重叠，而下颌磨牙和前磨牙则与殆面近远中向的发育沟重叠，与殆面颊舌沟重叠的隐裂较少见。

2. 渐进性牙痛

隐裂引起的疼痛随着时间推移呈渐进性发展，浅的隐裂基本无症状而被忽略。随着牙齿长期承受咬殆力或偶尔咬硬的或韧性食物后，裂纹渐深入牙本质而会出现在咀嚼过程中，咬到牙齿的某一局部产生不适的酸软感，有时遇冷刺激有轻度酸痛，而使患者不敢在这个牙上咀嚼食物。当裂纹达牙本质深层时出现明显的牙髓炎症状，冷热刺激痛，并有自发性疼痛，在某一定点上出现剧烈的咀嚼痛。

（二）诊断根据

当患者主诉在上颌或下颌某一侧有牙齿不适或疼痛，而客观检查未见龋洞或牙周炎，或牙齿表面上有过敏点，应想到可能有牙隐裂。如果仔细地询问病史，患牙有相当一段时间的不适感或疼痛，有助于诊断牙隐裂，以尖头探针顺发育沟检查可发现隐裂，如尚不能确诊，在裂沟处滴入碘酊，可见碘酊渗入裂纹而着色，对每个牙尖做叩诊，裂开的牙尖有剧痛，更有助于诊断牙隐裂。

（三）治疗原则

对于隐裂牙的治疗以早期发现、早期处理为上策。

（1）注重保持殆力的平衡分布，减少引起隐裂的原因，如磨改高陡的牙尖，减少牙尖斜度，对缺失牙及时修复。

（2）对尚未达牙本质的隐裂纹，可采用窝沟封闭剂或玻璃离子水门汀进行封闭或充填，以防止裂纹向纵深发展。

（3）已发生牙髓炎的隐裂牙可按牙髓病常规治疗后，以全冠修复。

第三节　牙齿发育异常

牙齿发育异常是因为在牙胚发育期间受到全身系统疾病或营养障碍的影响或受到局部感染等因素而导致。总括有 4 种类型，即牙结构异常、牙形态异常、牙数目异常和牙萌出异常，其中前两类有牙体硬组织缺损，需要保存治疗。

一、牙齿结构异常

常见的牙齿结构异常有牙釉质发育不全、遗传性乳光牙本质、氟斑牙和四环素着色牙。

（一）牙釉质发育不全

1. 临床表现

轻度的牙釉质发育不全的牙齿，外表形态与健全牙齿无异，仅在色泽上和透明度上有所改变，在牙釉质上出现浅的白色不透明斑，无自觉症状。

重度者在釉质表面出现条带样或凹窝样的棕色缺损，如发生在前牙则切端变薄，如发生在后牙则可出现牙尖缺损。由全身因素引起的牙釉质发育不全患牙呈对称性，由局部乳牙根尖周感染而致者为个别恒牙，牙冠短呈浅褐色，形状不规则(图 3-12)。

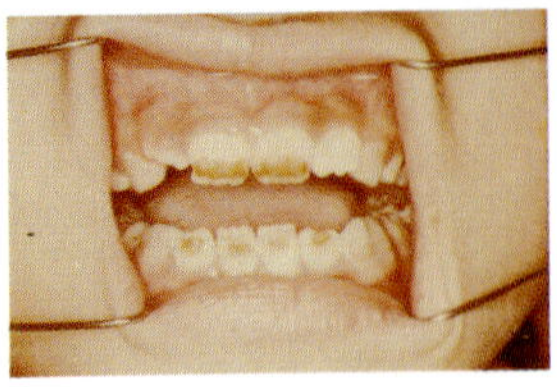

a

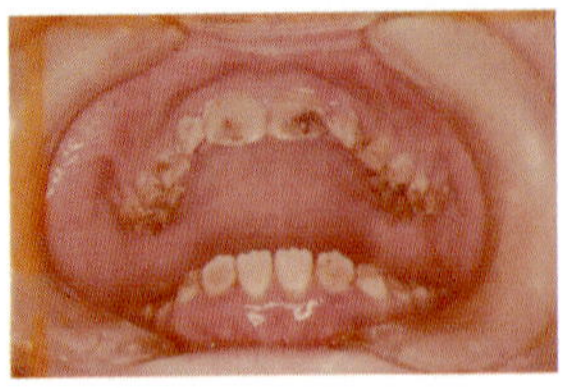

b

图 3-12　牙釉质发育不全

2. 治疗原则

对无牙釉质缺损者，无需处理，对有牙釉质缺损者，可按其缺损的多少，给予充填修复或冠修复。

(二) 遗传性乳光牙本质

牙本质在发育过程中出现结构上的缺陷，统称为牙本质发育不全，为常染色体显性遗传病(dentinogenesis imperfecta, DGI)。乳光牙本质(图 3-13)即为其中的一种类型，属 DGIⅡ型，仅有牙齿的表征而无骨骼疾病。Ⅰ型者为全身骨骼成骨不全，Ⅲ型者为牙釉质厚度正常而牙本质薄弱，髓腔中空的壳状牙，较罕见。来临床就医者多为 DGI Ⅱ型，近年由于分子生物学技术的进展，对遗传性乳光牙本质的发病机制的研究有长足进步，发现此症与牙本质涎磷蛋白(dentinsialophes phoproten, DSPP)、牙本质基质蛋白(dentin matric protein, DMP)等基因突变相关联，我国学者通过对比 3 个家系的乳光牙本质致病基因的研究，发现其基因异常位于 4 号染色体长臂的 4q21～4q23。

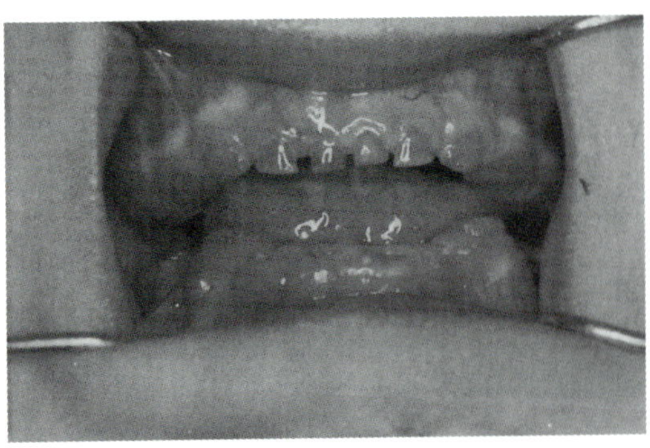

图 3-13　乳光牙本质

1. 临床表现

牙冠呈半透明的浅褐色，因外表釉质在光照下呈乳光，故称乳光牙本质。釉质常剥脱而致牙本质暴露，牙齿明显被磨损，甚至达龈缘，X 线片显示牙根细、短，髓腔和根管部分闭锁或完全消失。乳、恒牙均可发生。

2. 治疗原则

对有严重磨损的乳牙列，应做塑料护板。保护切缘和骀面，预防牙列完全磨损，对恒牙磨损者可酌情做全冠修复。

(三) 氟斑牙

当牙齿发育矿化期间，摄入过多的氟化物损伤牙胚的成釉细胞，而导致氟斑牙。本病有明显的地区性，多发生于 6～7 岁之前居住于水源含氟浓度高的地域中的人群(图 3-14)。

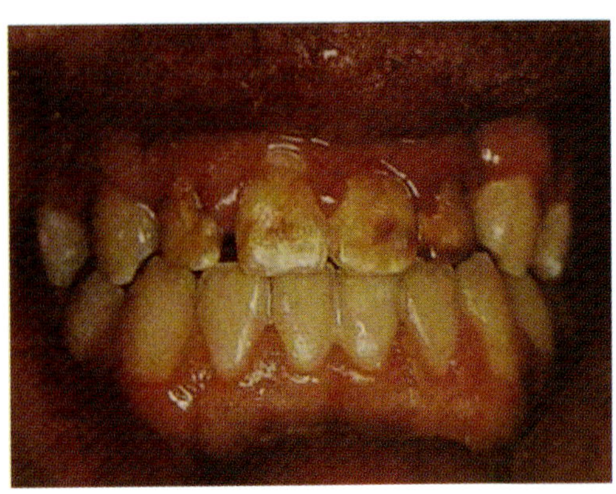

图 3-14　氟 斑 牙

1. 临床表现

多发生于恒牙，并且是在同一时期萌出的牙。轻者在釉质上有白垩色或浅黄色的斑纹，随着釉质受损的程度，着色越重，严重者釉质缺损。牙齿质地较脆，不耐磨擦。

2. 治疗原则

(1) 对无实质缺损的氟斑牙可采用精细的金刚牙钻打磨牙面，边磨边滴水使之光洁，隔湿。涂35%磷酸3分钟，冲洗、吹干，涂粘接剂，光固化40秒，酒精棉球擦干牙面。

(2) 复合树脂修复。(见第四章窝洞的设计、隔湿和消毒)。

(四) 四环素着色牙

在牙胚矿化期间，服用四环素族药剂，药物结合到牙体硬组织中，生成四环素钙正磷酸盐复合物，而使之着色，故称四环素牙(图3-15)。因牙本质磷灰石晶体小，总体表面积比釉质晶体大，故药物进入牙本质的量多于牙釉质。同类的药物引起着色的强度不同，四环素和去甲基金霉素导致的着色最强。我国四环素牙多发生于20世纪60～70年代出生的人群，以后由于控制了这类药物在孕妇和幼儿的服用而明显减少。

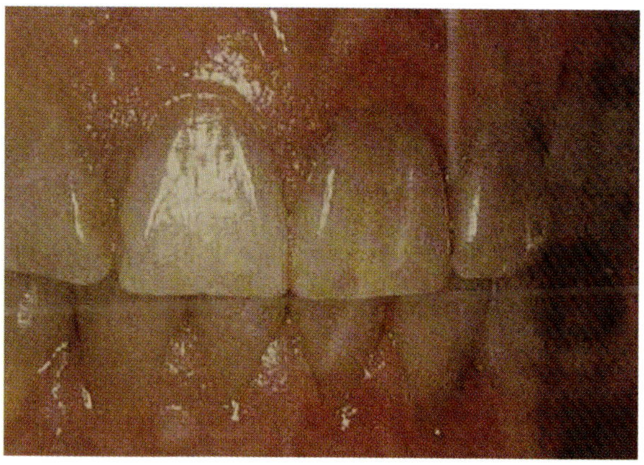

图3-15　四环素着色牙

1. 临床表现

全口牙均着色，在前牙较明显。轻度的四环素着色牙冠表面呈浅灰或浅黄色，少光泽，但无条带样着色，重度者呈黄褐或灰黑色，甚至有明显的条带样着色。

2. 治疗原则

可根据着色的程度采用牙齿漂白或贴面修复，人工牙冠等治疗方法(见第十章牙齿美容)。

二、牙形态异常

指牙齿在发育过程中出现牙冠或牙根形态上的异常，如过大或过小的牙齿、牙冠和牙根相互融合的牙齿。在保存牙科中所需治疗的形态异常为畸形中央尖和牙内陷。

(一) 畸形中央尖

在牙冠殆面中央窝部位有圆锥样突起，牙体硬组织内有髓角伴随其中，称之为中央尖(图3-16)。有时中央尖也可出现在颊或舌嵴、近中窝或远中窝。多见于前磨牙，特别是下颌第二前磨牙。

1. 临床表现

新萌出的前磨牙的中央窝上有尖锥样的突起，完整、光滑，随时间推移锥尖被磨损，则在损伤处可见圆形或椭圆形的浅褐色环，环中有黑褐色小点，即为穿露的髓角。若所承受的咬殆力较大，锥尖折断，其内牙髓被感染可伴有牙髓炎的症状，如疼痛，不便咀嚼。如感染致使牙髓坏死，则引发根尖周炎，同时牙根发育停止。

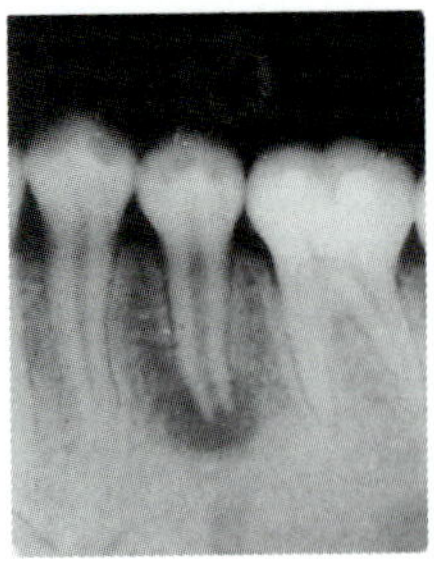

a. 畸形中央尖引致根尖周炎X片

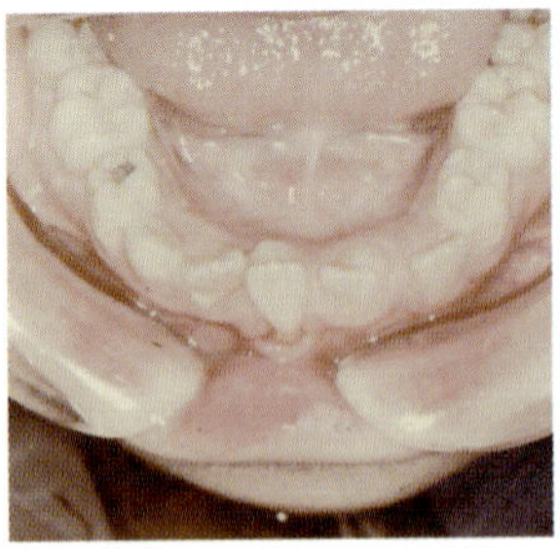

b. 口腔内第二前磨牙的畸形中央尖

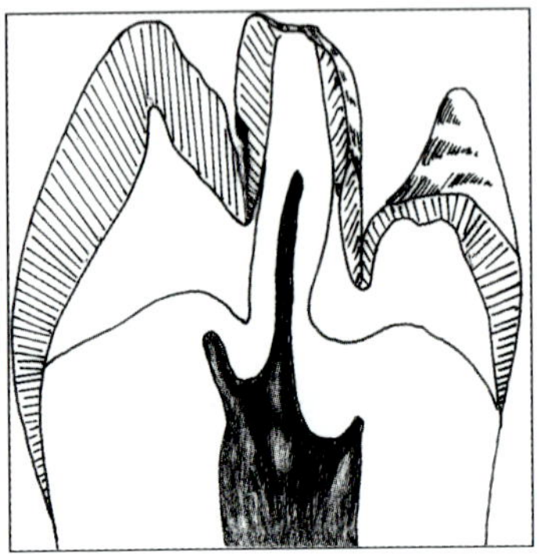

c. 畸形中央尖示意图

图 3-16 畸形中央尖

2. 治疗原则

畸形中央尖的患者多为12～15岁的少年儿童，在这个时间段内前磨牙萌出，但牙冠萌出后需1～2年的时间牙根才能发育完全，因此常有畸形中央尖的前磨牙均为牙根尚未发育完全者。当牙冠被感染时，牙根发育受阻，遂使牙根尖呈不规则的开口(如喇叭样)，根尖很易被感染而发生根尖周炎。因此，对这类牙齿施行的根管治疗主要以灭菌、控制感染为主要处理原则，感染被控制后根尖发育可继续进行。详见第六章根尖成形术。

(1) 对初萌出的中央尖牙齿，可进行分次选磨的方法，通过每次很少量的降低中央尖，诱使牙髓中修复性牙本质堆积而避免牙髓穿露，以保存活髓牙。

(2) 对中央尖折断的牙髓感染者应采用根尖诱导成形术。

(二) 牙内陷

在牙齿发育过程中，成釉器过度向内卷曲或增殖而致的牙齿畸形，多见于上颌侧切牙，偶尔见于切牙。

1. 临床表现

牙内陷程度最轻者为上颌切牙的舌窝呈束状深陷，形成畸形舌侧窝，食物和细菌易滞留其中，常通过囊底已存在的缺陷引起牙髓和根尖周组织的感染而出现疼痛等症状。当畸形的舌侧窝越过舌隆突向根方延伸者呈畸形根面沟(图3-17)，沟可延伸至根尖部，将牙根一分为二，畸形根面沟可使龈沟底部封闭不足，上皮呈病理性附着，形成骨下袋而导致牙周组织破坏。如舌隆突过高就可形成牙尖，在舌侧面附着另个牙尖，同时牙髓随之而入，当牙尖磨损后感染而引起牙髓或根尖周病。牙内陷程度最重者，舌面窝卷入牙冠过深，而在X线射片上可见到牙中包含一小牙，俗称牙中牙(图3-18)。实际上陷入中央的不是牙髓而是残余的成釉器的空腔，这类畸形感染的概率颇高，且多不能治疗。

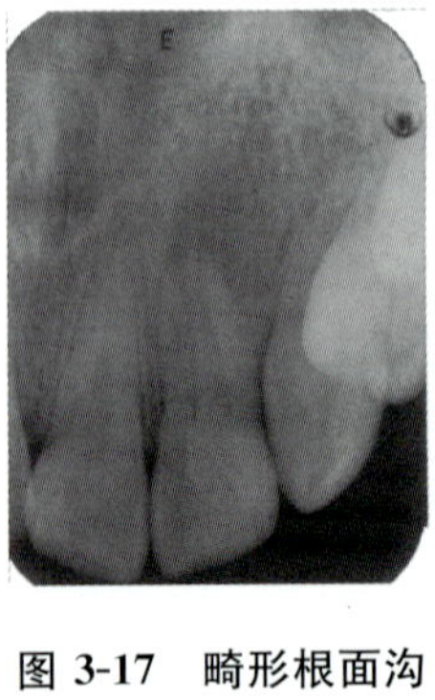

图 3-17 畸形根面沟

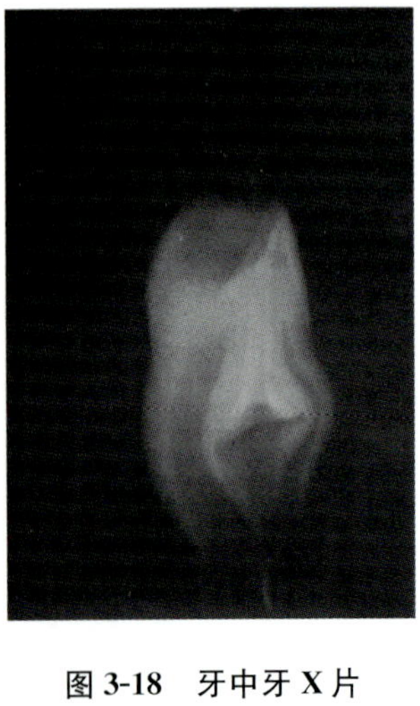

图 3-18 牙中牙X片

2. 治疗原则

对畸形舌侧窝施行根管治疗和修整填平畸形。对浅而短的畸形根面沟可在牙周手术中磨平，但对重度者需拔牙。对畸形舌侧尖可磨平牙尖并做根管治疗，牙中牙则因不能治疗而拔除。

第四节 牙 髓 病

牙髓受到刺激后其组织病理的变化不外乎两种类型，一种是炎症变化，另一种是退行性变化。牙髓病的分类是按牙髓的组织切片所见划分的，但其对临床医师对疾病的诊断而言并不是个精确的准绳，因为牙髓发生炎症的患牙主要表现为疼痛，医师只能凭借对疼痛的性质、发作的特性去推断牙髓炎症发展的大致情况，因此，临床医师对牙髓炎的诊断，与对牙髓组织的诊断两者间的符合率颇低。笔者曾对100例牙髓炎进行临床诊断和组织切片诊断的对比，符合率仅为28%。从这些临床经验体会到在尚无一准确地对牙髓炎诊断的技术之前，临床医师对患牙牙髓病理变化的客观估计及其预后的推断，是选择治疗方法的主要根据。本节将按临床上常用的牙髓病的分类，分别阐述其临床表现和治疗原则。

一、可复性牙髓炎

牙髓受刺激后发生血管扩张充血的初期炎症变化，一旦刺激去除，牙髓可恢复原有生理状态，故称之为可复性牙髓炎。

（一）临床表现

患牙对冷热刺激敏感，出现瞬间疼痛，但刺激去除后疼痛随即消失。

（二）治疗原则

去除刺激、安抚牙髓，使其尽早回复到正常生理状态。

二、不可复性牙髓炎

牙髓的初期炎症未经及时控制和治疗，炎症在牙髓组织中继续向纵深方向发展，病变的牙髓丧失了自行复原的能力而导致全部牙髓炎症的蔓延，最终牙髓坏死。按照其病变发展的进程和临床表现可分为急性牙髓炎和慢性牙髓炎两种类型。

（一）急性牙髓炎

1. 临床表现

短时期内患者有自发性剧烈牙痛，遇冷热刺激均发生激发痛，不能明确指出患牙所在部位。初起时疼痛时间短暂而间歇时间较长，发展至后来疼痛持续时间长而间歇时间短，甚至无间歇期，出现搏动样疼痛，患牙往往有深龋或隐裂等非龋性牙体疾病。单纯的急性牙髓炎一般颇少见，仅当窝洞制备时受不当的切割产生的热刺激或因充填材料的化学物质刺激时可见，如及时去除刺激，则可自行消减。龋蚀对牙齿的侵袭是个较长的过程，患牙的牙髓随着龋蚀的缓慢进展而产生慢性炎症反应，但当人全身抵抗力减弱或牙髓中炎症产物过量堆积时，慢性的炎症就会急性发作。故临床上常见的龋齿伴发的急性牙髓炎，多为慢性牙髓炎的急性发作。

2. 治疗原则

及时减低牙髓腔的压力以止痛。具体方法为局部麻醉下开髓引流，引流后放置丁香油棉球于髓腔，然后以氧化锌丁香油水门汀轻封窝洞，而不可使髓腔暴露于口腔中，以防止细菌的感染。

（二）慢性牙髓炎

牙髓组织中的炎症呈慢性渐进性的进展。龋齿伴有的牙髓炎多为慢性牙髓炎。

1. 临床表现

患者有较长时期的牙痛史，但疼痛不剧烈，疼痛的性质为自发性的钝痛，因遇冷热刺激发生激发痛而使患者不用患牙侧咀嚼食物。患牙常有龋洞，也有食物嵌入洞内引发疼痛的主诉，患者基本能指出患牙所在的部位。髓腔已穿髓者在组织切片上可见穿露牙髓表面有溃疡形成，故称它为慢性溃疡性牙髓炎，髓腔未穿通者称之为慢性闭锁性牙髓炎。

2. 治疗原则

去除病髓，保存牙齿，以局部麻醉下髓切除术为首选。对年老体弱，不能较长时间张口和坐椅者可酌情采用干髓术。

（三）牙髓坏死

任何一种类型的牙髓炎的发展均可使牙髓组织血循环受阻，由于血供缺乏而导致营养不良，退行性变性使牙髓发生渐进性坏死，进而引发根尖周组织的炎症。

1. 临床表现

无菌坏死的牙髓基本无症状，只是有时牙冠光泽减退，呈浅褐色，系由牙髓中红细胞破裂，血色素分解产物进入牙本质小管所致。多数患牙有外伤史、正畸治疗史或充填史。

2. 治疗原则

去除病髓，控制感染，施行根管治疗术，保存牙齿。

（四）牙髓钙化

牙髓组织中长期轻度慢性炎症，渐发生血循环障碍、营养缺乏、细胞变性、钙盐沉积，而产生部分组织钙化，大者称髓石（图 3-19）。细小弥漫的钙化者可使髓腔和根管闭锁，患牙多有外伤史或活髓切断史。

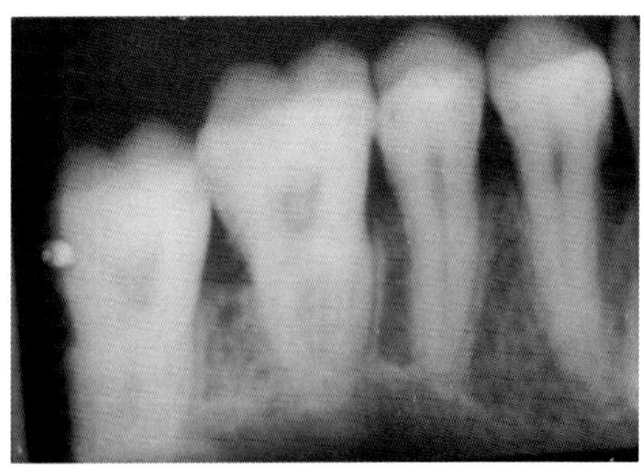

图 3-19　髓石 X 片

1. 临床表现

附着在髓壁上的髓石无症状表现，而游离在腔中较大的髓石往往因压迫牙髓组织而引起牙痛，温度刺激不引起牙痛，而有时体位改换会引起牙痛。X 线牙片可见髓石，但细小钙化点在牙片中不成像。

2. 治疗原则

去除髓石，保存牙齿，可在局麻下开髓腔，取出髓石，酌情做干髓术或根管治疗术。

（五）牙内吸收

牙髓腔内壁被破牙本质细胞吸收，髓壁变薄，髓腔扩大，其内充满肉芽组织（图 3-20）。

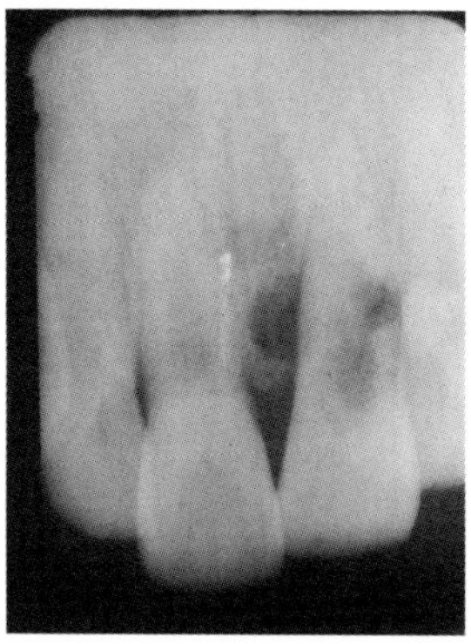

图 3-20　牙内吸收 X 片

1. 临床表现

牙齿髓壁变薄，内有肉芽组织而呈浅粉红色，一般无症状，少数患者主诉有牙髓刺激痛，X 线牙片可辅助诊断。患牙多有外伤史，或活髓切断史。

2. 治疗原则

内吸收程度轻者，可酌情根管治疗以保存牙齿，内吸收程度重者需要拔牙。

（六）牙周－牙髓综合征

由于在局部解剖关系中牙周组织与牙髓组织通过侧支根管相连通。在单根牙的根尖 1/3 处和多根牙的根分叉区侧支根管较多，因此，无论感染来自牙周或牙髓任何一方，均可蔓延至对方，总称为牙周－牙髓综合征（图 3-21）。

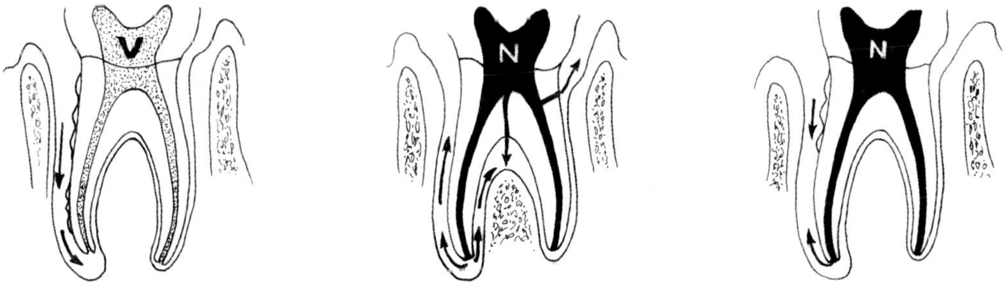

V：活髓牙　N：死髓牙

图 3-21　牙周－牙髓通道

1. 临床表现

凡源发于牙周，遂后引起牙髓感染的称之为逆行性牙髓炎。患牙有较深的牙周袋，牙龈水肿充血，有牙髓炎症状。按感染侵袭的程度牙髓有活力或活力迟钝或无活力，X 线牙片可见牙槽嵴纵行吸收或根分叉牙槽嵴明显吸收。

凡源发于牙髓炎继发牙周者，牙髓多已坏死，叩痛明显，牙龈水肿，牙周袋狭窄，X 线牙片显示根尖周骨质破坏，骨质稀疏影的特征为从根尖区向上至牙槽嵴顶逐渐变窄，呈烧瓶样。

也有牙周、牙髓同时感染者，患牙常有深龋和深牙周袋，牙周炎和牙髓炎症状并存。

2. 治疗原则

起源于牙周的牙周－牙髓综合征的治疗，需根据牙髓活力程度决定方案。如牙髓有活力，可先行牙周袋处理；如症状缓解，可不做牙髓治疗；如牙髓活力迟钝或无活力，则在牙周袋处理的同时进行牙髓治疗。起源于牙髓的牙周－牙髓综合征的治疗应以牙髓治疗为主，牙髓炎症消减，牙周炎症同时缓解。对牙髓和牙周同时感染者，同时进行牙髓和牙周的治疗才能保存牙齿。

第五节　根尖周病

当牙髓的炎症发展至全牙髓组织中时，就能经根管蔓延及根尖周组织而发生根尖周炎，随着根管内感染毒力的强弱与宿主局部和全身防御能力之间的较量，发生不同程度的根尖周病损。本节按临床常见的各类根尖周病阐述其临床表现和治疗原则。

一、急性根尖周炎

按照根尖周组织炎症发展的程度分为浆液性根尖周炎和化脓性根尖周炎。

（一）急性浆液性根尖周炎

为根尖周组织炎症的初期。

1. 临床表现

由咬殆创伤可使根尖周组织发生炎症，患牙多为活髓。由于感染或坏死牙髓的毒性产物刺激根尖周膜使之充血、水肿而致患牙浮出和有木胀感，钝痛，咬紧患牙时反而症状减轻。如未经治疗，炎症渗出渐游积于根尖周膜，牙周间隙内压力升高而使疼痛持续，而不敢咬患牙，叩诊时有明显疼痛，患者能明确指出患牙所在部位。

2. 治疗原则

因咬殆创伤引起的急性根尖周炎，应降低咬殆，去除创伤因素，保存活髓。由感染牙髓引起者则应减轻髓腔和根尖周膜内压力，开髓引流、止痛、缓解症状后根管治疗以保存牙齿。

（二）急性化脓性根尖周炎

浆液性根尖周炎继续发展，在根尖周组织内发生化脓性病损，或当机体防御能力减低时慢性根尖周转化成脓性病灶。因此又称为急性根尖脓肿或急性牙槽脓肿。

1. 临床表现

根据脓肿形成的不同阶段分为根尖脓肿、骨膜下脓肿、黏膜下脓肿。

（1）根尖脓肿

患牙呈现持续性剧痛，有伸长感，叩诊疼痛明显，轻度松动，根尖部牙龈充血明显，扪诊可发现颌下淋巴结或颏下淋巴结稍肿大和压痛（图 3-22）。

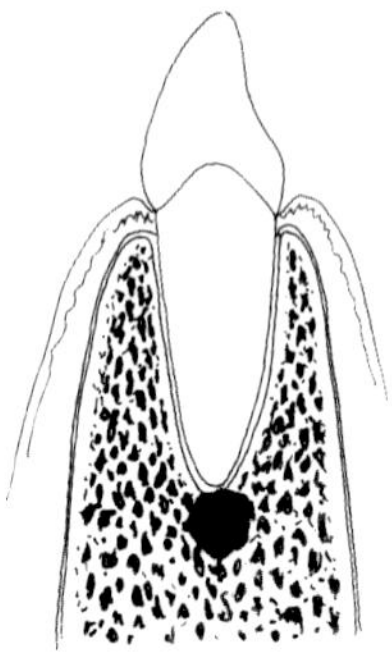

图 3-22　根尖脓肿

（2）骨膜下脓肿

患牙呈现持续地搏动性跳痛，松动度增加，体温可升高至 38℃左右，全身乏力，不能正常饮食，颌下或颏下淋巴结肿大，扪诊疼痛。化脓性病损可蔓延至唇部、眶下，下颌或颊部的间隙引起局部蜂窝织炎（图 3-23）。

（3）黏膜下脓肿

由于脓液穿经骨壁至组织较疏松的黏膜下，局部压力减轻，疼痛等症状可随之稍缓解，根尖牙龈黏膜处隆起，扪诊有波动感，或脓肿已穿破形成窦道（图 3-24）。

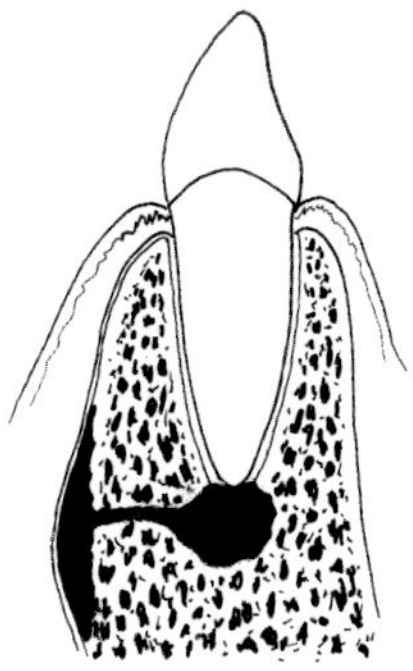

图3-23　骨膜下脓肿

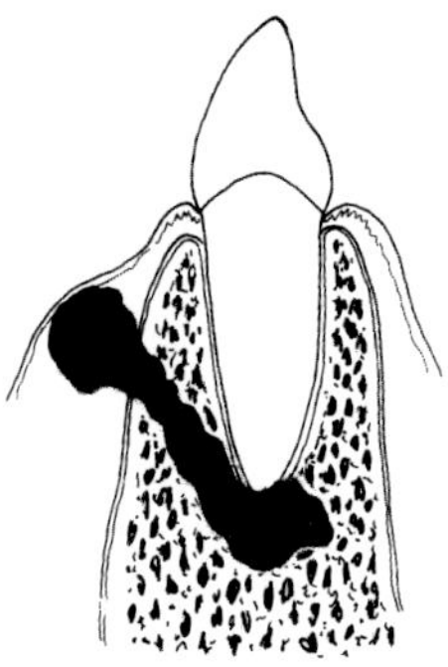

图 3-24　黏膜下脓肿

2. 治疗原则

控制感染，消除病灶，保存牙齿，及时开髓引流，防止化脓性病损向纵深或邻近组织蔓延为首选的治疗措施。

二、慢性根尖周炎

根尖周急性炎症渗出液得到引流后未经治疗病损遂转向慢性炎症发展，或根管内有持久性感染，细菌及其代谢产物长期缓慢地刺激根尖周组织而发生的慢性炎症。具体表现为根尖周有炎症性肉芽组织形成和牙槽骨的破损。慢性根尖周炎是机体对抗原刺激的局部防御反应。根尖周组织有相当高的自行修复能力，但这种能力的出现必须以病灶的去除为先决条件。慢性根尖周炎的发展过程不是单纯的破坏，而是破坏与修复的相互较量，因此，随着病程的进展而出现根尖肉芽肿、慢性根尖周脓肿（窦型慢性根尖周脓肿）和根尖囊肿、致密性骨炎 4 种类型。

（一）根尖肉芽肿

1. 临床表现

因牙髓多已坏死分解，故牙冠少光泽色暗淡，无自发痛，叩诊呈浊音或轻痛，X 线片呈现根尖病损范围较小，为圆形或椭圆形较小的透影区，边界清晰，有骨质包绕（图 3-25）。

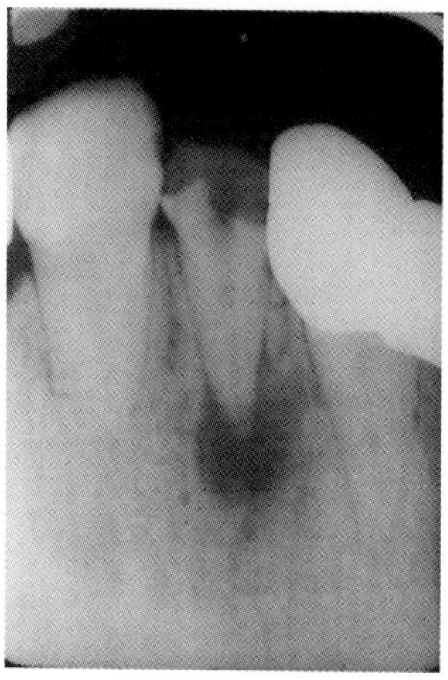

图 3-25　根尖肉芽肿 X 片

2. 治疗原则

去除根管内感染病灶，促使根尖周骨质修复，保存牙齿。

（二）慢性根尖周脓肿

1. 临床表现

多无自觉症状，但有牙痛或脓肿发生的既往史，伴有根尖区牙龈窦道者称窦型慢性根尖周脓肿，时常有分泌物自窦道溢出，也有窦道口远离患牙的病例。如上颌磨牙的窦道可开口于前磨牙的根尖部，可从窦道口插入牙胶尖，摄 X 线牙片后以确定患牙部位。X 线片上呈现边界模糊、形态不规则的透影区为慢性根尖周脓肿的特征（图 3-26）。

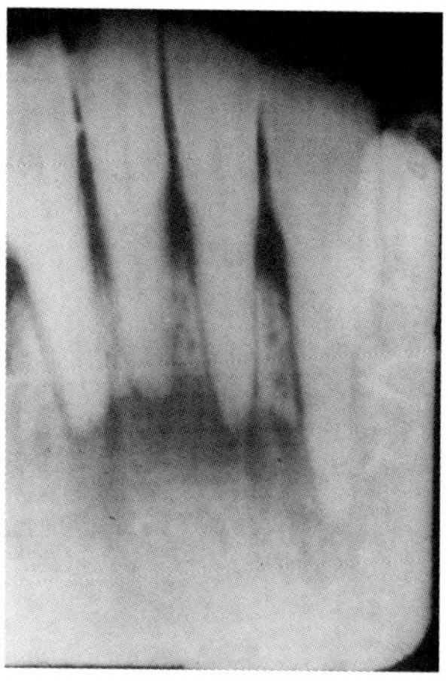

图 3-26　慢性根尖周脓肿

2. 治疗原则

消除根管内病源刺激，尽量采用根管治疗保存牙齿。

（三）根尖囊肿

1. 临床表现

牙髓已坏死分解，牙冠黄褐色，无光泽，多无自觉症状。当囊肿发展到较大时根尖部牙龈黏膜呈半球状隆起，黏膜颜色如常，扪诊时有乒乓球感，富弹性。X线牙片呈现边界清楚的圆形透影区，周围包绕骨质致密的阻射白线(图3-27)。

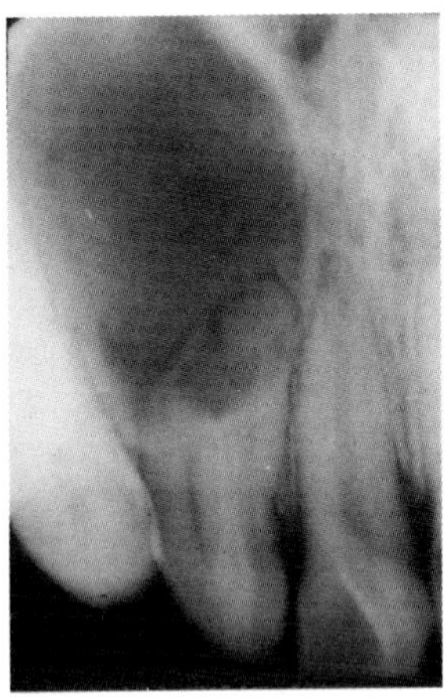

图3-27　牙中牙引起根尖囊肿

2. 治疗原则

消除根管内病源刺激，手术摘除囊肿，保存牙齿。

（四）致密性骨炎

1. 临床表现

往往在慢性牙髓炎伴发慢性根尖周炎的患牙X线片上可见到根尖周骨质增生的阻射影像，此现象表示机体有较强的修复能力。患牙无自觉症状，也无反复脓肿的病史(图3-28)。

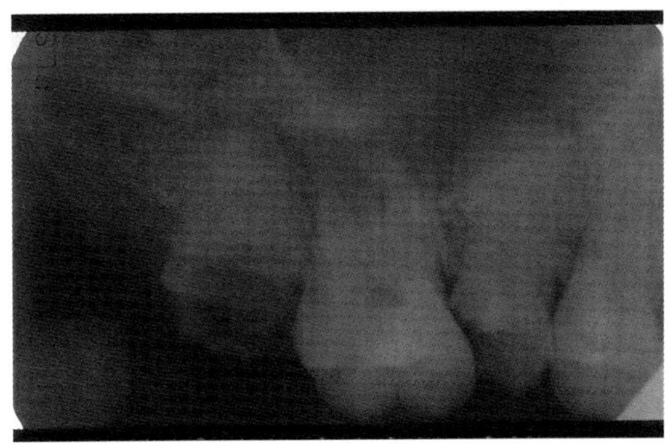

图3-28　致密性骨炎

2. 治疗原则

去除根管内病灶刺激，根管治疗术，保存牙齿。

（刘　正）

参考文献

1　Takao Fusayanca. A simple pain-free adhesive restorative system by minimal reduction and total etching. Ishigukec Euro America Inc Publishers. Tokyo, st. Louis 1993

2　樊明文，周学东. 牙体牙髓病学　第2版　北京：人民卫生出版社，2004

3　邱蔚六，刘正. 老年口腔医学　上海：上海科学技术出版社，2002

4　Kenneth M. Hargreaves, Harold E. Goodis seltzer and Bender's duntal pulp. Quintessence Publishing Co. Inc. 2002

第四章　窝洞的设计、隔湿和消毒

第一节　窝 洞 的 设 计

因龋蚀或其他原因造成牙体硬组织损伤需去除龋蚀，并按要求磨去一些牙体硬组织制备成一定形状的洞型，以容纳和支持各种修复材料，这一步骤叫窝洞预备，所制成的洞，称作窝洞。

1908 年，G. V. Black 提出了著名的 5 种类型窝洞分类法，并就窝洞制备的方法规定了一系列应遵循的原则。在以后长达一个世纪的时期中，这些原则一直为人们所遵循，在牙体修复学中居统治地位。

随着近代医学知识、器械、材料、测试手段及各种医疗技术条件的迅速发展，G. V. Black 的 5 种类型的窝洞分类法和制洞原则的概念已面临巨大的挑战，有些虽仍应保留，但需重新认识并应作适当的修改。

现代牙体洞型设计的原则为：最大限度地保留正常牙体组织。

在牙体修复的窝洞制备中始终存在着矛盾，一方面为了保证牙齿的牢度，备洞时应尽可能地保存正常牙体组织；而另一方面为了保证修复体的抗力固位不得不去除正常牙体组织作为代价。现代修复学的概念就是要把这一矛盾降到最低限度。随着材料的进步，越来越考虑保留更多的健康牙体组织已成为牙体修复学的新观念。

牙科医师对以前从未治疗过的牙齿进行第一次修复时承担着很大的责任。第一次修复的质量，特别是洞型的设计，对以后修复体替换的次数和质量会产生深远的影响。如第一次修复不好，短期内就需要替换。众所周知，每次替换修复体，窝洞就会扩大 0.2～0.5 mm；而每替换一次，牙齿就会被削弱一次。所以医生在制备窝洞以前，一定要对所需修复的牙齿进行全面的考虑，认真设计洞型。

由于窝沟龋的形态多呈口小底大，故 Black 认为在备洞时必须先去除部分正常的牙体组织，以获得可视的入路；窝洞底部感染的牙本质必须去除干净，窝洞必须有一定的深度，以容纳充填材料，并提供足够的机械固位力；窝洞必须去除所有的无基釉，进行预防性扩展应达自洁区，以防止继发龋发生。这样常常需要去除较多的正常牙体组织，来获得理想的充填效果。在这种指导思想下所制备的洞型在今天看来似乎太大了。随着充填材料性能的改进，这些原则可作适当的修改。

一、洞 型 范 围

（一）预防性扩展

预防性扩展是 G. V. Black 窝洞制备原则中主要概念之一。按照这个原则，洞型几乎包括了𬌗面所有的点隙裂沟，如此，很多完好的牙体组织都会遭到不必要的牺牲。根据最大限度保留正常牙体组织的原则，对于无龋坏证据的点隙裂沟可以不作处理。如对早期龋蚀的窝沟，可用细裂钻或空气喷磨机去除龋蚀组织后，用流动型复合树脂或点隙裂沟封闭剂修复或封闭。

近年提出对于殆面窝沟的早期龋损进行预防性树脂充填。这种方法只去除釉质及牙本质浅层的龋坏组织，然后在其余窝沟处用封闭剂处理，大大地减少了牙体预备量。

Houpt 等人对 179 例预防性树脂充填进行了 5 年的疗效评价，72%的充填体完好，有 11 例封闭剂完全脱落，12 例有继发龋。Hicks 认为预防性树脂充填在显微镜下未显示树脂与牙面间有微小间隙，而且这种充填方式的优点在于：①可以尽量保存健康的牙体组织（相对于银汞合金充填而言），这一点对年轻恒牙尤其有利；②银汞合金充填体的边缘以及未扩展到的窝沟内易发生继发龋，而预防性树脂充填的继发龋较银汞合金充填少；③由于树脂充填为牙色材料，故较银汞合金充填美观，而且牙体预备量少或不预备，患者感觉较为舒服。其缺点主要在于该方法需要严格的隔湿，若隔湿效果不好，很容易发生脱落。

（二）可分开的窝洞一般不应扩展连接成大洞

如近、远中邻面都有龋坏的磨牙或前磨牙，尽可能制备成 2 个分开的复合洞而不要制备成 MOD 洞型。这除了能少磨牙以外还能保留能承受较大力的殆面斜嵴、横嵴，减少牙齿颊舌向裂开的可能。如条件允许的话，邻面龋可制备成隧道形式，特别是颊殆面的Ⅰ类复合洞型。尽量保留边缘嵴等。

（三）洞缘角的制备

Holmes 和 Rakow 最早提出并进行洞缘角的制备是为了防止“无基釉”的折断，他们在牙体缺损区外 3 mm 处预备宽 1 mm 的釉质斜面，取得了很好的效果。很多研究报道显示，只要在牙体缺损区外预备 0.1 mm 的釉质斜面，就可以显著改善树脂与釉质的黏结效果。

目前临床常用的洞缘角有短斜面、长斜面、凹型斜面和裙边式斜面 4 种。

1. 短斜面

以与洞壁成 45°～70°的角度，将釉壁外侧端磨去 1/3～1/2 厚度。通常用于窝洞本身已有相当固位力的洞缘（图 4-1a）。

2. 长斜面

以与洞壁成 45°～70°的角度，磨去釉质全程，形成斜面。通常用于窝洞固位较差的洞缘（图4-1b）。

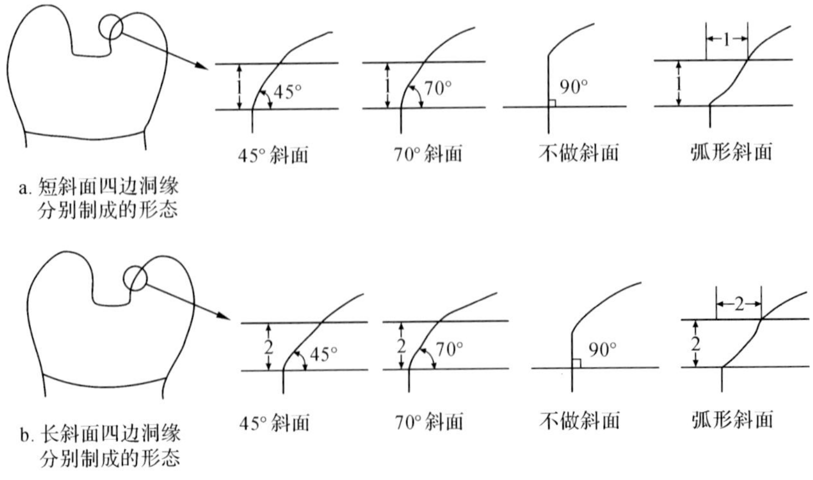

图 4-1　洞缘角的形态

3. 弧形斜面

将釉质厚度的外侧 2/3 磨成一凹型，以增加修复材料与牙齿的接触面。常用于复合树脂充填。

4. 裙边式斜面

将釉质一端边缘磨成不规则边缘，主要用于宽而浅的窝洞。

牙体缺损常为多种形式，故一个牙齿窝洞的预备可同时使用几种洞缘斜面。

为了观察洞缘角对牙体修复的影响，分别设计 90°、75°、60°、45°及弧形 5 种不同窝洞的洞缘角，在电脑上制作下颌第一磨牙Ⅰ类洞的三维立体模型(图 4-2)，在窝洞中心区域，垂直和侧向加压，以计算出牙体和充填体所产生的最大应力。

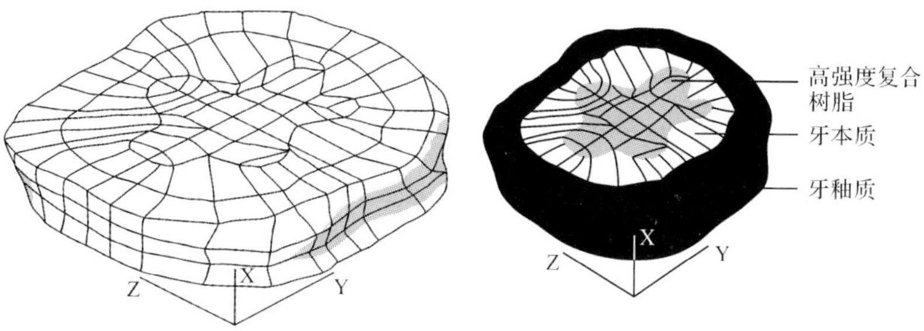

a. 建立有限元模型

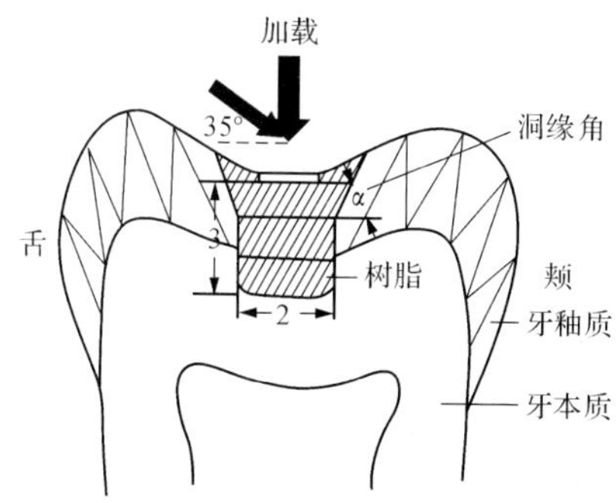

b. 窝洞剖面形态及加载示意图

图 4-2　三维立体模型

发现树脂充填体受垂直压力时，随着洞缘角度的改变，最大拉应力和最大切应力也出现相应改变。随着洞缘角度减小，最大拉应力和最大切应力均相应降低，洞缘角从 60°改为弧形时，最大拉应力降低不明显，而最大切应力反而增加。当充填体受到 35°向内侧向压力时，洞缘角度减小，最大拉应力和最大切应力均降低 21%。如 α 角度从 60°改为 45°或弧形时，最大拉、切应力变化不大。由此可见，采用斜面洞缘，不但可增加树脂与牙体的密合度，还有利于减少充填体的最大应力值，特别是在洞缘角为 75°～ 60°区域内，有较好的减缓应力效果。45°和弧形洞缘角与 75°～ 60°相比，应力降低不多，但临床制备难度较大，磨去正常牙体较多。因此为提高树脂充填的修复质量，制备窝洞时，推荐尽量采用 75°～ 60°的洞缘斜面。

我们又在离体磨牙的𬌗面分别制备 1 mm 或 2 mm长的 2 种洞缘，45°、70°、90°(无洞缘斜面)、弧形 4 种洞缘角的𬌗面Ⅰ类洞，在洞底放入曙红染料，复合树脂充填后，作泄漏实验。把做好泄漏实验的离体牙剖开，观察染料的泄漏情况。结果提示，相同的洞缘角中，1 mm 斜面的染料渗入较2 mm斜面少；相同的斜面中，70°洞缘角染料渗入最少，其次为 45°、弧形、90°。这一实验提示，复合树脂修复牙体时，制备一定角度的洞缘角，能减少树脂修复体的微渗漏。并证明，洞缘角的大小，对充填体的边缘微渗漏有直接影响。

临床上常可见到由于充填体洞缘处釉质折断而导致的微漏和继发龋，Olio 和 Jorgensen 在离体牙上对无洞斜面、0.25～0.5 mm 和 0.5～1 mm 的 3 种洞缘角进行了试验：结果显示，在 3 种洞型上都能观察到釉质的折断，但随着洞斜面宽度的增加，釉质折断的可能性减小。

这些研究表明，在牙体窝洞设计时，制备一定角度的洞缘角不但能减小牙齿和充填体的应力，对预防继发龋和微漏都有极大的帮助。特别是在用高分子材料充填时，更不应忽略这一点。

二、邻殆洞型设计

近年来各种新的修复材料和测试仪器不断问世，因此医务人员对G.B. Black 的传统洞型设计提出改良意见，特别是根据充填材料的物理性能，对各种洞型的设计也应作相应修改。

（一）狭孔修复

如龋损只涉及邻面，而殆面沟未波及时，不需要沿殆面发育沟备洞。使用狭孔修复可根据每个牙齿的龋坏部位设计不同大小的洞型。去净龋坏牙体后，根据修复体及殆面的具体情况，可在颊舌壁上作邻面固位沟，以保证修复体具有良好的抗力和稳定性。使用狭孔修复避免了过多地去除健康的牙体组织，从而保护了牙体的强度。尽管狭孔修复在教科书上没有系统地提到，但因其洞型设计灵活，实际已经应用在临床上。

为了比较狭孔修复洞型和常规Ⅱ类复合洞型，对牙体、充填体在咀嚼时所产生的应力大小，我们做了以下 2 个实验。

实验一：在下颌第一磨牙上，设计不同类型的 5 种Ⅱ类复合洞，包括临床常见的狭孔修复洞型。

1. 传统型

鸠尾峡部为近中颊舌尖的 1/3，鸠尾最宽部为颊舌尖 1/2（图 4-3a），殆面深度 2 mm，邻面深度 4 mm，龈壁宽 1.5 mm。

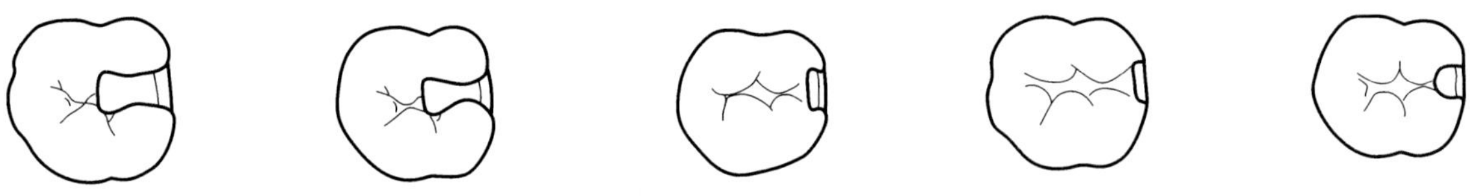

图 4-3　Ⅱ类洞 5 种邻殆洞型

2. 改良型

鸠尾峡部为近中颊舌尖的 1/4，宽、深同传统型（图 4-3b）。

3. 有固位沟狭孔洞型

见图 4-3c。

4. 无固位沟狭孔洞型

见图 4-3d。

5. 碟型

洞底为圆弧形，最深处为 4 mm（图 4-3e）。

3 和 4 这两种洞型邻面深度、龈壁宽度均同传统型。

实验一：将以上数据输入电脑，在电脑上模拟用银汞合金或复合树脂进行充填，用三维有限元法分析这 2 种充填材料，在垂直和侧向压力的作用下所产生应力的大小。

实验发现，在受到相同的垂直和侧向压力后，传统洞型银汞合金修复体所产生的应力比改良洞型大，但其数据相差不明显，银汞合金修复时的鸠尾峡宽度为 1/3 和 1/4，其产生应力相差不多，在复合树脂修复体产生的应力上，传统洞型要比改良洞型大得多，故在复合树脂修复的洞型设计上，为了减少修复体产生的应力，提高修复体的寿命，尽可能选用改良洞型。

有固位沟狭孔洞型、无固位沟狭孔洞型、碟型这 3 种洞型和传统洞型、改良洞型相比，其产生的各种应力明显减少。这主要是狭孔洞型、碟型洞型和传统洞型、改良洞型相差较大。前者洞型小，相应牙体中充填进的材料也小，修复材料带来的影响相应也小。另一方面，与修复体所受到的压力有关。修复体小，所受到的力点也比传统洞型要少，产生的应力相应也小。

在用银汞合金或复合树脂充填时，有固位沟狭孔洞型、无固位沟狭孔洞型、碟型洞型受到垂直和侧向压力后，3种洞型中无固位沟狭孔洞型产生的各项应力相对较小，而有固位沟狭孔洞型和碟型洞型产生的应力各有大小，相差不多。但是，鉴于银汞合金与牙齿无黏结性，所以银汞合金充填洞型设计以有固位沟狭孔洞型较好；复合树脂修复时通过对牙齿的酸蚀等处理，使牙齿和修复体有较强的黏结性，故洞型设计以无固位狭孔型较好，既可使修复体产生应力较小，又可尽量避免磨去较多的正常牙体组织。

狭孔修复方式比传统修复方式产生的应力小。一方面是狭孔修复方式修复面积较小，相应的牙体中充填进的材料也小，由于牙体材料与充填材料弹性模量不同而带来的影响也相应减小；另一方面，与修复体受力点分布有关，传统方式充填材料直接受力较多，狭孔方式修复部位直接受力较少。

实验二：由于前磨牙和磨牙相比解剖形态有很大不同，其体积比磨牙小，䪼面解剖形态或牙尖间距均比磨牙小，中央缺乏像磨牙䪼面的平坦面积，其窝洞设计也应有区别。王光华等人认为前磨牙Ⅱ类复合洞的鸠尾峡部的宽度为颊舌尖间距的1/4，䪼面固位的鸠尾应位于䪼面的中央窝，颊侧壁大幅度偏向颊侧，形成S或反S曲线，舌侧壁形成略带弯曲的平直线。我们在上颌第一前磨牙上制备3种不同的Ⅱ类洞型，一种是鸠尾呈S或反S曲线设计，峡部分别为颊舌尖间距1/3和1/4；另一种是狭孔洞型。数据分别输入电脑，做成模型。假设分别由银汞合金或复合树脂充填，采用三维有限元法对承受垂直和35°侧向力所产生的应力进行计算分析。结果在银汞合金充填中，狭孔修复与鸠尾呈S或反S曲线修复相比较，应力相差较大。垂直向受力时，最大拉应力、切应力和压应力分别下降41%、29%和27%；而侧向受力时，最大拉应力略有上升，最大切应力和压应力下降12%和25%；在复合树脂充填中，垂直和侧向受力时，最大拉应力、切应力和压应力相差较小，为1%左右。

从充填体内应力变化中可以看出，自下而上越靠近表层应力越大。提示在这种情形下，充填体表层易出现磨耗、破损或折裂等现象，充填体表层面积越大，越容易出现此类现象。

从本实验中亦可看出，狭孔修复设计与鸠尾设计相比较有自身的特点。狭孔修复的外形与鸠尾峡部为颊舌尖间距1/4洞型的外端形状接近，在复合树脂修复中，充填体中最大应力十分接近；在银汞合金修复中，充填体最大应力尤其是垂直受力下降较大。狭孔修复所需制备的牙体组织量少，符合尽可能保留健康牙体组织的原则，并且充填体体积小，表层面积小，单位面积承受的应力较小，充填体破损的可能性就小。

因此，在前磨牙充填中，龋蚀仅累及邻面，建议以狭孔设计洞型，用复合树脂或银汞合金充填均能获得良好的修复效果。本实验结果还显示，对比狭孔窝洞中的复合树脂和银汞合金充填体的应力，其最大拉应力、切应力和压应力上升或下降互有差异。若考虑到复合树脂充填时，有黏结剂的协同作用，并且随着材料学的发展，复合树脂的物理性能不断得到改进，那么复合树脂则更有获得良好的抗力性和稳定性的优势。所以，选取复合树脂以狭孔设计充填前磨牙的邻面洞会取得最好的充填体固位，并且少磨牙。

（二）鸠尾峡宽度

由于临床牙齿龋坏的深浅、范围大小程度不

一，Ⅱ类洞的鸠尾峡宽度设计也应视情况而异，不能将其绝对化。Black 规定，鸠尾峡颊舌径宽度应为牙齿颊舌尖距离的 1/2～1/3。现代修复学观点认为，当宽度为颊舌尖距离的 1/4 时，牙齿抗折断强度与完好的牙齿无明显差别；而宽度为 1/3 时却明显削弱，牙齿抗折强度与洞宽成反比。同等深度时，窄洞可提供较大的固位力。 实验证明，当邻合充填体承受轴向压力时，其抗断裂强度与鸠尾宽度和深度的平方成正比，说明宽度与洞深的增加均有利于其强度的增加，尤其是深度，可以较小的增长而取得较大的强度增益，但却以牺牲正常牙体组织为前提；反之，浅洞型对保存正常牙体组织有利，却可导致充填体抗力的削弱。

从电脑上的模拟实验可看出，同样深浅的窝洞，在 面受到同样大小的垂直和侧向作用力下，鸠尾峡部从 1/3 缩小为 1/4 时，银汞合金充填时，其最大拉应力分别降低 6% 和 3.3% 左右；最大切应力分别降低 5% 和 1% 左右；复合树脂充填时，最大拉应力分别降低 33.5% 和 25% 左右；最大切应力分别降低 20% 和 12% 左右。在同样深浅的窝洞中，充填体受相同压力时，如果受力面积减小，其所受到的压力也小，同样产生的最大应力也相应较小。特别在高分子材料充填时，作用更为明显。这一结果，对临床实践有积极的指导作用。

（三）窝洞的深度

一般认为窝洞的深度应在釉牙本质界下 0.2 mm 左右。由于釉牙本质界并非一个平面，它常与髓室顶的盆底形状相一致，因此在洞型中央常会保留一小块釉质岛，是可以允许的。因为各类牙齿的釉质厚度各不相同，所以洞型深度应该因牙而异。

在电脑上模拟后牙Ⅰ类洞型充填实验发现，牙齿受力后，其产生的应力主要集中在充填体表面，往下，应力明显减小。电脑数据显示，牙齿 面在同一作用力下，充填体下 1 mm 处的拉应力为表层的 13.81%，切应力为表层的 30.48%；充填体下 2 mm 处的拉应力为表层的 2.08%，切应力为表层的 6.60%。所有充填体的表面强度对整个充填体的强度起决定性作用。

（四）洞壁与洞底

轴壁与髓壁所成线角应圆钝，使产生分散的应力，以避免应力集中而引起牙齿破坏。由于一个牙齿中龋坏的深浅不同，为了保留牙体组织，现代修复概念认为不一定强求窝洞制备时的底平，特别是在牙齿深度龋坏时，应将保护牙髓放在首位，并应最大可能地保留正常牙体组织。这种窝洞通常均较深，可以通过垫基来弥补。

三、Ⅴ类洞的机械固位力

目前牙颈部发生的龋坏和楔状缺损主要用树脂或复合体等高分子修复材料充填，但经过一段时间，充填体都可能出现变色、继发龋等，最终导致修复失败。复合树脂固化时聚合收缩会导致充填材料与牙面间的间隙，增加微漏。各种实验表明酸蚀釉质导致的树脂突形成的微机械固位可以防止边缘微漏。玻璃离子水门汀与牙面的结合力强于树脂，而且可以释放氟离子，防止继发龋，且热膨胀系数与牙体组织相似，但对树脂与玻璃离子水门汀防止微渗漏的能力仍存在争议。有人支持预备固位洞型，而另一些人则认为应进行非固位洞型的制备。对此进行的分组试验比较得出，两种洞型制备均有微渗漏，但在固位洞型上的微渗漏小于非固位洞型；在固位洞型上树脂形成的微漏小于玻璃离子水门汀形成的微漏。

目前的复合树脂的不断改进已渐代替后牙的银汞合金修复，但高质量美观的修复需要更多的操作技巧和准确性。

复合树脂与牙体有一定的黏结作用，修复时，洞型的固位要求没有银汞合金高，但是仍需要制备洞型。许多研究证明，复合树脂充填也需要制备一定的洞型，如制备各种洞缘斜面等，才能发挥其良好的物理性能。

由于临床牙齿龋坏的部位、深浅、范围大小程度不一，在最大限度保留正常牙体组织的前提下，根据不同的牙位、龋坏深浅、部位等，可灵活设计不规则的洞型。如龋坏范围仅限于邻面，可考虑以邻面固位沟为主要固位形式；如𬌗面龋坏较大，窝洞宽而浅，可考虑加银汞钉固位。如牙齿边缘破坏较多或牙尖破坏，可考虑带有自攻螺纹钉的洞型等等。

第二节　窝洞的隔湿

在洞型制备好后，进行充填前需要隔湿。所谓隔湿，就是将治疗的牙齿与口腔环境隔离开来，其目的是防止唾液进入窝洞，避免唾液中的细菌污染洞壁，消除因龋坏和操作时带入的细菌，同时避免水分和唾液蛋白等成分影响充填材料的性能及与洞壁的密合。在用银汞合金充填时，如果水分和唾液进入未充填完成的窝洞，往往会导致修复的失败。在做复合树脂充填时，龈沟液、唾液与呼吸湿气污染已蚀刻的釉质面会导致充填体脱落。因此良好的隔湿是必要的，将患牙与口腔环境分隔以阻止唾液及其内含细菌进入洞型。

很多学者主张，隔湿应该在洞型制备前进行，如条件许可，在整个手术操作过程都应将术区隔离，尽量减少术区与唾液水分的接触，这样视野更清楚，手术不会受唾液、口腔软组织及舌活动的干扰。最好采用橡皮障隔湿，同时使用备有吸水器、压缩空气装置的综合治疗椅。下面介绍几种常用的隔湿方法。

一、简易隔湿法

（一）棉卷隔湿

为临床最常用的一种隔湿方法，即用消毒棉卷隔离患牙，吸去术区附近的唾液，从而达到隔湿的目的。一般在洞型制备完成，并经清理冲洗后进行。将消毒棉卷置于患牙唇颊侧前庭沟处和舌侧口底，如将棉卷置于唾液腺导管开口处能更有效的隔湿。下颌舌侧的棉卷因为舌活动不易固定，可加用棉卷压器。棉卷压器有前牙、右后牙和左后牙 3 种类型，根据患牙位置选择使用。棉卷隔湿方法简便易行，不需特殊设备，但是维持时间短，要及时更换棉卷，特别对一些唾液较多的患者，更应及时调换。该方法隔湿效果不够理想，只有在窝洞已经制备好并准备充填时应用。

（二）吸唾器

一般的牙科综合治疗椅都有这个装置，包括强吸和弱吸，吸唾器套上弯管可置于患者的口底，利用抽气或水流产生的负压吸出唾液和水分，能够有效的清除患者口腔中的液体。但是吸唾器的吸口勿紧贴黏膜，防止损伤黏膜和封闭吸引口，降低吸水效果；吸唾器不要碰到软腭、磨牙后垫等敏感区域，否则容易引起患者恶心、呕吐，影响医师操作。

（三）棉卷隔湿和吸唾器两者配合使用，可以取得较好的隔湿效果

二、橡皮障隔湿法

早在20世纪40年代就已经使用于牙科，在手术开始前装备完成，在整个操作过程中能有效隔离唾液和水分。

（一）器材

橡皮障隔湿法需要的器材包括橡皮障（布）、打孔器、橡皮障夹、橡皮障架及吸唾器。

1. 橡皮障（布）

橡皮障（布）有成品和半成品。成品为大小裁剪好装在盒中的橡皮布，大小规格为成人用的边长15 cm的正方形和儿童用的边长13 cm的正方形2种。其厚度分薄、中、厚和超厚打孔用4种。半成品是卷为筒形橡皮布，用时根据需要剪成一定大小。橡皮布使用前要检查其出厂时间。因橡皮布很容易老化，老化后的橡皮布弹性明显减小、易破，起不到隔湿效果。

2. 打孔器

在橡皮布上打孔用。打孔器头部有一转盘，上有4个大小不同的圆孔，根据不同大小的牙齿选择不同的孔。

3. 橡皮障夹

其作用是将套在牙齿上的橡皮布夹住，以免滑脱。橡皮夹有不同式样和大小，一般分前牙、双尖牙和后牙；有的橡皮障夹还有左右之分，应注意选用。

4. 橡皮障夹钳

把橡皮障夹住，以便上在牙齿上。

5. 橡皮障架

又称面弓，为门字形弓，上有许多小突起，以固定橡皮布。

6. 吸唾器

分强吸和弱吸。弱吸放在口底，供吸唾用。强吸供冲洗时吸水用。

具体操作方法如下：用一块弹性良好的橡皮膜，按照需隔离牙齿的位置在橡皮布上打孔后，利用橡皮弹性用工具使孔洞扩大，然后套在患牙上，借助橡皮的回弹性紧箍住牙颈部，使牙齿与口腔环境完全隔离开来，仅有患牙牙冠暴露在口腔中。

（二）操作步骤

1. 选择大小合适的橡皮布，其大小要足够将整个术区包括口腔在内盖住，但不要将鼻孔盖住，以免影响呼吸。在橡皮布上确定患牙的位置，标出垂直中线和水平线，列出常规上下颌牙弓位进行定位，做好记号，留出足够的边缘。

2. 根据所需操作的牙齿，在橡皮布上定点。定点部位如图4-4所示。

3. 打孔器在定点位置上打出圆形小孔，根据患牙大小选择孔径，前牙和前磨牙多为小号或中号，磨牙为大号。如果治疗的牙是Ⅰ类洞，则只打一个洞，只需隔离患牙即可；如果治疗的牙是邻殆洞或邻舌洞，或者2颗以上的牙齿，则应打2个或2个以上的孔，将治疗牙隔离。有时治疗一个牙必须打3个孔（如上前牙），以利于同时将患牙近、远、中各一个邻牙隔离便于操作。

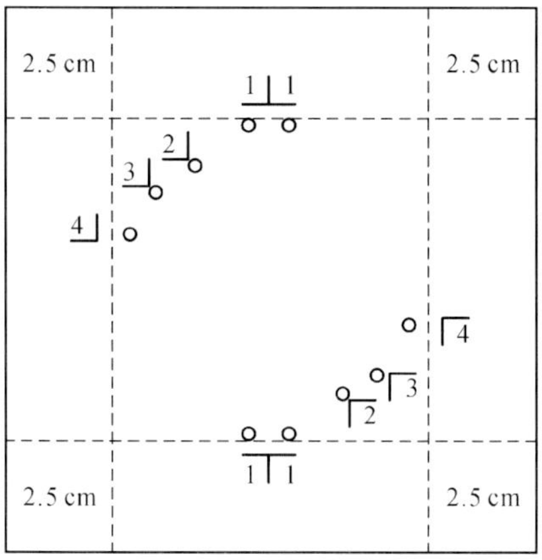

图 4-4　各种牙位上橡皮障打洞位置

4. 将打好的孔套入规格适宜的橡皮障夹上，撑大已经打好的小孔，把橡皮障钳前喙插入橡皮障夹翼上的孔洞，握持控制橡皮障钳，调节橡皮障夹的张开度，以能顺利地把橡皮障上的小孔套入患牙的牙冠直达牙颈部。

5. 从橡皮障夹上放下橡皮布，小孔即紧套着患牙颊舌侧颈部，用牙线把近、远、中邻接面的橡皮障压入接触点下方，使小孔套住整个牙颈。

6. 在口外，利用橡皮障架固定和支撑起橡皮布，保持与口腔环境的隔离，注意橡皮布不要覆盖鼻部，以免影响患者呼吸。

7. 将弱吸唾器的弯管放入患者的口底，吸患者唾液。操作时，隔离区用强吸唾器不断吸取牙体组织碎屑及涡轮喷出的冷却水。

此方法需在 4 手操作下进行，要求牙科综合治疗椅有良好的吸水装置。此隔湿方法有很多优点。橡皮障将术区与口腔完全分离开来，不仅使术区不被唾液污染，而且不受口腔湿气的影响，对一些操作时隔湿要求高的手术，如用高分子充填材料充填窝洞时，显得更为重要。橡皮障隔湿还可使手术视野清晰，同时防止手术过程中对牙龈、口腔黏膜和舌体的损伤。特别可避免手术器械、切削的牙体组织碎屑及修复材料等吞入或吸入食管、气管，确保手术安全。此外，避免医生手接触患者的唾液，可减少医源性交叉感染，尤其是防止乙型肝炎和艾滋病的传播。如在熟练的助手配合下，能明显地缩短治疗时间，提高效率。

操作熟练时，上橡皮障整个过程需要约 1～2 分钟。

三、选择性辅助隔离法

（一）退缩绳

在有些部位，如接近龈缘和深达龈下的牙颈部龋损，龈沟液常干扰手术操作，特别是复合树脂修复。此种情况，可用探针或其他器械的薄而钝的边缘，将浸有非腐蚀性收敛剂的退缩绳塞入龈沟内。通过温和的物理化学作用，几分钟内可迅速使龈缘向侧方和根方退缩，龈沟开放，龈沟液减少，从而使术区干燥，视野清楚，便于手术操作。根据龈沟的宽窄和手术范围选择绳的直径和长度。注意绳的直径，以不使牙龈受压过度而缺血变白为度。

（二）开口器

有些后牙的牙体修复较为费时，可用开口器来撑开口腔，以维持恒定的张口度，减轻患者张口的疲劳，同时也方便了术者的操作。特别是在一些不配合患者（如儿童等）的操作时使用。

（三）药物

必要时可用药物（如阿托品）使唾液分泌减少。此种方法一般很少采用。

第三节 窝洞的消毒

常规认为，窝洞制备好后，在充填以前应当对制备好的窝洞进行消毒。对于窝洞的消毒，学术界一直存在争议。基于对细菌在龋病发生中的重要作用的认识，传统的观点认为，窝洞预备好后，洞壁的牙本质小管中还残存有少量的细菌。为了更好地杀灭这些残余细菌，防止产生继发龋，充填前需作窝洞消毒；另一种看法则认为，窝洞内即使有少量残存的细菌也会因充填后环境的改变而不利其生长，经一定的时间后会逐渐失去生活能力或死亡。有些学者认为防止残余感染致继发龋的关键是尽可能地除尽龋坏牙本质。

从目前使用的药物来看，任何一种不产生牙髓反应的、短暂的局部处理都不可能有效地消除牙本质小管内的感染。况且，窝洞无菌状态的维持有赖于修复材料对窝洞的完全密封。近期研究表明，多数未作窝洞消毒处理的牙体修复并未产生继发龋。所以，窝洞预备完成后，主张用三用枪加压水彻底冲洗窝洞即可，不必特别用消毒药物处理。另外，还可通过黏结剂封闭窝洞，尽量减少微渗漏，再加上洞衬剂和垫底材料有一定的抑菌作用及含氟充填材料的使用可进一步防止继发龋。

理想的窝洞消毒药物应具有消毒力强、对牙髓无刺激、无毒性、不使牙齿变色和不影响充填材料的化学性能等特点。目前尚无达到这种要求的窝洞消毒药物。现在临床常用的消毒药物有以下几种。

一、麝香草酚酊 (Thymol alcohol)

系无色结晶粉末，有特殊臭味，在水中溶解度很小，能溶于酒精、乙醚、橄榄油和氯仿等有机溶媒内。对真菌、放线菌有高度抑制作用，对 G^- 菌作用较弱。麝香草酚的消毒力强，刺激性小，渗透性好，有轻度镇痛及牙本质脱敏等作用，是一种较好的窝洞消毒剂。因其刺激性小，主要用于活髓牙窝洞的消毒。

成分：麝香草酚 25.0 g，95% 酒精 100 ml。

用法：小棉球蘸少量药液涂洞壁。

二、樟脑酚液 (Camphorated phenol)

樟脑是白色或无色晶体，具有臭味，在室温中能缓缓挥发，微溶于水，易溶于酒精。樟脑酚液是樟脑和苯酚的合剂，这种合剂的消毒力比苯酚弱，刺激性也比苯酚小，渗透性强，有镇痛、消毒作用。主要用于活髓牙窝洞及根管的消毒，急性牙髓炎开髓后止痛等。临床上，我们经常可以看到装有樟脑酚液的瓶口周围有白色结晶黏附，就是樟脑酚液挥发后，樟脑结晶体沉积在瓶口所致。

成分：樟脑 6.0 g，95% 酒精 1.0 ml，苯酚 3.0 g。

用法：局部涂布或以小棉球、纸尖等封入。

三、硝酸银溶液 (Silver nitrate)

硝酸银系无色无臭晶体，易溶于水，难溶于醚、甘油。见日光则渐渐析出灰色或黑色的金属银或氧化银。因此应贮存于暗色、不透明的瓶子内。硝酸银为无机银化合物，为强电解质，解离度大。银离子与菌体蛋白结合成蛋白银沉淀而起杀菌作用。同时可游离出硝酸，故高浓度时具有表面腐蚀作用，低浓度时，有收敛、防腐作用。

10%的硝酸银可用于浅、中度龋洞，其缺点是会使牙齿变黑，所以通常只用于后牙和乳牙。硝酸银刺激性很大，使用不当会损害牙髓，因此，较深的窝洞不宜使用。

用法：以小棉球局部涂布后，用蘸丁香油的小棉球还原。因硝酸银对口腔黏膜等软组织有强烈的腐蚀作用，使用时注意绝不可以碰到口腔软组织，以避免造成口腔软组织灼伤。

四、硝酸氨银（Silver ammoniacal nitrate）

是由硝酸银与氢氧化氨反应而成的银氨络盐，常溶于水。与硝酸银相比，易被还原，对软组织渗透性好，刺激性小，作用缓和持久，能缓慢释放出银离子，有抗菌作用。

五、木馏油（Creosote）

为木焦油中提取的酚的混合剂，主要成分为愈创木酚、甲酚和木馏油酚。微溶于水，能与有机溶媒混合。其杀菌作用较大，刺激性也较大。主要用于较浅的窝洞等的消毒。

六、乙醇（Alcohol）

能沉淀蛋白质和吸收组织中的水分。乙醇杀菌力以其70%～75%的水溶液最强。无色、无臭因而适用于高分子材料充填时的窝洞消毒。

第四节　窝洞的垫底

就目前临床常用的充填材料而言，无论银汞合金或牙色材料均对牙髓有一定的刺激作用，如银汞合金为金属导体，可传导温度刺激牙髓；复合树脂在聚合过程中所产生的热或某些化学成分均可刺激牙髓，特别对深窝洞更明显，故需用阻止物理性或化学性刺激的材料垫于窝洞底部以保护牙髓。常用的垫底材料有聚羟酸酯水门汀、磷酸锌水门汀、玻璃离子水门汀、可硬化氢氧化钙等。

一、聚羟酸酯水门汀

又称聚丙烯酸水门汀，简称羟基。由粉剂和液剂两部分组成，粉剂主要为氧化锌，此外还有氧化镁及少量的氧化钡和氧化钙等。液剂为25%～50%的聚丙烯酸水溶液，它对牙髓的刺激性小于磷酸锌水门汀，其抗压强度介于磷酸锌水门汀和氧化锌水门汀之间，可作为复合树脂充填的垫底材料。

二、玻璃离子水门汀

通常由粉剂和液剂两部分组成。粉剂为分散极细的铝硅酸钙玻璃，液剂为聚丙烯酸或聚丙烯酸与依康酸共聚物的水溶液。此外，尚有少量的酒石酸。将聚丙烯酸聚合物制成粉状，与铝硅酸钙玻璃粉混合，使用时与水调和即可。它是在聚羟酸酯水门汀基础上，保留了其对牙髓刺激轻、对牙齿硬组织有黏结性的优点，增强了抗压强度，改善颜色，成为牙科多用途材料。其主要用途之一是用作垫底材料。

三、可硬化氢氧化钙

有双糊剂型，化学固化的氢氧化钙和光固化型氢氧化钙，内含光敏剂，为单组分糊剂，是一种新型护髓垫底材料，既有盖髓作用，又有阻断复合树脂对牙髓的刺激作用。但其抗压强度较低，故用于承受压力较小的窝洞垫底。如Ⅲ、Ⅳ、Ⅴ类洞等的垫底。

四、磷酸锌水门汀

磷酸锌水门汀由粉剂和液剂两部分组成。粉剂为 90%的氧化锌和少量的氧化镁、氧化铝及二氧化硅。液剂主要为磷酸，为 45.3%～63.2%的磷酸水溶液，并溶入少量的铝和锌。该材料的抗压强度较大，但对牙髓的刺激也较大，故深洞用此材料垫基时，必须先衬一层氢氧化钙制剂或氧化锌丁香油水门汀。

五、氧化锌丁香油水门汀

为由粉剂和液剂两组分调和而成的水门汀，粉剂中主要成分为氧化锌（约占 69%）、松香（约占 29%）和硬酯酸锌（约占 1%），液剂由丁香油（85%）和橄榄油（15%）组成。

丁香油内含丁香油酚，这种酚内含正甲氧基团，能与氧化锌反应生成较硬的螯合物（即丁香油酸锌）而固化。利用其对牙髓刺激性小和阻止导热的性能，作为深洞的次基，起安抚牙髓的作用。

氧化锌丁香油水门汀在水或唾液中缓慢溶解，并且抗压强度颇低，仅适用于窝洞的暂时封闭和垫底的次基。

（徐　晓）

参考文献

1 Marco Oddera. Conservative amalgam restoration of class Ⅱ lesions - the "Slot" restoration: A case report. Quintessence Int., 1994, 25: 493～498

2 Alvaro Della Bona, James B. Summit. The effect of amalgam bonding on resistance form of class Ⅱ amalgam restorations. Quintessence Int., 1998, 29: 95～101

3 王光华，彭式韫. 牙体修复学[M]. 北京：人民卫生出版社，1994

4 Bona AD, Summit JB. The effect of amalgam bonding on resistance form of class Ⅱ amalgam restorations [J]. Quintessence Int., 1998, 29: 95～101

5 徐晓，陶岚，熊焕国. 不同洞缘设计对树脂充填应力的有限元分析. 中华口腔医学杂志，1999(9)：34(5)：281～284

6 徐晓，孙哲，熊焕国. 不同设计的Ⅱ类洞型对修复体应力的影响. 中华口腔医学杂志，2002；37(6)：281～284

7 孙哲，徐晓，熊焕国. 上颌第一前磨牙不同形态Ⅱ类洞型对应力影响的三维有限元分析. 上海口腔医学，2002，11(4)

8 樊明文. 牙体牙髓病学. 北京：人民卫生出版社，2000

9 岳松龄. 口腔内科学. 第二版. 北京：人民卫生出版社，1988

第五章　充填材料和黏结技术

第一节　复 合 树 脂

复合树脂(composite resin)是一种由有机树脂和经过表面处理的无机填料以及引发体系组合而成的材料，具有物理性能较好，热膨胀系数较接近牙齿，结固时体积变化小等特点，是目前临床上应用最为广泛的牙色修复材料。

一、复合树脂的组成及分类

(一) 复合树脂的组成

复合树脂属于一种由连续相(continuous phase)和间断相(interrupt phase)构成的材料，连续相一般为有机树脂分子所构成的基质，而间断相则为无机填料，两者相结合即组成复合树脂。

目前已知连续相通常为有机氯合树脂大分子，其主要结构为一个环氧树脂骨架和甲基丙烯酸酯反应基团，形成一连续塑性相将弥散相的颗粒黏结在一起，使其成为一整体结构。常用的大多为具有高交联度的双酚A丙烯酸缩水甘油(Bis-GMA)，此外还有去除羟基的改性Bis-GMA、二丙烯酸酯氨甲基甲酰乙酯和二甲基丙烯酸酯三甲酚(TEG-GMA)等。通过一组活化剂与引发剂的作用使连续相发生聚合导致材料的结固。因此树脂基质是复合树脂的主体成分，主要作用是将复合树脂的各组分黏结在一起，赋予可塑性、固化特性和强度。

引发材料聚合结固的方法有热、光、化学固化3种形式。三者均以过氧化苯甲酰为引发剂，活化剂则各有差异。光固化通过光敏剂，如苯偶姻甲醚将光能转化为聚合能而使材料聚合。常用的光源为蓝色可见光(波长在450 nm左右)，紫外光已较少使用。化学固化以叔胺为活化剂，而热固化的高特殊活化剂通过热本身即可导致过氧化苯甲酰发生聚合反应。复合树脂的聚合程度与复合树脂临床应用治疗效果密切相关。一般来说，热固化聚合最为完全，但由于临床条件限制不可能应用。而光固化和化学固化则根据光源的大小、种类、修复体厚度以及材料反应等各不相同。由于光固化具有操作方便、牙齿塑形较好等特点，在临床上应用较为广泛。

间断相由无机填料构成，它是决定复合树脂物理性能和临床应用的关键部分，其作用是赋予复合树脂良好的物理机械性能，减少树脂的聚合收缩，降低树脂的热膨胀系数，部分材料还有遮色和X线阻射作用。因此无机填料不仅决定了复合树脂的类型，而且还决定了复合树脂的色度、光泽度以及抛光度。这些因素是决定牙色材料美容修复的关键因素。

目前无机填料大多为高强度陶瓷颗粒，主要有：

1. 大陶瓷颗粒(macro-ceramics)

以二氧化硅-硅酸盐为基料，常用者为石英、烧结石英、晶体硅酸铝锂、硅酸硼铝铁等。这些材料可以增加树脂的强度和硬度，而铝类物质主要可使材料X线阻射，材料颗粒度约在1～5 μm，形状不规则，目前填料在复合树脂中的比例大约为50%的重量比和80%的体积比水平。

2. 胶体-微粒陶瓷(colloidal-microceramics)

初始是以硅酸形式的胶状二氧化硅，通过水解化学程序而后沉淀制成，当处于液体状态时，颗粒度均<0.04 μm，近年来以平均直径为0.05～0.1 μm的热解石英较大颗粒取代一部分胶体硅微粒，两者颗粒均小于可见光波长，因此修复体表面光滑。由于黏稠度大，因此填料数量在不致影响临床操作的前提下受到限制，一般约为30%重量比和50%体积比。

3. 胶体-微粒与大颗粒陶瓷复合体

为使复合树脂性能得到进一步提高，但又不影响临床操作性能，目前在材料组成方面作了以下改进：

(1) 将热解石英和胶体硅酸最大限度地弥散于树脂体系中，随之加热使其固化，然后磨成1～200 μm小而形状不规则的颗粒作为复合树脂填料。

(2) 将胶体微粒陶瓷与直径为20～30 μm的部分热-化学聚合树脂的球形颗粒相掺混，使之得到强化作为复合树脂填料。

(3) 应用加温加压烧结程序，使胶体微粒陶瓷凝集成形状大小不一、直径在1～25 μm多孔颗粒作为复合树脂填料。

复合树脂材料的性能与填料的比例密切相关，填料水平越高，性能也越优越，但随着填料含量增加，材料的流动性降低。为了提高填料的含量，通常使用较大粒度的填料，但若粒度大，会影响抛光后材料表面的光洁度，粒度越低，抛光度越好，因此复合树脂的性能取决于物理机械性能和美学性能的平衡。

(二) 复合树脂的分类

复合树脂的分类方法有很多种，包括按固化方式分为化学固化复合树脂和光固化复合树脂，目前大多采用根据填料粒度大小进行分类。

1. 大颗粒型复合树脂

大颗粒型复合树脂又称传统型复合树脂(conventional macrofill composite resin)，为早期产品，填料粒度从5～75 μm，发展至现为5～25 μm，平均8 μm的水平，填料含量约为70%～80%(重量比)，此类树脂特点为物理、机械性能较好，但由于树脂基质较软，因此磨损较快，易发生选择性磨损，导致填料露出，或因咬合而脱落，以至无法抛光，表面粗糙、易着色和菌斑聚集。目前传统型复合树脂趋于淘汰。

2. 超微颗粒型复合树脂(microfill composite resin)

超微颗粒型复合树脂又称可抛光复合树脂(polishable composite resin)，其特点是将无机填料改为极细的硅胶颗粒，填料平均粒度为0.01～0.04 μm，与传统型复合树脂相比较，粒度减小200～300倍，含量也只有35%～50%(重量比)。

由于超微颗粒型复合树脂含填料少，因此物理和机械性能均明显低于传统型复合树脂，导致吸水率增加，热膨胀系数大，约为牙齿的3～5倍，但其表面色泽及抛光度均明显优于传统型复合树脂，且不易着色，因此材料抛光后，表面光洁度好而美观，在前牙美容修复中广泛应用，但在承受张力的情况下，如Ⅳ类洞和Ⅱ类洞修复时，可能发生折裂。

3. 小颗粒型复合树脂(minifill composite resin)

由于超微颗粒型复合树脂的物理、机械性能欠佳，为保留其表面光洁的优点，又能增强物理、机械性能，小颗粒型复合树脂应运而生，其填料粒度约在0.1～1 μm，填料含量占80%(重量比)。而且为含重金属的研磨玻璃粉，因此表面光洁度和耐磨性能均大大改善，聚合收缩也变小，且有X线阻射性能，所以此类材料适用于Ⅳ类洞和Ⅱ类洞修复，但总的来说，其光洁度仍不如超微颗粒型复合树脂。

4. 混合型复合树脂(hybrid composite resin)

为近年来研制的一种复合树脂，兼有传统型复合树脂和超微颗粒型复合树脂的特点，既有超微颗粒复合树脂表面光洁好的优点，又有小颗粒型复合树脂物理、机械性能高的特点，此外还具有色度范围大、热膨胀系数小、边沿应力和微渗漏小等优点。但由于其填料粒度为亚微米(小于1～10 μm)，而且含量约为70%～80%(重量比)，填料中有较大颗粒存在，因此长期保持抛光度较为困难。由于混合型复合树脂表面光洁度和强度均较佳，因此广泛应用于各类洞型的修复，包括前牙的Ⅲ、Ⅳ、Ⅴ和后牙Ⅱ类洞的修复。

5. 流动性复合树脂(flowable composite resin)

流动性复合树脂是20世纪90年代中期出现的一类产品，与其他树脂不同的是其粒度增加了，但填料含量所占的重量比明显减少，比超微粒度复合树脂更少，因此在临床上具有流动性大、临床操作方便等特点。但由于其物理、机械性能，包括磨损率、表面光洁度和热膨胀系数等均不如混合型复合树脂和超微颗粒型复合树脂，因此在临床上一般仅用于咬合面的封闭激活窝洞洞衬剂，或深而细沟裂窝洞的修复。

6. 压缩型复合树脂(condensable composite resin)

由于美观的需求越来越高，银汞合金正逐步被淘汰，压缩型复合树脂作为替代银汞合金的产品受到医师们的欢迎。压缩型复合树脂与其他树脂不同之处在于其填料粒度较大，约在15～80 μm之间，而且填料也相应增加了1%～2%。因此具有较强的抗压能力，各项物理性能均比上述几种复合树脂优秀，但不足之处是其表面光洁度不够理想，色度选择范围也较小，远不如混合型复合树脂种类繁多，在后牙充填时，尤其是复合洞型充填时操作也不够方便。

7. 纳米颗粒型复合树脂(nanofill composite resin)

与上述材料不同的是纳米颗粒型复合树脂的填料直径更细，仅在0.005～0.01 μm之间，低于可见光的波长，由于粒度小，可进入几个多聚链之间，可以不使用石英化填料，从而不产生凝集成丛现象。由于低于可见光波长，因此不会与可见光反应，不产生散射和明显吸收，使得其具有独特的性能，如更好的物理特性和可抛光性等。

二、导致复合树脂充填失败的原因

理想的复合树脂应具备以下性能：①有良好的黏结性，可与牙齿组织色泽匹配且长期不变色，生物相容性好；②对牙髓及牙周组织不产生任何影响，易于操作，而且可长时期保持修复体的形态和功能。但目前所有的复合树脂均不能完全做到，因此在临床上常有复合树脂充填失败的病例。归纳起来问题主要存在于以下几方面：

（一）微渗漏（microleakage）

微渗漏是临床上复合树脂充填后出现的常见症状。这是由于复合树脂在聚合时产生收缩，导致充填材料和牙齿之间密合度欠佳，产生边缘微漏。使口腔环境中的有害物质（包括食物残渣、细菌等）渗入，轻者可使充填材料边缘变色，牙髓产生刺激性疼痛或高度敏感，重者可使修复体松动脱落或引起继发龋，影响临床效果。

造成微渗漏的主要原因是充填材料的聚合收缩，一般来说，无填料树脂的体积收缩为6%～7%，有填料树脂约在5%左右。目前临床上所用的常规复合树脂材料中大约有50%左右的无机填料，使用了大分子的Bis-GMA，术后聚合收缩可减少至0.5%～1.4%，与此相比较，细微填料型树脂收缩略大，约在1.7%左右。

由于聚合收缩导致的微渗漏影响临床治疗效果，因此如何解决由聚合收缩导致的微渗漏一直是临床口腔科医师关注的问题，目前主要有以下几种解决方法：

1. 分层固化

由于光固化灯深入的深度有限，每次固化深度约在2～2.5 mm左右，因此对于复合树脂充填较厚的病例，必须采取分层固化方式。现在研究发现，分层固化时应当采用斜面相交方式进行，这种方法可以减少约60%的聚合收缩。

2. 固化光源的种类及照射方式

徐恒昌等人在固化光源的种类对复合树脂充填材料固化收缩量影响的研究中发现，复合树脂的固化收缩量的大小与固化光源种类有关，用高能氙灯光源照射产生的固化收缩量最小，但并不完全是由于照射时间短、复合树脂固化反应不充分所致，而是与光源本身的特性有关。由此提出，光固化复合树脂如选用适当的固化光源，可以获得更好的固化效果。复合树脂内所含光引发剂或吸收剂必须与特定波长的光线相匹配，并有足够量才能保证树脂聚合的正常进行。

其次，光固化灯照射应采用在最初10秒钟时启动，以柔和光线照射，10～20秒钟后采用高强度光固化照射，方能保证整个修复体的均匀固化，以减少收缩。

3. 流动树脂或黏结剂的边缘封闭

近年来研究发现，在复合树脂充填之前，采用流动树脂先行洞壁边缘封闭，作为垫底材料进行洞缘封闭以减少树脂充填后聚合收缩的裂隙，然后再行复合树脂充填，可以明显减少由复合树脂聚合收缩导致的边缘渗漏，或在复合树脂充填后再于洞型边缘涂黏结剂，以减少渗漏，同样可以减少由聚合收缩导致的边缘渗漏。

此外，采用不同的修复方法，对于复合树脂的渗漏也有很大影响。卢友光等人在采用不同修复方法对洞型渗漏研究中发现，直接法树脂嵌体修复和间接法树脂嵌体修复方法的微渗漏明显小于直接充填法，这是由于复合树脂光照后产生光向性收缩，但嵌体初步固化后需取出，在体外的光热聚合箱内进行两次聚合，从而使复合树脂产生的聚合收缩发生在体外，最后黏结回牙体组织时，它所产生的体积收缩，由含复合树脂成分的黏结剂补充，所以微渗漏较少。而直接充填术是直接采用复合树脂充填牙体组织，光照产生聚合、收缩而出现较多的微渗漏。

4. 夹层技术

玻璃离子黏固粉（glass ionomer cement，

GIC）因能与牙齿发生化学性黏结具有与牙齿相似的色泽和热膨胀系数，边缘密封性良好，对牙髓刺激小，缓慢释放氟，防止继发龋而在临床上深受欢迎，但 GIC 与复合树脂相比较，其抗张强度及耐磨性均低于复合树脂，吸水性较高，性能受口腔环境影响等缺点。为此 Mclean 提出将 GIC 作为复合树脂基底材料，利用 GIC 与牙本质间良好的黏结性，充填窝洞牙本质缺损部分，并通过酸蚀 GIC 表面和窝洞牙釉质与复合树脂黏结，既能改善复合树脂与牙本质窝洞的密封性，阻断复合树脂对牙髓的刺激，又能避免 GIC 用于单独充填的缺点，使两种材料在性能上互为补充，从而获得理想的修复效果，这种治疗方法称为“夹层技术”。

从目前的临床应用效果来看，当 GIC 厚度大于 0.5 mm 时，GIC 与牙本质黏结界面受复合树脂聚合收缩影响较小，它与洞底牙本质紧密结合，无明显空隙。有些观察也发现，采用夹层技术修复的窝洞中微生物数量明显少于直接树脂充填，SEM 观察同样证明，GIC 与洞底牙本质间的密合度优于复合树脂直接充填组，染料渗漏法和显微 X 线照相技术也证明其微渗漏明显少于直接树脂充填组，尤其在颈部楔状缺损修复组。

5. 空气喷磨釉质对树脂充填微渗漏的影响

Keen 等认为，用空气喷磨处理牙釉质和复合树脂获得的黏结强度与酸蚀牙釉质和复合树脂的黏结强度相同，甚至超越后者，而 Berry 等报道也证实空气喷磨结合酸蚀能显著地减少树脂充填微渗漏，这可能是两者结合后进一步增加了酸蚀的效果，从而有利于黏结树脂的渗透，增加黏结强度和黏结面积，减少了微渗漏，但这一治疗方法需有特殊的修复设备。

6. 选择适当的洞缘形态

目前常用的窝洞洞缘形态有 4 种，包括对接型、斜面型、肩型和羽状型。其中对接型的洞缘洞壁与釉柱平行，酸蚀效果较差；斜面型和肩型的洞缘洞型与釉柱垂直，酸蚀效果好，而羽状型通过酸蚀窝洞周围一定范围的釉质，酸蚀效果也较好。由于酸蚀效果的差异而导致黏结效果出现差别，微渗漏同样也有所不同。大量研究表明，对接型洞型的边缘密闭性较差，斜面型和肩型较好，在斜面型洞缘中，不管是长斜面还是短斜面，均以 70°洞缘角的封闭性最好，渗漏最小，其次为 45°和弧形，90°洞缘角最差。

7. 其他

由于操作上的不规范等也可影响充填体密合度，从而导致微渗漏。①如已经酸蚀处理或已涂布了黏结剂的洞面，又被唾液污染或水汽等其他污物污染，从而导致黏结性能下降而出现微漏。②在充填洞型的过程中，要求树脂沿一侧洞壁填入，这样有助于排除窝洞中的空气，减少界面出现的微小气泡，提高密合度，同时较多树脂适当压实充填材料，减少气泡，保证充填体边缘封闭。

（二）充填体松动、脱落

树脂充填体的松动脱落是牙体修复中经常遇到的问题，实际上与材料本身的性能特点没有很大关系，其主要原因在于临床医师的操作过程是否按照规范要求进行；另外对于树脂充填材料是否选择恰当有很大关系，归纳起来有以下几方面问题是医师在临床治疗中应予以注意和重视的。

1. 酸蚀不全

在树脂充填过程中，酸蚀不全严重影响树脂充填的质量。酸蚀前牙组织表面的清理、唾液的隔离、菌斑软垢等可以影响酸蚀剂的酸蚀效果，酸蚀剂的浓度和时间也对酸蚀的效果产生重要影响，为此，临床医师必须严格按规范要求进行操作。

2. 黏结剂的涂布

黏结剂能否完全深入到被酸蚀的组织中，对于保持树脂的黏结效果有很大关系，因此在临床涂布黏结剂时，需注意涂布黏结剂的厚度，不宜太薄，也不宜太厚，两者均可能对黏结产生不利影响。一般在涂布后以气枪轻轻吹开，使黏结剂均匀地分布在整个要被充填的表面即可。

3. 固化不全

固化不全表现的特点为在整个树脂充填体中，接近表面的树脂完全硬固，而其内部部分树脂较软或有气泡，影响树脂的性能，导致充填体的松动脱落。产生这些原因主要与光固化灯的类型、强度、时间以及树脂的颜色种类密切相关。

（1）光引发剂与光固化灯波长相匹配

复合树脂内所含光引发剂或吸收剂必须与特定波长的光线相匹配，并有足够量才能保证树脂聚合的正常进行。也就是说选用的光固化灯波长必须与所用复合树脂内所含光引发剂及吸收剂相匹配，否则将影响树脂的聚合以及聚合后的机械、物理性能，这是临床医师必须注意的问题。

（2）光源活化效应（activating effect）

光源活化效应对固化是否完全具有重要作用，而且与光源和修复体表面的距离有密切关系。临床操作时要求光源头部与被照修复体表面应保持在1 mm以内，以保持最大限度的光线透入。Forsten（1984）、Watts（1984）研究发现，活化效应与电功率和光亮度并非直接相关。而是与波长以及该波长照射时的光透量密切相关。

（3）光照时间

由于树脂种类不同，光照时间也由 10 秒钟至 40 秒钟、60 秒钟不等，目前大多数保持在 20～40 秒钟，树脂固化深度约在 2～2.5 mm 不等，值得注意的是材料颜色较深者所需时间较长，一般比浅色者增加 50%时间。颜色越深，对透入深度影响越大，此外，填料颗粒较大者，对颜色影响也较大。

（4）填料粒度与含量

一般说来，填料颗粒细、数量多而密集的细微填料复合树脂，与颗粒大而填料数量较少的复合树脂相比较，前者固化深度较浅而后者较深。

（5）洞壁牙齿硬组织与固化时间关系

研究发现，当牙齿组织厚度在 1 mm 以下时，虽可使较薄的修复体固化，但硬度不恒定。当隔一层厚度为 0.8 mm 的釉质和牙本质，照射 20 秒钟，固化深度相应减少 1 mm，依此类推的话，当牙齿组织厚度在 1 mm 或大于 1 mm 时，固化深度相应减少 1.2～1.5 mm。

此外，值得注意的是照射在修复体表面光束与光源头部直径有很大关系，光源越细小，照射范围越小，反之亦然。因此在大面积以及较深的窝洞充填时，应当采取分层固化的方式进行照射，使之得到充分固化，同时使材料的收缩在每次固化中完成，从而可将树脂的收缩减少至最低限度。

4. 咬合过高

由于复合树脂颜色与牙齿组织相近，因此充填后往往无法区分正常牙体组织还是充填修复体，以及经常无法发现过高咬合或早接触点，导致充填过高而使充填体折裂。因此树脂修复后应仔细进行咬合检查，及时发现早接触点等予以调和磨改。

5. 材料的选择

在前面已介绍了各种复合树脂的种类和特性，可在临床应用时进行参考，实际上在临床操作过程中，由于材料选择不当从而导致充填体的松动脱落还是时有发生，需要临床医师注意。如超微颗粒型复合树脂由于其含填料少，抗压力和机械性能均明显低于其他树脂，但其表面抛光度、色泽优于其他树脂，因此在临床使用中只可用于前牙美容修复，而不宜用于承受𬌗力的Ⅳ类洞和Ⅱ类洞的填充。

（三）充填后敏感或疼痛

到目前为止，任何类型复合树脂对牙髓组织和牙髓-牙本质复合体均有一定的刺激，其刺激主要来源于树脂聚合后剩余的单体、聚合反应中产生的热、高热膨胀系数以及聚合收缩时产生的裂隙。

一般来说，当牙本质的厚度大于 3 mm 以上时，树脂材料对牙髓组织一般不会产生任何刺激，但少于 2 mm 时，可能会对牙髓组织造成破坏性反应，因此必须垫底以隔绝材料对牙髓组织的刺激，常用的垫底材料为聚羧酸锌水门汀和可硬性或光固化 $Ca(OH)_2$，在临床治疗时必须采用，以免造成牙髓组织的不可逆损害。

复合树脂发展至今已有 40 余年历史，随着研究的不断深入，材料的性能的不断改善，临床医师因素的作用也越来越重要，它要求临床医师必须加深对新型复合树脂性能的理解，术前仔细阅读产品说明，了解特点及要求，并在术中严格遵守。

第二节　现代黏结技术

自 Buonocore（1955）将酸蚀技术引进应用于牙体组织修复以来，经过十余年的研究，人们才真正认识到酸蚀技术的固位机制。酸蚀在增强釉质表面湿润性的同时，使釉质脱矿，形成表层微孔，从而有助于低稠度树脂的渗入，形成机械性嵌合（树脂突）。在 20 世纪 60 年代后期正式作为一种修复技术应用于临床，是黏结修复的开端，70 年代中期为广大临床医师所接受，成为一种常规应用方法，并随着技术的不断发展和完善，逐渐扩大至牙本质，利用牙本质小管固位的方式进行黏结修复。然而在临床实际应用中发现，无论是牙釉质还是牙本质，都存在黏结强度不足的现象，经过研究发现，这是因为在临床应用过程中，牙釉质和牙本质的成分组成并不相同，如 Ca^{2+}、PO_3^-、胶原成分和无机成分等；这些成分彼此间的化学交互作用非常复杂，形成无数紧密交接的键，而且表面能很低，牙体制备后产生的玷污层，切削牙本质小管流出的牙本质液等都会对修复材料和牙体组织间的黏结产生不利影响；加上复合树脂固化后产生的收缩，都可导致修复材料的松动、脱落。酸蚀技术虽然可以增加其表面的机械固位，但存在很大局限性，不能满足牙体组织修复后口腔各项功能的需要，而黏结剂的问世，正是填补了这方面的空白。其主要原理是黏结剂一方面与牙体硬组织包括牙釉质、牙本质相黏结，另一方面与复合树脂共聚，起到牙齿-复合树脂界面的偶联作用，而达到增强修复体固位的目的。在黏结剂问世之前，仅用酸蚀技术时，树脂修复脱落时的断裂均发生于树脂突颈部，而当酸蚀技术和黏结技术共同使用时，断裂则大多发生于树脂本体。说明酸蚀与黏结剂共同产生的黏结强度已大大超过树脂本身的断裂强度，这就是现代黏结技术的基础，在临床实际治疗工作中，由于牙体组织的缺损，常常导致残存釉质较少，可以提供的黏结面积有限，因此现代黏结技术的重点主要是牙本质的黏结，并同时与牙釉质黏结联合应用，以最大限度地增加修复体的固位，根据牙本质组织结构特点和潮湿特点，在窝洞预备过程中，洞壁内的釉质和牙本质又不能截然分开，从而开始了全酸蚀，湿黏结技术的时代。而当今随着牙体修复观念的转变，黏结技术不仅局限于牙体修复学，而且正在从牙体修复转向固位体修复、正畸治疗等口腔各领域发展。正如 Van Meerbeck(1998)所说，口腔医学正处于一个“黏结牙科”时代(adhesive dentistry)。

一、树脂与牙本质黏结

(一) 牙本质黏结机制及步骤

牙本质是由含有大量矿物质的管周牙本质，富含胶原的管间牙本质，牙本质小管，成牙本质细胞突起和牙本质小管液等成分组成的矿化组织。其中 70%为无机物，30%为有机物。有机物中的 91%～92%为胶原，8%～9%为非胶原成分。无机成分中主要是羟磷灰石晶体，比釉质晶体小。牙本质小管的分布内密外疏，而管径则内粗外细，以致每单位面积中牙本质小管所占比例随部位而异。愈近牙本质浅层，所占比例愈小。直接影响树脂修复体固位。由于在窝洞制备过程中，切割组织产生的玷污层堵塞了牙本质小管，阻止小管液流出，也阻止了牙本质黏结剂形成化学和微观力学的固位，这一直是黏结修复的薄弱点。Fusayama(1977)曾经提出完全酸蚀技术，可同时酸蚀釉质和牙本质，不仅增加了树脂修复的黏结强度，而且对牙髓也没什么影响。Fusayama、Hieda 和 Inokoshi 在研究中还证实，完全酸蚀技术不仅不会增加牙髓的反应，而且能减少这种反应，这是因为用弱酸先除去玷污层以后，开放的牙本质小管被亲水的树脂和黏结剂封闭，树脂进入到牙本质表面形成混合层，既可阻止酸的入侵又可以阻止细菌的渗入，而且还和牙本质小管和胶原纤维形成了微观力的固位，从而增加树脂的黏结固位，这就从单一在牙本质小管中形成树脂突为主要固位机制转变为以管间牙本质所形成的微机械黏结(micro-mechanical bonding)为主体，与牙本质小管中的树脂突相结合，以充分利用牙本质的有效黏结面积的“全酸蚀，湿黏结”技术。

因此现代黏结技术首先着眼于如何增加黏结树脂在脱矿管间牙本质中的渗透和渗入后的就地聚合(polymerization in situ)，为此在使用黏结树脂中增加了涂底胶(primer)处理，其主要步骤包括：

1. 处理剂(conditioner，一般为酸)

使用处理剂的目的是去除玷污层及形成的牙本质小管管塞，在表层形成多孔带(porous zone)，内含脱矿后遗留的胶原网。值得注意的是，常用的酸以 30%～40%磷酸为最佳，时间以 20 秒钟为好，形成厚度为 0.5～7.5 μm 脱钙胶原纤维层，牙本质小管为 1～3 μm；如超过 20 秒钟，则可降低牙本质硬度，降低材料边缘密合性，从而增加微渗漏。

2. 底胶(primer)

常用的为 HEMA(羟基乙基甲基丙烯酸酯)，利用其亲水性与所含表面活性单体湿润牙本质表面，并深入胶原纤维间的微间隙，直达纤维网深层。

3. 黏结树脂

在应用底胶基础上加入黏结树脂(bonding)，最好同时涂在牙本质和牙釉质上，底胶和随后渗入的黏结树脂发生共聚，渗入并充盈于为其浸渍的胶原纤维间隙，以纤维网为框架，形成一相互紧密连锁的混合层(hybrid layer)。内含无数微树脂突，并与胶原纤维网底部牙本质紧密黏结、聚合，形成微机械固位。树脂不仅渗入到牙本质小管中，也渗入到侧支中形成微型树脂突，与邻近牙本质小管形成联接，从而形成黏结树脂突互联网；另一方面，黏结树脂又可与充填的复合树脂共聚，使黏结树脂-复合树脂界面消失，仅遗留树脂-牙本质界面，从而明显改善其封闭性能，降低以至消除微渗漏，将术后敏感减少至最低限度。

综上所述，无论何种黏结体系，牙本质黏结的机制主要在混合层，其形成需要两个方面的要素：

第一，牙本质表面需经酸蚀处理，以去除玷污层及其管塞，并使牙本质脱矿，但需保持湿润，不致因此而导致脱矿牙本质中遗留的胶原纤维塌陷，影响底胶与树脂的随后渗入。

第二，需要有一种能在潮湿条件下迅速渗入脱矿牙本质深层，与胶原纤维相互浸渍、包绕，并于牙本质小管中形成树脂突，就地聚合并保持稳定的树脂材料，使树脂与牙本质的黏结更加稳固。

（二）牙本质黏结剂

自 1965 年 Bowen 第一个介绍了牙本质黏结剂至今已有近 40 年历史。牙本质黏结剂也经历了 6～7 代的发展，到目前为止，第 1、2、3 代均已淘汰，第 4 代黏结剂也趋于淘汰。使釉质、牙本质黏结一次完成，较之过去已有很大改进，但仍有简化余地。20 世纪 90 年代中期，第 5 代、第 6 代黏结剂问世，虽然厂家提出“一瓶黏结体系”（onebottle adhesive system）或冠以“一步”（one step）、“单一黏结”（singlebond）等，但因酸蚀单独进行，因此实际上仍为两步，均尚未达到真正一次或一步完成的境地，目前主要有以下 2 种：

1. 将酸蚀与涂底胶步骤合并，利用底胶中的酸溶解玷污层，然后使用黏结树脂－自身酸蚀/自身（涂）底胶黏结体系，或自身酸蚀底胶。

2. 酸蚀、去除玷污层后，将底胶与黏结树脂合并，即将底胶与黏结树脂组分结合成一个可聚合的亲水单体复合物，溶于丙酮或乙醇中备用，即所谓“一瓶黏结体系”，适用于湿黏结。

需注意的是，湿黏结是针对牙本质表面固有的潮湿特点而提出的，Kancah 指出，所谓潮湿仅指牙本质表面存在的牙本质液，冲洗用水或消毒液而言，绝不包括唾液，而且这一湿度应有限度。为保证酸蚀和黏结的正常进行，术区仍应按常规隔湿，冲洗后必须以气枪轻吹、棉球或吸水纸等方式去除，最后在牙本质表面显现一带有光泽的潮湿面，在此基础上涂布底胶和黏结树脂。

关于唾液污染问题，Fritz（1998）在有关一瓶黏结体系的研究中发现，如于酸蚀后受唾液污染，可立即以水将其小心冲洗干净，随即以吸水纸将多余的水去除，再涂布黏结体系，不会影响黏结效果，也无需重新酸蚀；如于唾液污染后仅以气枪吹干，即对黏结强度有明显的削弱，当涂布黏结系统并光照聚合后遭受唾液污染，则无论采取水洗后吹干或水洗、吸干后再涂布黏结体系均于事无补，必须重新预备牙面，重复黏结过程。因此原则上应避免术区的任何污染，以保证修复的圆满成功。

（三）影响牙本质黏结的因素

1. 牙本质结构

现代牙本质黏结剂的可靠性在很大程度上取决于牙本质结构，冠部表层的牙本质小管密度约为 20 000 个/cm^2，接近牙髓处的密度为 45 000 个/cm^2（Gwinnete，1994）。周围牙本质比邻近牙髓的牙本质黏结强度高，牙本质不应被脱水，必须在全过程保持牙本质湿润。如果牙本质过度干燥，胶原结构会崩裂、塌陷；此外牙本质也不应酸蚀时间过长，在用 30%～35%磷酸时，不应超过 20 秒钟，这样并不是酸蚀会影响牙髓，而是因为牙本质表面酸蚀太强会妨碍混合层的形成，导致黏结力下降。

2. 牙齿因素

牙齿的位置，病变的大小、形状对于黏结力也有非常重要的影响。一般来说上颌牙的黏结能力比下颌牙强，大的楔状缺损修复体的寿命比扁平侵蚀的长。每年约 100 万次的咀嚼周期是导致牙颈部充填体黏结失败的重要原因。

3. 患者因素

患者的年龄与牙本质黏结也有关系。由于龋坏和创伤等原因，使羟磷灰石沉淀于牙本质小管中使其钙化，牙本质小管封闭而影响黏结。Heymann(1988)、Lamblechts(1987)的研究显示，在两年内75%的61～80岁老人平均脱落一个颈部充填体，而在20～40岁的人群中颈部充填的失败率仅为27%。

4. 材料

采用夹层技术可以减少聚合收缩所引起的应力，小颗粒混合型复合树脂的弹性模量比超微型复合树脂高，因此建议使用低弹性模量的材料作底层充填。

此外，不同的聚合率也是重要的。如果黏结剂的聚合不完全，材料的聚合力可导致黏结折断或裂隙形成。

5. 其他

由于牙本质的黏结关键在混合层，因此以下因素可影响混合层的形成：

(1) 牙本质过度酸蚀。

(2) 牙本质脱水(引起胶原纤维断裂和树脂渗透不完全)。

(3) 牙本质酸蚀后又被唾液或血液污染。

(4) 涂底胶时间不足。

(5) 底胶中含有挥发性溶剂(如丙酮等)，可以干扰聚合作用，涂布底胶后，必须用弱气流将其吹干。

(6) 由于储存中挥发，为防止底胶的厚度会发生改变，使用后应立即盖好瓶盖。

(7) 黏结剂被吹得太薄，由于氧的阻聚作用，树脂不能完全聚合。

(8) 聚合不完全。

(9) 抛光的机械应力　聚合应力为2～7 MPa。因为釉质的抗张强度为10 MPa，在磨改修整和表面抛光时不应引入新的应力。因为应力可导致釉质形成裂隙，导致微漏形成。

此外在临床应用中，临床医师必须了解每组组分的目的，必须按说明进行操作。有些产品中含有易挥发的溶剂(如丙酮)，注意使用的期限和材料的稳固性，溶剂为丙酮的产品时，只需取出所需的量并立即使用，在操作时，要始终保持牙齿表面湿润，所有的产品都是在牙本质表面稍微湿润的环境下才能产生最高的黏结力。

(四) 其他

Brännströn(1982)、Cox(1982)的研究表明，牙髓的炎症是由细菌所致，牙科治疗的目的是形成修复体能有效地封闭牙本质，防止细菌的入侵。Pashley(1993)、Cox和Suzuki(1994)等研究了完全酸蚀技术对恒河猴牙髓的影响，结果发现在处理当天和第3天，第25天和第80天的牙齿中均未发现有牙髓的刺激，进一步证明酸蚀牙本质并涂布底胶封闭牙本质小管是对牙本质和牙髓的最佳保护。

混合层的形成不仅仅是牙本质的封闭，它还可以增加牙齿的抗酸能力。Nakabayashi(1991)的研究发现，即使釉质和牙本质都被酸蚀掉，而混合层仍保留完好，混合层可以形成根面的防龋保护层，类似于粭面窝沟封闭剂。因此牙本质黏结技术有助于防止老年人根龋进一步发展，此外由于混合层的形成，使牙本质小管封闭，减少了牙本质液的流动，降低了牙本质敏感度，从而起到脱敏作用。现代黏结剂均有此功能。

二、树脂与釉质黏结

釉质由占重量96%的无机羟磷灰石和4%含蛋白质和水的基质组成，它是人体中最坚硬的组织，有结晶结构，结晶体形成釉柱，在釉柱表面有一层由蛋白质-脂肪-糖混合物组成的表膜，当切割釉柱时，表膜形成有机的玷污层，由于釉质表面的结构相当复杂，所以在黏结前必须对其进行表面处理，常用的为 15%～40%的磷酸，时间不少于 15 秒钟，酸蚀可使黏结的抗张强度超过20 MPa，足以抵抗聚合收缩产生的应力。

常规的釉质酸蚀步骤包括在牙体制备后首先清洁牙面，使用橡皮障或放置棉卷并使用有效的吸唾系统隔离口水，保持术区干燥，然后放置 30%～35%磷酸酸蚀釉质表面，此时应注意酸蚀的边缘应达到洞的边缘，用小毛刷涂酸蚀液可增加酸蚀作用，并使酸蚀表面平滑。酸蚀后以喷水冲洗 20 秒钟，加压空气干燥，酸蚀过的表面失去光泽，然后放置黏结剂，聚合树脂，最后充填树脂并光照聚合，复合树脂形成树脂突为其主要黏结机制。

Swift(1999)对一瓶黏结体系的 6 个品牌在体外研究中应用于潮湿的牛切牙釉质，以常规三步黏结体系作为对照，检测其剪切黏结强度，结果发现各品牌剪切黏结强度均已大于 20 MPa。从表 5-1 中可看出，除 Opti-Bond Solo 以外，均在 23～25 MPa之间，达到临床抗复合树脂聚合收缩和保持修复体良好密封度所需的 17～24 MPa。

表 5-1　6 种一瓶黏结体系与潮湿牛切牙釉质的剪切黏结强度(swift)

黏结剂品牌	溶　剂	平均黏结强度±S
Prime & Bond 2.1	丙酮	29.6±3.8
Scotchbond MPP (对照)	水	25.4±6.3
One-step	丙酮	25.4±3.6 Bisco Dental
Single Bond	乙醇/水	24.7±4.1 Fuji Bond Kc
Tenure Quik with Fluoride	丙酮	24.5±6.0
Syntac Single Component	水	23.0±7.2
Opti-Bond Solo	乙醇	21.9 ±5.4

从上述研究中可以看出，黏结系统不仅可以在牙本质黏结中使用，在釉质黏结中同样可以使用，这就是现在的全酸蚀湿黏结技术的真正含义和机制，但是必须认识到复合树脂黏结修复比前几代产品有了明显的改进，尤其是第五、第六代和第七代产品更是如此，技术更新步伐明显加快，但在目前黏结机制尚未完全了解的情况下，具体使用每项产品时，临床医师必须严格遵守产品说明，以免影响疗效。

第三节　银汞合金黏结修复

迄今，银汞合金仍是牙体充填修复的主要材料，为了增强银汞合金的固位，需磨除较多的牙体组织，制备一定的抗力型和固位型，从而减弱了牙体抗折抗压强度。此外，由于材料的收缩，垫底材料的性能等问题，银汞合金充填后常可导致微渗漏和继发龋。银汞合金黏结修复技术是近年来提出的将黏结技术应用于银汞合金修复的一种窝洞充填方法，它既保留了银汞合金固有的优良性能，又因应用黏结剂减少了充填体的微渗漏，增加固位作用，保存更多的健康牙体组织。

银汞合金黏结修复技术最早源于 1920 年，由 Baldweru 等提出的用磷酸水门汀辅助银汞固位，称为 Baldweru 技术。1986 年，Varga 第一个采用 Bis-GMA 磷酸酯和 4-META-MMA-TBB 树脂进行银汞黏结修复，结果发现这些黏结剂可以增强银汞修复的临床效果。1987 年，Shimizu 等采用同样的 Bis-GMA 磷酸酯在有或无玻璃离子水门汀垫底及氟处理情况下减少银汞修复的微漏进行研究，发现 Bis-GMA 磷酸酯可以有效地减少银汞合金修复出现的微漏。与玻璃离子水门汀联合使用效果更好。这些研究结果均证明，银汞合金黏结修复技术将大大增强银汞合金材料的修复性能。

一、黏结机制

由于充填材料组成的不同，银汞合金黏结技术修复机制不同于复合树脂黏结。当复合树脂与黏结剂中的树脂成分发生共聚时，两者间的界面消失，仅留一个黏结剂和牙体组织界面，而银汞合金则有两个界面，即黏结剂－牙体界面和黏结剂－银汞合金界面。前者黏结机制与复合树脂相同，后者则是黏结剂与银汞合金间形成的微机械嵌合作用。Eakle等采用扫描电镜对黏结充填体脱落后的断面进行观察，发现当银汞合金压入尚未固化的黏结剂时，两者的颗粒间互相混合，相互扣锁，固化后即形成微机械嵌合，这是银汞合金黏结的主要机制，因此，为了取得有效黏结，充填合金之前，黏结剂必须是尚未固化且处于湿润状态，有一定厚度（10～15 μm），使两者间形成足够厚度的混合层，以增加固位。王勤波（2000）等除了在电镜中观察到此混合层为黏结树脂与银汞合金相互包绕现象以外，通过能谱分析观察到银汞合金－黏结树脂界面所含元素有单一黏结树脂向相互掺杂和单一银汞合金逐渐过渡的分布态势，进一步证实银汞合金确与黏结树脂形成相互掺杂、嵌合的掺杂结构带。有学者报道，此层若太厚，可能使其脆性增加，这种掺有树脂的银汞合金对修复体机械性能的影响还有待进一步研究。

二、常用黏结剂

1. Amalgam-Bond

属甲基丙烯酸类黏结剂，主要活性成分为4-META-MMA-TBB和HEMA，对增加银汞合金充填体固位力及抗折力、减少微漏有明显作用，是较理想的银汞合金黏结材料。

2. Panavia-Ex

为日本Kuraray公司20世纪80年代中期产品，液体为Bis-GMA黏性树脂和有机磷酸酯单体，粉剂为无机填料。此外还有All-B ond2、Scotchbond、Super-bond等。

三、临床使用主要适应范围

1. 牙体大面积缺损，不愿做冠修复者；

2. 牙体组织龋坏达龈下，不适合作复合树脂修复者；

3. 牙体缺损多、咬𬌗间隙小，不能做冠修复者；

4. 银汞合金固位差，充填反复脱落者。

四、临床操作步骤

以All-Bond为例。

1. 按窝洞制备原则，去除龋坏组织及薄壁弱尖，牙体缺损大者仍需增加机械固位；

2. 严密隔湿条件下，以磷酸酸蚀釉质，清水冲洗，干燥各20秒钟；

3. 在牙釉质牙本质表面涂预处理剂；

4. 涂布黏结剂，厚度约10～15 μm；

5. 在黏结剂尚未固化前立即充填银汞合金，固化剂成型，磨光。

值得注意的是，黏结剂的使用虽然可以增加银汞合金的固位能力，但对于牙体大面积缺损的患牙，仅靠黏结剂还不足以达到固位要求，适当的辅助固位是必要的，此外，洞型也必须有一定的抗力型。

五、黏结剂对银汞合金充填体的影响

（一）对充填体固位力的影响

Staninec 对Ⅱ类洞无倒凹窝洞预备，黏结银汞修复体与传统的机械固位修复体，即传统的Ⅱ类洞，进行了固位力的体外比较研究，发现使用黏结剂修复的银汞合金修复体对修复体移位的抵抗力是传统机械固位方法修复体的两倍，但也有学者提出，黏结剂不能为银汞合金提供足够的固位力，加用机械固位方法后，如盒状洞型固位，固位钉使用等，可显著增加固位能力，尤其在大面积牙体缺损修复中。

（二）对充填体边缘微漏的影响

1987 年 Shimizu 等人对黏结剂（Panavia-Ex）在有或无玻璃离子水门汀垫底及氟处理情况下，减少银汞修复的微漏进行了研究，结果发现 Panavia-Ex 作为黏结剂使用可以有效地减少银汞合金修复的微漏，与玻璃离子水门汀联合使用比单独使用 Panavia 更好。Torii 等在体外一项银汞-黏结剂-牙齿结构边缘龋患的进展研究中发现，银汞黏结剂的使用可以改善并延长银汞合金修复体的寿命，减少继发龋的产生。在电镜样本中发现，洞壁被黏结剂封闭，但黏结剂与银汞界面间有微漏。此外，使用黏结银汞可减少治疗后出现的牙齿敏感症。

（三）对牙体抗折力的影响

Eakle 等近来评价了黏结银汞技术对牙齿抗折断的作用，结果发现用黏结银汞修复的牙齿比单纯银汞未黏合修复的牙齿要用更大的负荷才能发生折断，黏结剂 Amalgam-Bond 可提供相当于 4 颗固位钉的抗折力，如在固位钉表面涂布黏结剂，可增加银汞合金核的抗折力。

总之，银汞合金黏结修复术是将银汞合金的优良性能、保守备洞的原则和黏结剂的有效边缘封闭结合的修复技术，对于改善临床疗效具有积极意义。

（梁景平）

参考文献

1 （美）施密舍德. 美容牙科学彩色图谱. 章魁华译. 北京：中国医药科学技术出版社，2002

2 王光华，彭式韫. 牙体修复学（第二版）. 北京：人民卫生出版社，2001

3 彭彬，陈智. 牙体修复. 武汉：湖北科学技术出版社，2003

4 Garcia-Godoy F. Restorative dentistry. Dent Clin N Am WB Saunders. Philadelphia. 2002

5 Lloyd Baum, Ralph W. Phillips. Melvin R. Lund et al. Textbook of operative dentistry W. B Saunders Philadelphia 1995

6 Jameo B. Summitt, J. William Robbius et al. Fundamentals of operative dentistry — a contemporary approach (Second Edition) Quintence Publishing Con. Inc. 2001

第六章 牙髓病和根尖周病的治疗

第一节 活髓保存术

活髓保存术包括间接盖髓术、直接盖髓术和活髓切断术。在深龋处理中为防止穿髓和诱导软化牙本质再矿化，多采用间接盖髓的方法以保存活髓和牙齿，因此间接盖髓术已合并在深龋治疗中，本章不再赘述。活髓保存术适应证的选择与活髓保存的疗效密切相关且至关重要。然而，由于时代的不同，对科学认识的局限性，导致了对适应证选择认识的不一致。解放初期至20世纪80年代初，将活髓保存的适应证扩大成凡活髓即可保存。在建国10周年口腔医学成就的回顾中曾提到，"急性浆液性牙髓炎，深龋露髓行活髓保存术，成功率高达88.5%～98.2%。"直至1983年，"活髓切断术观察"一文中竟还指出，活髓切断术具有广泛应用价值，不仅适用于青少年，亦可用于中老年急、慢性牙髓炎。无疑，从现代循证医学的观点来看，这些提法多少有些夸大，且缺乏更为科学的论证，因而不具可信性。近20年来，卫生部规划教材《口腔内科学》第2、3版，《牙体牙髓病学》第1版，在尊重知识、尊重科学的前提下，对活髓保存的适应证做了不同程度的修正，关键是对牙髓这一特殊性的结缔组织有了全面、辩证的认识：①牙髓具有自身修复能力，对于年轻恒牙遭外伤冠折、意外穿髓或可复性牙髓炎，盖髓或活髓切断术后，有修复性牙本质形成，保存的活髓又可促使牙根发育完成；②牙髓由坚硬的牙本质包绕，仅借狭小的根尖孔与机体其他部分相连，缺乏侧支循环，牙髓的膨胀能力受限，对水肿耐受力差，严重限制了牙髓应付细菌和炎症的能力，常会形成牙髓的退行性变或内吸收。

因此，对年轻恒牙的病变，经活髓保存术可促使牙根发育完成，但待其根尖形成后，还应行根管治疗术。反之，如根尖已发育完成，因龋露髓或外伤冠折等，应首选根管治疗术，而不是活髓保存术。

一、直接盖髓术

直接盖髓术(direct pulp capping)用盖髓剂覆盖于暴露的牙髓上，在隔离外界刺激的同时，刺激和促进牙髓自身的修复，在受损部位形成修复性牙本质，从而保护牙髓的正常活力和功能。

(一) 适应证

1. 备洞或外伤时的意外露髓。

2. 年轻恒牙的深龋治疗时露髓，穿髓孔不超过0.5 mm者。

（二）禁忌证

1. 因龋病露髓的患牙

由于其残存的毒性产物可引起牙髓慢性炎症，出现疼痛或因循环障碍导致牙髓钙化或内吸收。Barthel 对 123 例 10～70 岁深龋露髓的患牙行直接盖髓术，5 年复查成功率为 37%，10 年成功率仅为 13%。

2. 有自发性牙痛史

（三）盖髓剂

1. 常用的盖髓剂有：

（1）氢氧化钙制剂

氢氧化钙用于牙髓病的治疗已有 70 年之久。迄今仍因其较高的 pH 值利于中和局部炎症的酸性环境和促进修复性牙本质的生成而作为首选的盖髓剂。

（2）黏结盖髓剂

是生物相容性较好，对牙髓刺激小的黏结树脂。比氢氧化钙的密封性好，可防止充填后的微漏。

2. 不提倡的盖髓剂有：

（1）氧化锌丁香油水门汀

20 世纪 50 年代始曾用抗生素、激素、氧化锌丁香油水门汀等盖髓，但与牙髓组织直接接触后，牙髓组织会发生慢性炎症或坏死。

（2）抗生素和激素类

由于抗生素和激素的有效性不肯定，且存在着感染扩散、过敏反应等不确定因素，故现在临床上很少使用。

（四）操作步骤

局部麻醉下制备洞型，清除龋坏组织；一旦露髓（意外穿髓），即用生理盐水冲洗窝洞，隔湿，消毒棉球拭干窝洞，选用盖髓剂覆盖于暴露的牙髓上，用氧化锌丁香油水门汀暂封窝洞。

观察 1～2 周后，患牙无任何症状且牙髓活力正常者，保留厚约 1 mm 的氧化锌丁香油水门汀，再用磷酸锌水门汀作第二层垫底，银汞合金或复合树脂充填。

二、活髓切断术

活髓切断术（pulpotomy）切除有局限炎症的冠髓，用盖髓剂覆盖在根髓断面上，以保存活的根髓，一般在根尖形成后，再行根管治疗术。

（一）适应证

1. 年轻恒牙因外伤冠折而露髓者。
2. 年轻恒牙龋源性露髓。

（二）禁忌证

根尖已发育完成，外伤性或龋蚀导致牙髓穿露发炎的患牙。

（三）操作步骤

在治疗的全过程中，无菌操作和尽量减少创伤十分重要。

1. 局麻显效后，除去食物残渣和表层腐质

2. 上橡皮障并消毒患牙，用锐利挖匙或球钻去除龋坏牙本质，制备窝洞

3. 清洗、消毒窝洞

用 3% 过氧化氢冲洗窝洞。用 75% 酒精消毒

窝洞和牙面。

4. 开髓

用高速裂钻揭开髓室顶，开髓时器械应严格消毒，车针不可进入太深。

5. 切除冠髓

用生理盐水冲洗窝洞，再一次消毒窝洞，用重新消毒的锐利挖匙将冠髓齐根管口切断，使牙髓呈整齐的断面，髓室内不存留残余牙髓组织。

6. 压迫止血

用生理盐水棉球或 0.1%肾上腺素棉球置根管口压迫断面帮助止血，不可使用气枪，以免造成组织脱水和损伤。

7. 放盖髓剂、暂封

将盖髓剂放于牙髓断面上，其厚度约为 1 mm，然后用氧化锌丁香油黏固剂暂封窝洞。

8. 永久充填

可于盖髓后即行永久充填，亦可观察 1～2 周，若无症状，除去浅层暂封材料，磷酸锌水门汀垫底，作永久充填。

三、影响活髓保存术疗效的因素

（一）年龄与牙髓状态

活髓保存术仅限于年轻恒牙，对成年人牙齿行活髓切断术不易成功。因为切除了冠髓实际上等于切除了牙髓中大部分细胞成分，也就是切除了牙髓中最富有未分化的间叶细胞组织，减少了修复的可能性。

Stahl 的实验结果表明，老年大鼠露髓后的愈合能力不如年轻大鼠。尽管前者可形成牙本质桥，但牙髓往往坏死，而幼鼠常能保存活髓。

Ketter 指出随着牙髓的增龄性变化，供给根尖孔动脉的数量减少，10～20 岁人的牙根尖为 3～4 个主要分支；20～40 岁为 2 个主要分支；40～70 岁只有一个分支。老年人牙髓中牙髓的细胞密度大约为年轻人的一半，牙髓每单位细胞数从 100%降至 33%。据研究，牙髓中钙化物的含量在 10～20 岁为 66%，50 岁为 90%。老年人牙髓中绝大部分钙化，虽然髓石之形成不随年龄而增加，但钙化物弥散于牙髓中。

研究发现无龋组盖髓后的预后优于有龋组，因为龋病可加速牙髓的增龄性变化。对深龋穿髓的牙不提倡盖髓术，因为其修复过程中，感染是一种干扰因素。

（二）穿髓孔大小与穿髓孔位置

穿髓孔愈大，预后愈差。因为穿髓孔大，牙髓组织的压碎和出血造成的损伤就大，这些因素会引起较重的炎症反应。

穿髓孔位于根面或Ⅴ类洞制备引起的露髓盖髓后形成的钙化桥将牙髓分成两部分，此时，钙化桥上方牙髓的血液供给被阻断，可导致牙髓坏死。

（三）牙髓暴露于唾液

暴露的时间越长，微生物侵入引起牙髓炎的可能性越大。

（四）边缘渗漏

如果修复体有渗漏，牙髓炎症将持续存在而不能修复，其结局可能是牙髓坏死。因此主张在完成盖髓或活髓切断术后，即刻用磷酸锌水门汀垫底，行永久充填。

四、活髓保存术的疗效和预后

（一）术后随访

术后 4～8 周开始复查，以后每半年复查 1 次，至少复查 2 年以上。复查项目包括：①患牙症状。②临床检查。③牙髓活力。④X 线片。

（二）成功标准

患牙无自觉症状；无阳性检查体征；牙髓活力测试正常；X 线片显示露髓处或断髓处有修复性牙本质形成；根尖继续发育，无牙内吸收和根尖周病变。Sayegh 提示，直接盖髓术后可无牙本质桥的出现，但牙髓保持健康。因此，牙本质桥的形成，不能作为直接盖髓术成功的标志。

（三）活髓保存术的预后

1. 龋病治疗时意外露髓，直接盖髓术后预后好。因为术前牙髓无明显感染，术后，露髓处有血凝块形成，其下方牙髓组织充血，血块机化，成牙本质细胞形成修复性牙本质，封闭穿髓孔，这种修复体在术后 2 个月左右完成。

2. 年轻恒前牙外伤冠折，行活髓切断术。2～3年复查，效果良好。上海交通大学医学院附属第九人民医院曾报道成功率为 91.6%(11/12)。杨如美报道成功率为 95.3%(16/17)。文玲英对 16 例 6～9 岁儿童因外伤冠折露髓的恒前牙行活髓切断术，术后 12～24 个月根尖发育完成，牙本质桥下方的根髓无明显炎症。至 36～48 个月，牙髓组织逐渐出现退行性变，如纤维性变和牙髓钙化等。上述报道说明活髓保存术如能严格掌握适应证，治疗过程注意无菌操作，尽量减少创伤，治疗成功率是高的；但待根尖发育完成后，则应进一步采用根管治疗术。

五、盖 髓 材 料

盖髓剂以前多以氢氧化钙为主，近年来随着材料和技术的发展，又出现了矿化三氧化聚合物(mineral trioxide aggregate，MTA)、异体陶瓷骨粉、磷酸钙骨水泥等材料，其作用机制在于促进组织再矿化和牙本质桥的形成，使其下方牙髓组织恢复正常。

（一）氢氧化钙

自 1920 年 Hermann 将氢氧化钙引入根管治疗及盖髓以来，至今一直在临床上使用，其主要机理包括抗菌作用、诱导和促进修复性牙本质形成和诱导根尖发育完成。

1. 氢氧化钙主要制剂

(1) 传统制剂

传统氢氧化钙制剂主要由氢氧化钙和生理盐水或蒸馏水调拌而成，直接放置于穿髓点表面，上面覆以垫底材料，但由于其没有黏结作用，常常由于盖髓剂发生移位而导致盖髓治疗失败。

(2) Dycal

Dycal 是目前国际上应用最多的氢氧化钙制剂，与牙髓反应产生凝固坏死层，但很快消失并被肉芽组织取代，肉芽组织生长成熟，分化为造牙本质细胞，直接在 Dycal 层下产生牙本质桥。

(3) ZT 胶＋氢氧化钙

ZT 胶为氰基丙烯酸酯类高分子化合物，对组织无毒无刺激，生物相容性好，具有止血抑菌作用，对牙本质小管具有良好的封闭作用，ZT 胶＋氢氧化钙的盖髓性能并不亚于 Dycal，且有操作简便等特点。

(4) 可见光固化氢氧化钙

可见光固化氢氧化钙为近年来发展的一类盖髓剂，具有一定的抗压强度，一般在 1 163 kg/cm^2 左右，pH 值 10 以上，光照 20 秒钟即可固化。由于具有一定的抗压强度，因此在直接盖髓时，其上方的垫底材料或充填体不易将材料压入牙髓组织内，从而避免牙髓受到机械性的压力刺激；由于材料还具有一定的黏结力，因此不会发生移动；但要注意的是光固化氢氧化钙的树脂基质对材料的 Ca^{2+} 释放速度有明显影响，以聚乙二醇(600)二甲基丙烯酸酯为胶连剂的材料具有最大的 Ca^{2+} 释放量。

(二) 黏结盖髓

Cox 等(1994，1996)在综合分析了氢氧化钙的优缺点后指出，氢氧化钙虽然具有高 pH 值杀菌作用、诱导促进修复性牙本质形成和诱导根尖发育完成等优点，但还有以下缺点：首先密封性能较差，研究已证明，牙髓炎症的转归除了材料本身的杀菌消炎作用以外，还取决于盖髓剂或修复体与牙齿组织之间的密封性能，尤其是修复材料和盖髓剂沿所有修复体界面形成的生物性密封，防止细菌微渗漏的能力有关。Cox(1996)在研究中还发现，氢氧化钙盖髓后所形成的牙本质桥，89% 会有许多通道式缺陷，导致细菌的渗入而影响牙髓组织，最终导致盖髓治疗的失败，从而提出了一个全新的概念，即以一种有良好生物相容性，并能达到永久性密封的黏结体系取代氢氧化钙。通过黏结体系在牙齿组织中产生的混合层，牙本质-树脂界面形成一道连续的生物性密封，从而达到增强黏结强度，防止细菌微漏，牙髓组织恢复正常的盖髓目的，此外还可以防止术后敏感。目前这一技术在实验室、动物实验以及部分临床应用中证实是可行的。

Okitasako(1999)在猴子身上制作洞型后，人工意外穿髓，分别以黏结盖髓剂 Bondwell Le，Clearfil，Liner bond 2，Superbond(Ce&B) 盖髓，复合树脂即时修复，以 Dycal 作为对照，术后第 3、7、14、30、60 天拔除患牙，组织学检查结果发现，所有牙齿标本仅有轻度炎症反应，未见严重牙髓炎症。虽至 30 天时牙本质桥形成低于 Dycal 对照组，但至 60 天时，两组已无差异。而且未见有任何细菌渗入迹象。

在临床研究报道中，Kafoh 等(1998)对 17 个深龋去龋中意外穿髓，一个未穿髓而洞底已透红者采用 liner bond，liner bond 2，super bond Ce&B 以及氢氧化钙与 super bond Ce&B 等全混合物作直接和间接盖髓术，观察时间最短为 25 个月，最长为 82 个月，平均约 4 年。结果显示出少数患者术后即时有轻度不适感和自发性痛，但随即消失，长期观察 13 例患者的 16 个牙均反应良好，活力和功能正常。X 线显示有大量修复性牙本质的沉积，因此认为黏结盖髓中黏结体系生物相容性良好，对牙髓的刺激很低，但有个体差异。组织学反应和牙本质桥形成方面与氢氧化钙相似；由于其密封性能好，防止细菌微漏方面优于氢氧化钙，有可能成为一种新的盖髓技术。

(三) MTA

自 1993 年 Lee 首次报道了有关 MTA 在牙髓病治疗中的应用研究以来，至今已有十多年，目前已通过了 FDA 的批准，并应用于临床，并取得了较好的临床应用效果。

1. MTA 的组成

MTA 主要由硅酸三钙、硅酸二钙、铝酸三钙、铝铁酸四钙等组成，除此之外还有少量的三氧化二铋以增加 X 线阻射性。与氢氧化钙一样，MTA 具有强碱性，调拌后 pH 值为 10.2 左右，3 小时后可达 12.5，并维持至一天左右。与氢氧化钙相比较，除具有氢氧化钙的作用以外，虽有一定的抗压强度，但较低，在咀嚼功能区部位不能当作垫底材料应用。由于含有三氧化二铋，可增加X线阻射，因此在X线上很容易将其与周围组织相区分。

2. 盖髓治疗的临床应用研究

朱亚琴等在狗的动物实验中，比较了MTA和Dycal直接盖髓后牙髓的反应情况，结果发现，在盖髓的实验组中，5/6无炎症或仅有轻度炎症，而且均有牙本质桥形成，并与牙本质相连续。在钙桥中尤其是接近牙髓的部位，还能发现造牙本质细胞。而Dycal对照组牙髓均有轻度或中度的炎症反应，其中只有2例出现了牙本质桥。Pitt在猴体内比较了氢氧化钙和MTA直接盖髓4个月后牙本质桥形成情况：在氢氧化钙组，仅有2个有牙本质桥形成，所有6个牙均有严重的炎症反应，主要为多形核白细胞，而用MTA直接盖髓的6个牙中，有5个牙的牙髓完全无炎症反应。6个牙在MTA盖髓后形成了与原牙本质相连续的一层较厚的牙本质。这些研究结果均提示，MTA具有良好的封闭性、生物相容性、强碱性等特点，而且能刺激牙本质桥形成。此外，MTA的另一特点是能在潮湿环境下凝固，例如有血液污染时，因此，尤适用于牙齿的意外穿髓；加上材料的缓慢凝固，防止了凝固过程中的体积收缩，有一定的抗压强度和不溶于水，使得MTA作为盖髓剂优于氢氧化钙，有望替代现有的盖髓材料。

（王晓仪　梁景平）

参 考 文 献

1 Seltzer S, Bender IB. The Dental Pulp 3rd. Ishiyaku Euroamerican, Inc. st. Louis. Tokyo. 1990：281～288

2 Berthel CR. Pulp capping of carious exposures: treatment outcome after 5 and 10 years: a retrospective study. J Endod, 2000；26(9)：525～528

3 史俊南. 髓室去髓术. 中华口腔科杂志，1958，6(3)：161～166

4 10年来口腔医学的成就. 中华口腔科杂志，1959，7(3)：259～268

5 郑泽成，谢梅立，赵贵华等. 活髓切断术临床观察初步报告. 口腔医学，1983，3(4)：196～198

6 凌均棨. 直接盖髓术；活髓切断术. 牙体牙髓病学（樊明文主编）. 北京：人民卫生出版社，2000，229～238

7 陈思伦摘译. 牙齿的增龄改变. 国外医学口腔医学分册，1985，12(2)：98～100

8 石四箴，丁燕君. 活髓切断术治疗年轻恒前牙外伤露髓. 中华口腔科杂志，1986，21(6)：382

9 杨如美. 年轻恒前牙外伤冠折活髓切断术临床疗效观察. 牙体牙髓牙周杂志，1995，5(2)：100

10 文玲英，吴礼安，樊淑梅. 儿童恒前牙切髓术后根髓组织学研究. 牙体牙髓牙周杂志，2002，12(6)：308～310

第二节　干髓术

干髓术（pulp mummification）是除去感染的冠髓，保留干尸化的根髓，保存患牙的治疗方法。

一、简史和现状

在我国的历史上，早在汉代张仲景所著《金匮要略》一书中，就有用雄黄治小儿龋齿方。雄黄主要为硫化砷，其实质就是用砷剂来失活牙髓以解除疼痛，这是现今史料中最早使用砷剂失活的记载。唐代王焘著《外治秘要》中也有雄黄杀虫齿方。明代李时珍著《本草纲目》中有用砒霜治虫牙的记载，砒霜的主要成分是三氧化二砷。而在西方国家，直到1836年，Spooner才提出用三氧化二砷失活牙髓。

1866年，Chase首先开始施行干髓术；1872年，Witzel报道使用消毒法并推广干髓术；1899年Gysi介绍了含多聚甲醛的干髓剂，使干髓术得到了进一步的发展，并且从此使干髓术形成一套完善的治疗方法。

干髓术由于操作简便、对器械要求不高、有止痛作用及一定的近期疗效，在一段时期内得到了较为普遍的应用。然而，临床实践证实，干髓术仍有诸多不足之处：①干髓术的适应证较窄，仅限于冠髓部有炎症者。但临床上不易判断牙髓的病变程度，往往造成治疗失败。②干髓术虽有近期疗效，但远期效果较差。③由于砷剂和甲醛制剂的毒性、抗原性和潜在致癌性等原因，已引起牙髓病学界的关注。④随着牙体保存技术的提高，桩核冠、套筒冠等的问世，对牙髓病彻底治疗的要求愈来愈高，而干髓术显然是无法满足上述要求的。美国在20世纪40年代末期已将干髓术淘汰，日本、欧洲等原来应用较广的国家，现在也已废弃。在我国，干髓术的内容已不再编入普通高等教育"十五"国家级规划教材《牙体牙髓病学》第2版中，在临床上的应用也将越来越少。

对于髓病治疗，临床上采用何种治疗方法都受到诸多因素的影响，尤其受到经济条件和医患双方观念的影响。我们于2003年对上海市不同级别医院进行抽样调查，共抽查了17所三级综合性医院口腔科，15所中心医院(二级医院)的口腔科，10所牙防所的口腔内科医师共79位，其中50位为主治以上医生。通过问卷调查的方式了解上海市牙髓病、根尖周病的治疗方法即干髓术、塑化术和根管治疗术临床应用现状，尤其是干髓术在临床应用的范围及比例、适应证的选择、疗效评价以及应用前景等。调查结果显示，干髓术在上海市仍被广泛应用且占相当比例(表6-1)，适应证的选择不甚严格，少数医生甚至用此法治疗慢性根尖周炎；在不能明确界定牙髓活性状态的情况下，仍有一部分医生选择用干髓术治疗死髓患牙。但几乎所有的被调查医生都肯定干髓术治疗急慢性根尖周炎的疗效差，超过30%的医生认为干髓术用于治疗慢性牙髓炎的效果欠佳，过半数的医生认为干髓术将被逐步淘汰。这说明大多数医生对干髓术的远期疗效差有清楚的认识，但在临床实践当中却仍然有医生未能严格掌握适应证，在一定程度上可能是把干髓术作为暂时保存患牙、减轻病痛的权宜之计。虽然没有对一级医院即社区卫生服务中心进行调查，但从现有调查结果发现，二级医院采用干髓术的比例已经显著超过三级医院与牙防所，对干髓术适应证的选择相对较宽松，因而可以推断，在广大的基层医院，干髓术的使用率会更高。干髓术在上海市绝大多数一、二级医院的髓病治疗中仍然占据着相当重要的地位。

表6-1 不同级别医院干髓术临床应用比例

比例	三级医院		中心医院		牙防所		总计数和百分率	
	n	%	n	%	n	%	n	%
0%～20%	21	72.4	5	16.7	8	40	34	43
21%～40%	7	24.1	10	33.3	8	40	25	31.6
41%～60%	0	0	5	16.7	3	15	8	10.1
61%～80%	1	3.5	10	33.3	1	5	12	15.2
合计	29		30		20		79	

二、原　　理

用失活剂使牙髓失活，消除牙髓炎所产生的疼痛后除去冠髓，置干髓剂于已失活根髓的断面上，干髓剂中的主要成分多聚甲醛遇水或湿气时，释放出甲醛，使根髓干尸化，保持无菌状态，成为无害物质保留于根管中，并防止感染扩散到根尖周组织，达到保留患牙的目的。

三、有关失活剂的问题

由于干髓术使用的干髓剂本身不能使牙髓失活，牙髓完全失活必须应用失活剂。目前临床上使用的失活剂主要有砷制剂和多聚甲醛制剂。砷制剂中最常用的是三氧化二砷，它是一种剧毒药物，无自限性，能向深层组织扩散，对封药时间要求严格，任何相对或绝对延长封药时间，都可能发生根尖周炎及牙周组织坏死等严重后果。同时，如果窝洞封闭不严，失活剂从龈壁空隙泄漏至龈组织，或暂封物破碎脱落、药物落入牙间隙等，轻者限于浅层的龈组织坏死，重者深层的骨组织发生坏死。另外，渗透性极强的砷剂能在富有血管的乳牙牙髓组织中迅速扩散，经短小的牙根、髓室底根分叉的侧副根管或已有吸收的牙根，进而破坏根分叉、根尖周的牙周膜或牙槽骨，造成了乳牙过早脱落。由于砷制剂能对人体造成潜在性危害，现在有很多人反对使用此药。多聚甲醛制剂因可逐渐释放出甲醛，渗入牙髓，也可使之失活，但作用更为缓慢，为慢性牙髓失活剂，适合于乳牙。若用于恒牙，则需在局部麻醉下开髓除冠髓，操作较复杂、耗时，而且失活时间较长（需 8～14 天），易引起疼痛及感染扩散。多聚甲醛放久后可有干固现象，效果降低，导致失活不全，引起干髓术失败。

由于失活剂存在上述缺点，因此操作时必须严格规范，以减少因失误而造成的不良后果。

四、有关干髓剂的问题

理想的干髓剂不仅要求对失活后牙髓有稳定持久的固定作用，并使其干尸化，还要求渗透扩散快，只能局限于根髓，不超出根尖孔，亦不破坏根尖周组织修复的作用。但如干髓剂不能对某些状态的根髓固定，就有可能失去对根髓炎症的有效控制，甚至发展成根尖周炎。目前临床上应用的干髓剂多为多聚甲醛制剂，将其封于髓腔内可缓慢释放出甲醛，长期保持失活的牙髓无菌状态，并使牙髓干尸化，固定在根管内。但是甲醛制剂作为干髓剂还相当不完善，存在诸多缺点：①甲醛制剂，如用多聚甲醛糊剂、甲酚甲醛等进行牙髓治疗后，可被机体吸收，分布到肝、肾等脏器，可从肾小球滤过，在尿中测出。②甲醛制剂能改变牙髓组织的性质，形成半抗原，引起免疫反应。③动物实验证明，甲醛具有诱变、致癌活性，长期局部使用可诱发白血病、骨肉瘤和其他恶性病变。④由于干髓剂缓慢释放甲醛，有些牙髓组织尚未固定，便已先分解，其分解产物可能引起根尖周炎，导致干髓术失败。⑤用甲醛制剂进行干髓治疗后，牙齿会变色，不适合用于前牙。

总之目前干髓剂有两个问题，一是干髓剂是否有强力的消毒和固定作用，使失活的根髓真正干尸化；二是干髓剂中的成分对机体是否有害，这关系到干髓术能否应用的问题。

五、有关适应证的问题

干髓术的成功与否，与适应证的选择关系很大。若适应证的选择不当，术前牙髓已化脓或坏死，那么根髓不能被干髓剂干化、固定，并可能被液化、分解。由于干髓剂要在术后 3～4 个月，根髓经其释放的甲醛作用才能达到无菌干化。因此国外资料认为干髓术仅用于病变局限冠髓，凡根髓有炎症感染的患牙均属禁忌证。国内适应证范围较宽，只要开髓有血(活髓)都可选用,因此成功率低。张翠贤等报道1 190个牙干髓术临床疗效:无根尖周、牙周症状的成功率为85.18%,有叩痛或咬合痛的成功率为64.37%,有牙周病变的成功率为61.40%。据顾淑萍报道,如根髓有炎症、有叩痛行干髓术,术后成功率只有22.65%。所以干髓术的病例选择范围应该严格,仅用于牙髓炎早期、根髓未感染的患牙。而临床上来就诊的牙髓炎多为慢性炎症,往往已同时感染根髓,特别是乳牙和年轻恒牙,当牙髓发生炎症时,因牙髓组织疏松,病变容易在组织中扩散,加之根尖孔相对粗大,炎症很快波及根尖周组织。目前牙髓病的临床诊断主要依靠患者诉述的疼痛情况和客观检查患者疼痛的反应,其本身就存在较大的局限性。一方面用疼痛来区分不同的牙髓炎,其特异性较小;另一方面患者诉述疼痛情况的主观性很强,有较大的个体差异,容易产生诊断上的偏差。另外,现在使用的牙髓活力测定方法都取决于牙髓神经功能,而牙髓组织的生存是依赖血液的供给。因此,临床结论往往与组织病理改变不相一致,从而增加了牙髓病诊断的复杂性。因此如何提高牙髓病的诊断,是提高干髓术成功率的关键之一。

六、有关干髓术操作的问题

干髓术的操作虽然简便,但仍须按规程严格操作。如失活暂封时压力过大,可引起封药后疼痛;暂封不严密,造成失活剂泄漏,损伤牙龈和牙周组织;干髓剂移位或失效,不能有效地固定根髓,可能出现残髓炎、根尖周炎等并发症。由于干髓剂很软且不固化,所以牙齿殆面受力时,干髓剂就会发生变形、移位,这样殆力可以在局部牙体组织和修复材料中产生高度应力集中,增加了牙体组织和修复材料劈裂的可能性,并且随着干髓剂厚度的增加而增加。因此,应将根管口局部略扩大加深用来置放干髓剂。这样,就增加了干髓术操作的难度和复杂性。因此,术者不仅要对牙根及根管系统有全面的了解,而且还要准确地找到所有根管口的位置,以保证干髓剂直接放置在根髓上方,只有这样,才能提高干髓术的成功率。

七、有关干髓术的疗效

(一)临床疗效评价

干髓术的临床疗效,由于病例选择、观察方法、观察时间和干髓剂配方等不同,结果也因之而异。

1950年,Castagnola报道了1 000个牙干髓术后1～18年的临床效果,临床成功率为93.7%,但经X线片检查成功率为81.6%。

1975年Rolling报道干髓术的临床疗效不稳定,随着时间延长,成功率下降,术后1年为83%、2年为78%、3年为70%。

1988年顾淑萍等报道用干髓术治疗600个牙,分别用第四军医大学干髓剂或含砷干髓剂,半年后复查使用含砷干髓剂组的229个牙,成功率为73.80%;使用第四军医大学干髓剂组的244个牙,成功率为80.33%;1年后复查使用含砷干髓剂组的183个牙,成功率为62.84%,使用第四军医大学干髓剂组的188个牙,成功率为64.36%。经卡方(χ^2)检验,两组成功率无显著性差异,但半年组与1年组成功率差异显著。

1996年张翠贤等报道了1 190个牙干髓术后1～14年的临床疗效,成功率为82.52%,术后1～3年随时间延长成功率下降,但3年后疗效基本稳定,提示干髓术疗效不稳定主要指近期疗效不稳定。

(二)组织学评价

1959年陆先韫等用猴牙进行干髓术实验,发现术后根髓全部坏死,尖周组织结构正常,少数牙可见根末端有牙骨质沉积，仅 1 个牙根尖孔封闭；少数牙根髓有炎症细胞浸润，尖周组织也有炎症细胞浸润，炎性肉芽生长。

1978 年 Rolling 报道干髓术后，牙髓无固定的典型变化，有的呈干尸化，有的仍有活力，有的部分干尸化、其余部分有活力，个别牙根髓有感染。

1985 年吴民凯等报道狗牙干髓术后，全部标本都存在根尖周病变区，有程度不等的炎症细胞浸润和牙槽骨吸收，并观察到部分标本牙骨质封闭根尖孔和根尖周病变区同时存在的现象。因此，作者认为，仅以新生牙骨质封闭根尖孔作为干髓术组织学愈合的标准是不够全面的，应重视对尖周组织的观察。

1988 年顾淑萍等在 8 只猴的 140 个牙上进行干髓术实验，用第四军医大学干髓剂、含砷干髓剂分别治疗 69 个牙、71 个牙，组织学检查结果表明：术后 3 个月两种干髓剂的成功率分别为 91.43%、88.24%；6 个月的成功率分别为 85.29%、81.08%；合计 3 个月为 89.86%，6 个月为 83.09%；经卡方(χ^2)检验，两组成功率无显著性差异。

（三）干髓术疗效评定的标准

在进行干髓术疗效评定的实验设计时应对原始诊断、操作方法、疗程、失活剂、干髓剂、充填材料、充填情况、牙位、洞型、观察时间以及患者的年龄、性别、健康状况作全面的检查记录。干髓术的疗效一般按成功和失败两个级别来评定，评定的指标应包括患者的主、客观症状，功能情况，以及 X 线片表现等。

1. 成功

无自觉症状，功能良好；无叩痛、无窦道或牙周袋形成；X 线片示根尖周正常或根尖周膜略增宽。

2. 失败

有激发痛或自发痛、咬合痛或肿痛；有叩痛、松动、窦道或牙周袋形成；X 线片示根尖周有骨质稀疏区；或已改作其他治疗的。其中有任何一项即为失败。

（四）影响干髓术疗效的因素

1. 病例选择

干髓术病例选择与疗效有密切的关系，无根尖周、牙周症状的成功率较有叩痛、咬合痛或有牙周病变的成功率高。因此牙髓病变累及根尖周或牙周的，不宜采用干髓术治疗。

2. 患者的年龄

有资料表明，青年组（44 岁以下）成功率（97.18%）高于中年组（45～59 岁，80.66%）和老年组（60 岁以上，79.71%）。可能是年轻人的牙髓抗病能力和修复能力较强的缘故。但在赵皿等对老年患者干髓术 249 例报道中，老年患者干髓术的成功率为 80.72%，与其他 4 次复查（均包括了老中青年龄）的成功率 76.92%～84.49%比较，干髓术的疗效不受年龄的影响。笔者认为，对于年轻患者，应尽量采用根管治疗术，因为它是目前公认的远期疗效最佳的髓病治疗方法。

3. 牙位、洞形

磨牙成功率显著高于前磨牙，原因为前磨牙髓室小，根管相对粗直，干髓剂量少，不能很好地固定根髓。特别是年轻人的根髓血运丰富，根尖孔较大，根尖易感染。因此前磨牙牙髓感染的病例，应尽可能地作根管治疗。殆面洞的成功率显著高于邻殆面洞，提示在邻殆面洞治疗时要严格防湿，邻面颈部严密充填，否则，将导致治疗失败。

4. 操作方法

操作中正确开髓,充分暴露根管口,干髓剂与根髓表面贴合,与疗效关系甚大。张翠贤等报道失败病例中干髓剂与根髓不密合占35%,其中髓室顶未揭全占6.6%。干髓剂的厚度约1 mm,主要放在根管口下才能有效地固定根髓,减少残髓炎或根尖周炎的发生。赵守亮等报道,干髓剂弹性模量低,与牙本质弹性模量相差很大,殆面受力时髓室底干髓剂容易变形移位,干髓剂厚度增加1 mm,髓室底线角局部最大主应力增加46%,形变增加20%。因此,临床应用时应减少髓室底干髓剂用量,主要放在扩大并加深的根管口局部。除此之外,术中、术后必须降低咬殆,嘱患者不咬硬物,此乃预防牙齿纵折、确保成功的关键。如果牙体缺损过多,可作全冠保护,因术后牙体折裂而发生的继发龋可使髓室内外相通,会影响干髓剂的药效,也会继发感染,影响干髓术的临床疗效。

5. 失活剂和干髓剂的药效

失活效果与疗效也有密切关系,失活剂要放准,封药时间足够,多聚甲醛制剂失活时间较长可达2周。另外,多聚甲醛放久后有干涸现象,效果降低,导致失活不全,因此调制后放置的时间不宜过久。干髓剂必须当天调制,粉、液比例合适,确保干髓剂中多聚甲醛的含量,能较好地固定根髓,使其成干尸状。

6. 术后观察时间

干髓术治疗后3年内,临床疗效不稳定,随着时间延长,成功率下降,3年以后疗效基本稳定。

八、干髓术失败的常见原因和处理

由于干髓术的广泛应用,临床上产生的失败病例并不少见,许多学者对此进行了研究,认为继发残髓炎、根尖周炎和发生牙体折裂是干髓术最常见的失败原因。

(一) 残髓炎

干髓术后数周至数年,若发生急性牙髓炎或慢性牙髓炎的临床表现,如温度刺激痛,有时还有自发痛、阵发性发作,多已发生残髓炎。拆去充填物,探查根管,若根髓仍有探痛,可证实为残髓炎。残髓炎是由于根髓失活不全,开髓时视线不清,去冠髓时留有残余的髓角,干髓剂未能使根髓继续失活,干髓剂移位等而发生的残余牙髓的炎症。出现这种情况,处理的方法为重新开髓。若疼痛出现在治疗的近期,而且只有激发痛,而无自发痛的病例,一旦去除原充填物后,痛的症状立即消失,则可以重新失活后继续作干髓治疗。如果除了有激发痛外,还有自发痛,而且牙髓不成形,或在治疗的远期出现疼痛,有效方法是彻底去除残余根髓,行根管治疗术。

(二) 根尖周炎

干髓术近期出现咬殆痛、严重叩痛的病例,一般与病例选择不当有关,如术前牙髓已化脓或坏死的患牙。如果是前磨牙发生上述情况,可能与根管的粗直、血运丰富、感染易扩散有关。在操作的过程中,未将感染的冠髓除净,或因将感染带入髓腔,干髓剂失效,全身抵抗力低,残余的根髓发炎感染而引起急性根尖周炎。如果患者的全身抵抗力较强,也可在干髓治疗后相当一段时间,患牙出现咬合不适,或发现牙槽黏膜上有窦道等慢性根尖周炎的症状。应拆除原充填物,如有疼痛症状,先开放髓腔,疏通根管,待急性症状缓解后尽量作根管治疗术。

（三）牙体折裂

干髓术后，牙体组织失去了来自牙髓的营养和修复功能，牙体组织相对薄弱，容易折裂，牙体折裂的发生率为29%～62%。在年龄上，以中老年人为多见，牙齿磨耗严重或牙齿磨耗不均，承受咬秴力的牙尖的斜度过大，洞壁过薄，牙髓治疗后牙本质脆性增加，而导致牙齿折裂。另外干髓剂不能变硬，干髓剂太厚，咬秴时使干髓剂变形移位，使咬秴力的分布不均，也可引起牙齿的折裂。折裂可只发生在冠部，也可同时使牙冠连同牙根形成牙体斜折或纵折。如果折裂只发生在冠部，原封的干髓剂和洞底完好者，可以修整洞型，重作银汞合金或后牙复合树脂充填，也可再加全冠修复。如果冠根斜折，折裂线在龈下不超过2 mm，可以根管治疗后银汞合金或复合树脂充填，再加全冠修复，或根管治疗后行桩核冠修复。如果冠根纵折，根折线在髓室底深部的根分叉处，如下颌磨牙的颊舌向折，或上颌磨牙的近远中向折，折裂后将牙体分为两半时，则可考虑保留相对稳定的一半，拔除相对松动的一半，根管治疗后做全冠修复。若冠根纵折，折裂线累及多个牙根，并接近根尖部时，应考虑拔除患牙。

九、建　　议

对砷剂的毒性、甲醛制剂的抗原性和潜在致癌性及干髓术疗效等的认识，国内外临床研究已趋于一致，建议临床上慎用此法，或以根管治疗术完全取代之。如果目前尚无条件以根管治疗术完全取代此法，应严格掌握适应证，仅应用于炎症局限于冠髓的磨牙早期牙髓炎，而且是年长者。干髓术的操作虽然简便，但仍应按规程严格操作，并注意无菌操作技术。对于髓病治疗后，需作桩核冠或全冠修复的患牙，尽量采用根管治疗术。

（朱亚琴）

参考文献

1　王晓仪. 现代根管治疗学. 北京：人民卫生出版社，2001

2　樊明文. 牙体牙髓病学. 北京：人民卫生出版社，2000

3　张举之. 口腔内科学. 第3版. 北京：人民卫生出版社，1995

4　朱亚琴，杜嵘，丁晟等. 上海市髓病治疗方法临床应用现状调查. 上海口腔医学杂志，待发表

5　史俊南. 论干髓术. 牙体牙髓牙周病学杂志，1991，1(1)：59～62

6　曾雄群综述. 对干髓术尚存在问题的讨论. 临床口腔医学杂志，1993，9(3)：56～57

7　张翠贤，赵皿，惠爱荣等. 1 190个牙干髓术的临床疗效观察. 牙体牙髓牙周病学杂志，1996，6(3)：166～167

8　张翠贤，袁渝萍，惠爱荣. 干髓术失败原因分析和提高其疗效的措施. 牙体牙髓牙周病学杂志，1999，9(2)：159

9　吴民凯，王满恩，樊伟. 对干髓术的初步实验研究 中华口腔医学杂志，1988，23(2)：100～102

10　赵守亮，张少锋，王光华等. 干髓术和根管治疗术牙体组织有限元应力分析对比. 牙体牙髓牙周病学杂志，1992，2(2)：83～85

11　沈佩明. 干髓术失败原因及处理体会. 口腔医学，2000，20(4)：214

第三节　牙髓塑化治疗

牙髓塑化治疗（resinfying therapy）是治疗牙髓炎和根尖周炎有一定疗效的简便治疗方法。其

特点是将根管内残存的病变组织塑化固定在根管中，达到消除病源刺激的目的。塑化治疗在我国曾盛行于20世纪60至70年代，但对其治疗作用的最终评价尚存在一定分歧，一些国内同行对其名称和一些具体问题曾提出过不少不同看法，引起过一些争议，但迄今塑化治疗在临床上仍然被采用。

一、简　史

1912年Albrech首先用酚醛树脂液充填根管，但这种材料在常温下聚合十分缓慢，后经Sommer加用催化剂氢氧化钠，使聚合速度大大加快。20世纪50年代，我国在液体充填基础上，经改进后用于临床，并命名为“塑化治疗”。我国最早有关塑化治疗的文章报道是王满恩1964年发表的“牙髓塑化的理论和实践”一文，介绍了有关理论依据和塑化液组成，对组织的塑化作用、抑菌作用、渗透作用和体积改变等进行研究，并报道了临床技术、适应证和典型病例。1966年胡官春、赵文惠发表了“酚醛树脂性能的初步实验观察”，对间苯二酚树脂的凝固时间以及影响因素、渗透性、刺激性等作了研究。1979年北京医学院口腔医学系口腔内科教研组发表了“牙髓塑化治疗的原理和特点”，其主要论点已写入我国的专业教科书中。1979年北京医学院口腔内科教研组首次报道了“牙髓塑化治疗的临床研究”，赵皿等又发表了“液体充填治疗根尖周炎180例临床报告”。高学军等查阅有关塑化治疗公开发表的文献(1964～2002)有171篇，其中发表在国外英文杂志上5篇，中文文章达166篇(北医30篇，其他单位136篇)。

二、治疗原理

牙髓塑化治疗的原理是将未聚合、处于液态的塑化剂充分注满已拔除大部分牙髓的根管，塑化剂进入时可渗透至根管壁的牙本质小管和根管内残存的病变牙髓组织中。当塑化剂聚合时，则将这些病源刺激物包埋、塑化为一体，并保持无菌状态，从而达到消除病原体、封闭根尖孔及侧支根管，治疗根尖周病的目的。

三、酚醛树脂的实验研究及其临床意义

(一) 凝固时间

凝固时间与下列因素有关：①酚和醛的克分子比：在酚与醛的比例为1∶1.5时，树脂化完全。如果加入的醛量不足，则凝固缓慢，树脂化不完全，所形成的树脂为可溶性，不能硬固。②加入促聚剂氢氧化钠，可加速酚醛树脂的聚合反应。如果加入过多的氢氧化钠，造成相应的水体积增加，则会影响酚醛树脂的聚合质量。

(二) 体积改变

酚醛树脂凝固后在封闭的环境中未见体积改变，但若暴露于空气中，则逐渐失水，体积明显收缩、变硬，甚至可从容器中脱出。这一性能对髓腔封闭的塑化物来说，临床疗效可能是有保证的。吴民凯对此专门进行了动物牙根管内酚醛树脂体积变化的实验观察，发现酚醛树脂在实验动物根管中存在9个月无明显体积收缩，仍然保持着根管的完全充填状态。可能由于酚醛树脂是一种高分子聚合物，有溶胀现象，即溶剂分子缓慢渗透到聚合物里，形成溶胀的凝胶。在体温条件下，聚合的酚醛树脂块在水中浸泡96小时，体积较原来增大3倍。同时在落射光显微镜下还观察到树脂与根管壁附着紧密，并观察到树脂暴露于空气中，发生体积收缩时，先从中央裂纹，然后向四周退缩，最后黏附在

根管壁上，而不是树脂收缩从根管中脱出，说明树脂与根管壁之间的附着力较大。

（三）渗透性

酚醛树脂凝固前，渗透性较强。离体牙实验证明，酚醛树脂可渗透到残髓组织中，侧支根管和牙本质小管中。深入小管的深度为小管全长的1/4～1/3。另取不同管径的毛细玻璃管数支，进行树脂液的虹吸实验，当下端接触酚醛树脂液时，管径越细者，酚醛液在管内上升越高，在直径为 0.5 mm 的毛细管内，酚醛液上升 7.2 cm，若上端为闭锁的毛细管，酚醛液不能上升。王嘉德指出，根管闭锁或有堵塞物导致根管不通时，则不是塑化治疗的适应证。因为酚醛树脂的渗透性，只表现在有管系统。

（四）抑菌作用

理论上酚与醛聚合成为新的高分子化合物，即酚醛树脂后，这种树脂应该无抑菌力。但王满恩用感染根管的需氧菌和牙髓根尖周炎关系密切的厌氧菌作抑菌试验，却证明聚合后的酚醛树脂仍有抑菌能力（仅仅是作用减弱）并可持续到 30 天后仍有一定的抑菌作用。不少学者从离体和活体实验观察到聚合后的树脂有吸水性、溶解性，表明这种树脂聚合不完全，或聚合后仍有剩余的酚、醛或其他副产品。聚合后仍有抑菌力可能与此有关。

（五）刺激性

树脂聚合前对组织有较强刺激作用，并对软组织有一定的腐蚀性，因此在操作过程中，应尽量避免接触软组织，也要避免从根尖孔流出。当酚醛树脂接触口腔黏膜时，黏膜变白，微肿胀，有灼烧感或木胀感，这种反应一般在数小时后消失，但有的患者则可能疼痛并形成黏膜糜烂或溃疡。

（六）塑化作用

当根管内剩余牙髓较多时，其上方虽有充盈的酚醛液，但下方残留牙髓较多而不能完全被塑化。近端被塑化剂中的甲醛溶液固定，远端近根尖部仍有炎症或坏死的牙髓组织，即出现所谓的塑化不全，这是导致塑化治疗成功率不高的原因之一。在此特别强调，塑化液的体积必须超过被塑化物质的体积才能聚合。

四、适应证

根尖孔已形成的后牙根管弯曲细小，患以下疾病时可选用塑化治疗。

1. 牙髓坏死。

2. 慢性根尖周炎且无根尖囊肿或根尖病变过大的患牙。

3. 急性根尖周炎必须在急性症状控制后施行。

4. 根管内器械折断，不能取出又未超出根尖孔者。

五、非适应证

酚醛树脂呈粉红色，可引起牙变色，一般不适用于前牙的治疗。乳牙和年轻恒牙根尖孔较大，塑化液易从根尖孔流出，刺激根尖周组织，也不宜采用塑化治疗。

患牙进一步的治疗需做桩、核等固定修复者，因修复技术要求置桩，根管需经扩大且根充物易于取出，故不应选用塑化治疗。对于多根管患牙可视各根管不同的病情或是否将被选作桩道，于同一患牙的不同根管分别采取塑化治疗和根管治疗。

六、临床应用要点

1. 常规开髓，暴露根管口。

2. 滴 1%NaOCl 液于髓室中，用拔髓针拔除残髓或用 15 号扩孔锉插入根管达根尖 1/3～1/4 段，轻轻扩锉，再以 3%H_2O_2 交替冲洗。

3. 隔离唾液，吹干根管，导入塑化剂，用棉球吸出髓室中塑化剂，重复上述操作 3～4 次，最后一次不用再吸。

4. 将氧化锌丁香油糊剂覆盖于根管口，用磷酸锌水门汀垫底后做永久充填。整个操作过程中，根管口上方的暂封剂不宜加压。

七、疗效评定标准

有关塑化治疗疗效评定标准目前尚不一致。由于缺乏统一的评定标准，故对疗效的评估尺度不同，因此不具可比性。例如，王满恩等的疗效评定标准分为Ⅰ级疗效、Ⅱ级疗效及Ⅲ级疗效三类，其中Ⅰ级疗效属成功，Ⅲ级疗效则为失败；而赵皿等的疗效标准则分为四类，即痊愈、进步、无变化和失败。由于上述差异，病例治疗结果的归类显然不会也无法趋向一致。

疗效评定的标准显然应该由临床主观症状、客观检查结果、X 线片的对比三方面组成，并应有可评价的客观指标和保持术后每次检查的一致性，方可达到治疗前后的可比性。如果缺乏上述三方面内容及每次检查的标准化，则评定疗效的结果也将是不可靠和不可信的。

疗效评定还涉及到随访时间和最终疗效评定时间。为了系统地观察病变修复过程，随访时间最好是在治疗后 3 月、6 月、1 年、2 年定期地和不间断地进行。如此可以更详尽地了解病变修复的全过程。至于对一个疗法的疗效评定时间按照国际对根管治疗的惯例，一般均定为 2 年。目前国内大多数学者认为术后 1 年时评价基本上可代表远期疗效。因为 1 年与 2 年的成功率相差甚微。在评定疗效时，失败数应包括 1 年内治疗失败的病例，否则就缺乏其真实性。但是术后 1 年成功的病例也并非一成不变，随着时间的延长，由于各种干扰因素，包括创伤及其他因素引起的再感染，任何时间均可能发生再失败，对这些病例应按实际随访结果分别计算其随访实际时间为成功率或失败率。通常随访时间愈长，成功率应愈低。

然而也有报道塑化治疗后 3～4 年的成功率却明显高于 6～13 个月时随访的成功率，并因此主张判断塑化治疗疗效的时间应在 2 年以后。他们指出，1 年左右随访时，若临床上无明显症状和阳性体征，即使 X 线片显示根尖病变扩大也不能完全排除在以后甚至 3～4 年时仍能获得病变消失并列入成功的病例的可能。他们并进一步解释说，近期内根尖病变的扩大可能是酚醛液溢出根尖孔，造成根尖周组织的反应，致延缓了根尖周组织的修复过程。遗憾的是这一解释尚未见有进一步的动物试验报道，特别是关于根尖区药物浓度与维持释放时间的期限，以及相应组织学变化的证据。即使试验证明根尖周组织变化是由于酚醛液溢出根尖孔所致，这本身就违反操作规范，理当划入失败之列。

八、并发症及其防治

（一）塑化剂烧伤黏膜

如口腔检查器械上沾有塑化液，不慎涂在口腔黏膜上或邻面洞的患牙，塑化时未注意隔湿。应立即用干棉球擦去口腔黏膜上的塑化液，局部涂甘油，若软组织已有溃烂，则按口腔溃疡治疗原则处理。

（二）残髓炎

多因遗漏个别根髓未处理，或根管内尚有过多的牙髓组织，操作时未将塑化剂充分导入组织中。出现残髓炎时，首先要查明未被塑化的残余根髓，重行塑化术。

（三）急性根尖周炎

多为治疗时机选择不当，或由器械超出根尖孔所致。按急性根尖周炎处理原则的同时，还应注意检查是否有遗漏未做处理的根管或塑化不全的情况。

（四）慢性根尖周炎

术后远期出现，多因塑化液流失，塑化不全或遗漏根管未处理，可重作塑化，或行根管治疗术。

九、对塑化治疗的几点认识与评价

历经半个世纪，塑化治疗在我国得到了一定的发展，并数次被编写入口腔医学卫生部规划教材的牙髓病和根尖周病的治疗内容中。20 世纪 50 年代以来，由于塑化治疗相对根管治疗而言，具有成本低廉、容易推广等优点，而根管治疗在当时由于种种原因又未能得到推广和广泛应用，加之我国人口多、病员多、医生少等历史背景，塑化治疗曾被作为一种治疗牙髓病和根尖周病的有效方法而被广泛采用。据高学军查阅 1964～2002 年间国内公开发表的文献有 166 篇，报道的临床治疗病例超过 1 万人以上，但在实际工作中未被报道而接受塑化治疗者远不止此数。即使在 21 世纪已经开放后的今天，不仅在基层，甚至一些大城市的口腔医疗机构亦未完全放弃使用该法治疗患者；当然在现代根管治疗术快速发展的今天，接受塑化治疗的病例正在大幅度下降。任何治疗方法的兴衰都有其历史背景，也就是说应用历史唯物主义的观点去分析和评价。

关于塑化治疗在我国学术界曾有过一些争议和不同的学术观点，对问题从不同角度考虑有不同看法也是很自然的，有观点认为塑化治疗就是液体充填，是根管治疗的一部分，它不是一种独立的治疗方法。持反对意见者则认为塑化治疗只去除部分残髓，无需扩大根管，利用酚醛树脂达到消毒、充填根管的目的。笔者认为从历史来看酚醛树脂的起源确实曾被首先用于根管充填，但不同之处在于塑化治疗并未遵从根管治疗的一些重要原则，似可将塑化治疗看作为是对酚醛树脂液体充填应用的一个发展、进步，或为一种老药新用的改良方法。另一不同学术观点涉及到对塑化治疗疗效的评价和质疑。据牙体牙髓病学规划教材（2000 年第 1 版）的介绍，其两年随访成功率可达 90.6%～97.6%。而另一些报道则说 1 年以上成功率仅在 70%左右，最低甚至只有 63%。笔者完全同意高学军的评述，按照现代循证医学的观点和标准去评价，这些成功率的数据意义是不大的，因为不同作者报道的资料，包括科研设计（含准入病例条件等）、随访时间、疗效标准等均无可比性，而且几乎百分之百为回顾性研究；所以有的疗效偏高，有的疗效偏低也就不足为奇了。

在目前我国的医疗条件下，塑化治疗的存在不但是个事实，而且估计还要在缺医少药的基层持续存在一段时间。但是就国际学术界而言，塑化治疗恐很难为国外所接受，如想获得国际公认，必须要解决下述两个问题：

一是统一公认的疗效标准和进一步完善单位之间协作的前瞻性研究，才可能给人以信服的结论。笔者认为，对于除活髓保存以外的牙髓病和根尖周病应该有一个统一的疗效标准，包括根管治疗、干髓术和塑化治疗，因为同是一个疾病的不同疗法，不应有不同的标准，就好像恶性肿瘤以3、5、10年生存率为标准一样，不能因为治疗方法的不同(例如外科、放射或化疗等)对疗效或预后的判断提出不同的疗效判定标准。为此，建议应以根管治疗的疗效判定标准来判定塑化治疗的结果。即使它们之间疗效有所不同，也只能说明方法之间的差异和影响，且不应完全否定其简单、实用、经济等优点而予以全部弃用。

另外，从现代生物学和药物学的观点及要求来看，对酚和醛的生物学效应，包括分子生物学及其致畸变和致癌作用等，将成为本疗法能否持续应用或推广应用的关键，也是能否获得国际承认的非常重要方面。建议在有条件的单位应进一步做好这方面的研究工作。

在现代根管治疗学迅速发展的今天，根管治疗作为除活髓保存外，牙髓及根尖周病治疗方法的首选是无可争议的，也是国际发展的总趋势。现代根管治疗学的精髓部分就是根管预备和根管充填，其目的是消除根管预备后遗留下的死腔，杜绝再感染并促进根尖周病变的愈合。

为此，目前塑化治疗只能作为我国现行条件下治疗除活髓保存外的牙髓病及根尖周病的一种补充方法，而且必须严格掌握其适应证，已如前所述；决不能无限的扩大其适应证，如用于活髓恒牙的治疗。

(王晓仪)

参 考 文 献

1 王满恩.牙髓塑化的理论与实践.北京医学院学报，1964，2：146～150

2 胡官春，赵文惠.酚醛树脂性能的初步实验观察.中华口腔科杂志，1966，12(2)：63～65

3 北京医学院口腔医学系口腔内科教研组(王满恩、林琼光执笔).牙髓塑化治疗的原理及特点.中华口腔科杂志，1978，13(2)：71～74

4 北京医学院口腔医学系口腔内科教研组(王满恩、林琼光执笔).牙髓塑化治疗的临床研究.中华口腔科杂志，1979，14(1)：30～32

5 赵皿，张翠贤，谢欣梅.液体充填治疗根尖周炎180例临床报告.中华口腔科杂志，1979，14(3)：183～184

6 吴民凯，王满恩.对实验动物牙根管内酚醛树脂体积变化的观察.中华口腔科杂志，1983，8(4)：226～228

7 王嘉德，陈理珍，毛秀萍.牙髓塑化治疗后根管内及根尖孔附近的塑化情况.华西口腔医学杂志，1989，7(1)：41～42

8 史俊南.对牙髓塑化治疗的讨论.临床医学杂志，1991，7(3)：131～133

9 陆昌语，王晓仪，刘正.酚醛树脂液处理牙髓后对机体毒性的初步实验.中华口腔医学杂志，1989，4(2)：110～111

10 岳林.牙髓塑化治疗.牙体牙髓病学(范明文主编)，北京：人民卫生出版社.2000：243～249

11 高学军.对塑化治疗术临床实践的回顾.中华口腔医学杂志，2003，38(3)：163～165

第四节 根管治疗术

根管治疗术(root canal therapy)是治疗牙髓病和根尖周病的一种方法，通过清除根管内的炎症牙髓和坏死物质，并进行消毒，充填根管，以去除根管内容物对根尖周围组织的不良刺激，防止发生根尖周病变或促进根尖周病变的愈合。

一、简　史

根管治疗术源于19世纪中期，它的发展是伴随着医学领域的进步而逐渐完善的；其中关系最密切的是抗生素的问世、麻醉学的进展以及器械的改进和新材料的不断面世。

1852年，Robert成功地研制出拔髓针，1862年Branum将橡皮障应用于牙科治疗，解决了根管治疗中的隔湿和污染问题，1888年Register应用压缩空气加热至130°F(54.4℃)以干燥根管，1891年Marshall研制成功牙髓电活力测试仪。1884年可卡因麻醉被应用于拔除牙髓，1905年普鲁卡因麻醉又取代了可卡因麻醉。1938年，Maynard将手表的发条锉细后用作为根管的扩大锉，继而他又制成锄形挖器，其切刃与柄垂直，用以扩大根管，从此奠定了根管治疗的基础并使根管治疗初具规模，从原始的低级阶段向成熟阶段发展。但至20世纪初期，在Hunter病灶学说(1911)的影响下，强调了对牙源性病灶所谓根治性的处理，根管治疗术曾一度受到阻碍，基本上遭到废弃的厄运。但是，事实证明，病灶牙拔除后，只有少数病例的全身病症能得到缓解，而85%以上的病例，其症状并无变化，说明全身疾病及其转归不能全部用病灶学说来解释。20世纪30年代中期，对病灶学说的片面理解得以纠正。40年代以后，根管治疗术开始在口腔医学领域中受到重视，逐渐建立起系统的理论。

自20世纪50年代以来，在相当长的一段时间内，我国对前牙牙髓病及根尖周病主要采用根管治疗术，而后牙基本采用干髓术或塑化术。80年代以后，根管治疗术的优势才逐渐、广泛地被我国口腔医师所认识和接受。随着经济水平的提高，先进的器械和材料被引进，在高等医药院校及大、中城市医院不但开展了根管治疗术的临床业务，还有众多的科研工作介入到临床及实验研究中来，并大大地促进了我国根管治疗学的发展。

当前，根管治疗术发展的总趋势仍然是包括3个方面，一是设计制造成形能力佳并省时的根管预备器械；二是研究有效的根管冲洗液和根管消毒剂；三是研制生物性能良好、严密堵塞根管的充填材料。

二、原　　理

在患不可复性牙髓炎、牙髓坏死和根尖周炎时，已经感染的根管内多有细菌和组织分解的产物。根管内的细菌多种多样，口腔内大多数细菌都可在根管内出现，口腔内的非致病菌在根管内也可获得致病性。链球菌、葡萄球菌最为多见，革兰阳性细菌远较革兰阴性细菌多见，酵母菌有不同程度的存在，随着厌氧培养技术的发展，许多厌氧菌被分离出，以厌氧菌为主的混合感染为感染根管的主要细菌谱。

根管治疗术是通过机械和化学处理的方法，清除髓腔内特别是根管内的感染源，经过根管的冲洗和消毒，杀灭根管内已经存在的致病菌，最后经过严密的根管充填，防止再感染，促进已经发生的根尖周病变的愈合。非感染根管的治疗，又称牙髓摘除术(pulpectomy)，是对不能恢复正常或可能累及根尖周组织等预后不良的牙髓病变，为防止病变蔓延，除去全部冠髓和根髓的保存患牙的方法。牙髓摘除术与根管治疗术不同之处在于前者根管壁与根尖周组织无感染或感染程度较轻，因此操作过程应严格遵守无菌操作技术，避免将根管外的感染源带入根管内或根尖周组织。而感染根管的根管治疗术，除了操作过程中注意无菌技术外，还应去除和杀灭根管内已经存在的感染源。由于根管形态的复杂性，牙髓摘除时除主根管外并不能将侧支根管、交通支等根髓完全除去。为促进根尖周创伤的恢复，并阻断外界刺激，拔髓操作以后还要做适当的根管机械预备、根管冲洗和根管充填，其步骤和感染根管的根管治疗术相同。因此本章节阐述的根管治疗术包括牙髓摘除术。

三、病例选择和适应证

（一）病例选择

病例的选择可从下列几个方面来考虑：

1. 牙体情况

(1) 牙体严重缺损者，视根管治疗后，牙体能否修复和对安装义齿时有无作用而定。例如有的残根可作桩冠，有的在进行根管治疗后，可作覆盖义齿。

(2) 牙根发育尚未完成者，牙髓虽已坏死，仍可以治疗，有的还可以促进根尖形成。

(3) 牙舌面畸形卷叠直至根尖且有慢性根尖周炎的，必须在根管治疗后进行根管外科治疗、充填舌面沟。

(4) 根管堵塞不通畅者，如髓腔钙化或原有根管充填物不能去除的，可以考虑采用根尖倒充填术；根管器械折断在根管内者，可以考虑在根管显微镜下用超声法取断针、行塑化术或根尖倒充填术。

(5) 根管壁或髓室底穿通，凡可以修复和充填者均可治疗。

(6) 前牙根尖折断且牙髓坏死者可在根管治疗后行根尖切除术。牙根中部折断且牙髓坏死者可以在根管充填时加用桩钉固位。

2. 牙髓根尖周情况

(1) 牙髓病变、根尖周炎均可用本法治疗。

(2) 根尖周病并发的龈窦或皮窦，大部分病例可通过根管治疗术治愈。

(3) 根尖周囊肿经常规根管治疗无效时加用外科手术治疗。

3. 牙周情况

牙周牙髓联合病变需根据牙周治疗的结果而定。

4. 患牙保存的价值

患牙若有功能或对安装义齿有利，应尽量保留；如果无功能或对机体健康不利，则应拔除。

5. 年龄

以往对老年人的根管治疗术，一般均持慎重态度，这与老年人的生理特点有关。

(1) 根管细小，甚至有不同程度的钙化或闭锁。

(2) 组织修复能力较差。

(3) 耐受力差，难以配合较长时间的手术治疗。我们的临床随访资料显示，13 例 60 岁以上的老人，24 个牙中 22 个获得成功，甚至 80 岁以上高龄者也可顺利完成治疗。以上资料说明，老年人的组织修复能力并不比年轻人差，患者年龄大小与根管治疗疗效无明显关系。因此，老年人只要患牙有功能或对安装义齿有利，应尽量保留。但老年人髓腔及根管狭小，不利于手术操作，并易发生术后反应，在治疗过程中应予注意。

6. 全身健康情况

患者有严重的系统性疾病，例如糖尿病活动期、结核、严重的贫血等，对根管治疗术的反应较差，预后不良，治疗时应先纠正全身情况。

对有风湿热史并有心脏瓣膜损害、心血管病、肾病等的患者，在根管治疗术前 1 天或术后至少 48 小时应给予抗生素或其他控制全身疾病的治疗措施。

颌骨放射性坏死的患者，采用根管治疗术优于拔牙。对妊娠期患者，在妊娠头 3 个月内应慎重进行根管治疗术。

(二) 适应证

由于生活水平的提高和保健意识的增强，人们对保留患牙的愿望也愈来愈强烈。同时随着根管治疗器械、材料和方法的不断发展，原来一些无法保留的，如牙体严重缺损的患牙可以在根管治疗后进行修复。因此，根管治疗术的适应证也日益扩大。

1. 牙髓炎和牙髓坏死

2. 慢性根尖周炎

(1) 根尖周肉芽肿或脓肿(包括有龈窦或皮窦)。
(2) 根尖周囊肿(最大直径不超过 3 cm)。

3. 牙髓、牙周联合病变

4. 残根残冠

牙周情况良好，断端不超过龈下 2 mm，冠根比例应为 1∶2，至少 1∶1.5。经根管治疗后，行桩—核—冠修复。

5. 细小弯曲根管，能用器械扩通者

四、操作步骤

根管治疗术一般分为根管预备、根管冲洗和消毒、根管充填 3 个步骤。这 3 个步骤是一个连续的过程，相互之间有一定的补偿作用。

(一) 根管预备

根管预备包括根管清理和根管成形。根管清理是通过拔髓或冲洗等方法清理根管系统内的细菌及残余牙髓；根管成形的目的是去除感染、不规则的牙本质，形成一个自根管口至牙本骨质界直径逐渐变小、平滑、锥形的根管，以利根管消毒和根管充填。

1. 根管预备器械

从使用方式来看，根管预备器械可分为手用器械、机用器械和超声器械三大类，目前临床上使用的大多为手用器械。

(1) 手用器械

光滑髓针、倒钩髓针、K 型扩孔钻、K 型锉和 H 型锉是最老的手用器械。近年来，有许多新设计的器械面世。这些设计上的变化，如横断面的形态、锥度、头部形态等的变化对器械的弹性、切削能力及抗折性能等均有影响。同时制作根管器械的材料，也由最早的碳钢发展成不锈钢，再发展成镍钛合金。碳钢由于接触腐蚀性化学物质(如碘或氯)和在蒸汽消毒过程中易于腐蚀，已被淘汰。对于手用器械，目前临床上最常用的是不锈钢器械。但由于镍钛合金器械有较好的弹性，成形能力佳，近年得到较快的发展。具体如下：

A. 光滑髓针　光滑髓针(smooth broach)是将钢丝压成锥体，其横断面一般为圆形，也可为三角形、四边形、六边形，表面光滑。主要用来缠绕棉纤维制成棉捻，吸干根管或封药用。目前临床上普遍用消毒纸尖代替棉捻，光滑髓针的使用越来越少。

B. 倒钩髓针　倒钩髓针(barbed broach)的锥度为 0.007～0.010 mm/mm，其倒钩从器械核心伸出，如使用不当，容易折断。倒钩髓针主要用来拔除根管内的牙髓(图 6-1)，也可用其取出嵌于根管内的棉捻或纸尖，它对牙本质无切削作用。

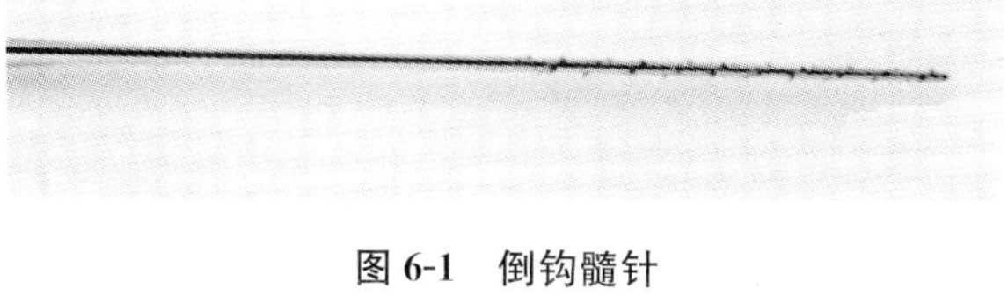

图 6-1　倒钩髓针

C. K 型扩孔钻　K 型扩孔钻(K reamer)是用截面为三角形或正方形的金属丝拧制而成，螺纹较稀疏(图 6-2)。在根管中只能以旋转动作切削牙本

质，旋转幅度为 1/4～1/2 圈。

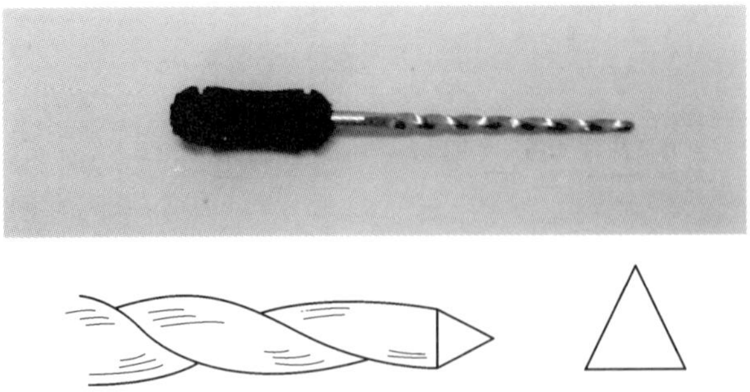

图 6-2　K 型扩孔钻

D. K 型锉　K 型锉(K file)也是用截面为方形或三角形的金属丝拧制而成，但其螺纹较 K 型扩孔钻密集，每 1 mm 有 1.5～2.5 个切槽，大约是扩孔钻的 2 倍(图 6-3)。操作时，可使用旋转动作和提拉动作。

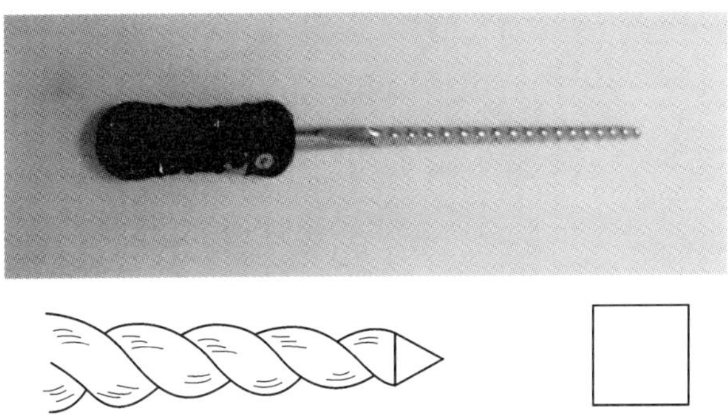

图 6-3　K 型 锉

E. H 型锉　H 型锉(H file)是用圆锥形的金属丝制成，其切槽是在金属丝上切割出来的，横截面呈逗点状，有锐利的刃部，切刃与长轴呈锐角，而且从刃部尖端至末端，切槽逐渐加深(图 6-4)。H 型锉只能做提拉动作，如果旋转，刃部嵌入牙本质容易折断。

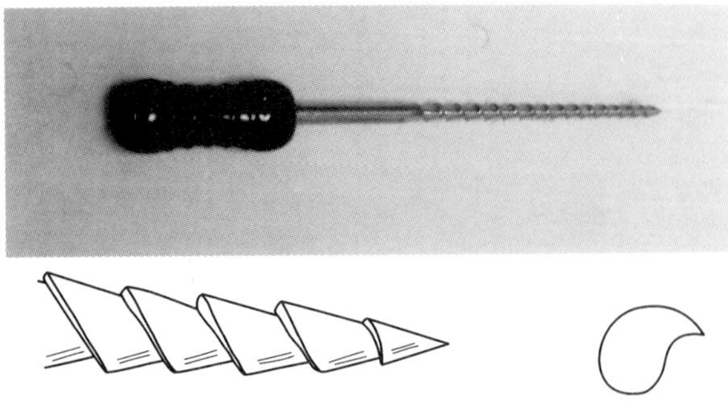

图 6-4　H 型 锉

F. K-Flex 锉　K-Flex 锉与 K 型锉相似，不同之处在于其横截面为菱形，与 K 型锉相比，菱形的两个锐角使切刃更锋利，而两个钝角因直径较小增加了器械的柔韧度(图 6-5)。

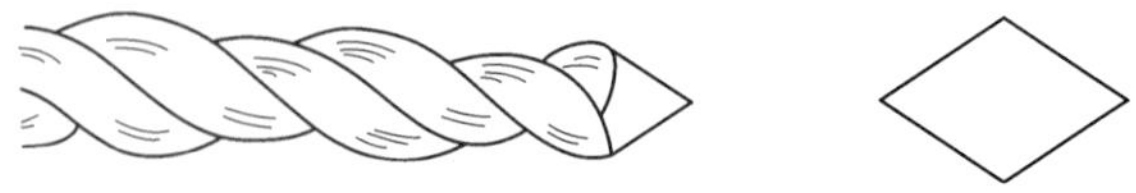

图 6-5　K-Flex 锉

G. Unifile 锉　Unifile 锉与 H 型锉相似，切槽是从金属丝上切割出来的，其横截面为“S”形，具有双切刃，而且整个刃部的切槽深度一致，因此切削能力不如 H 型锉，但较 H 型锉不易折断(图6-6)。

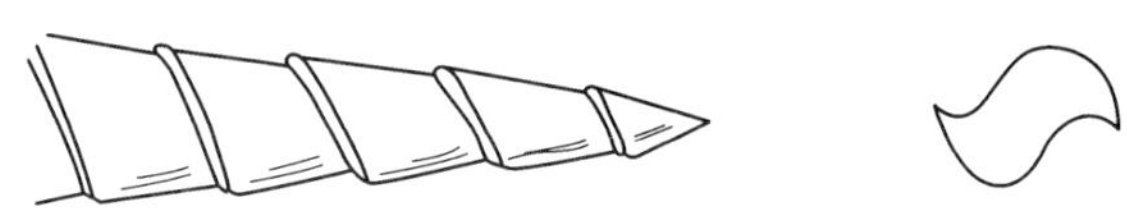

图 6-6　Unifile 锉

H. GT 手用锉　GT 手用锉(Great Taper hand file)由镍钛合金制成，共有四根不同锥度的锉，锥度分别为 0.06、0.08、0.10 和 0.12，但锉尖的直径均为 0.20 mm。为了保证器械的弹性，每根锉的最大的切槽直径为0.10 mm，因此，根据其不同的锥度，切刃的长度也不同(图 6-7)。操作时，逆

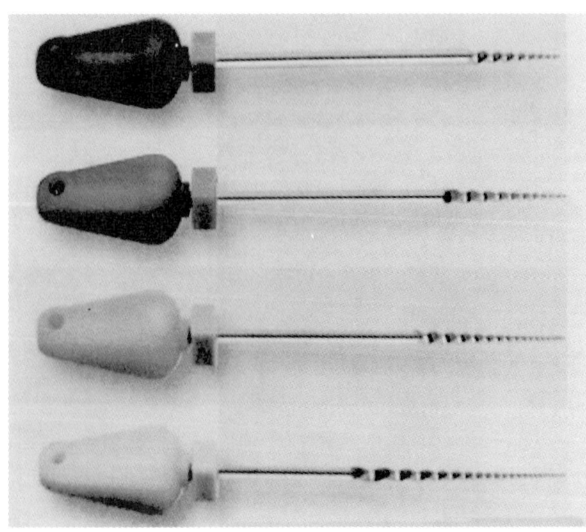

图 6-7　GT 手用器械

时针旋转切削牙本质，作用部位为近柄部切刃，近锉尖部的切刃主要起引导作用。

I. ProTaper 手用锉　ProTaper 手用锉是由 ProTaper 机用锉改良而来的。器械的种类及每根器械的设计与相应的机用锉完全一致，只是在机用锉的柄部加用了便于握持的塑料手柄，不同颜色的塑料手柄便于区别不同型号的锉(图6-8)。

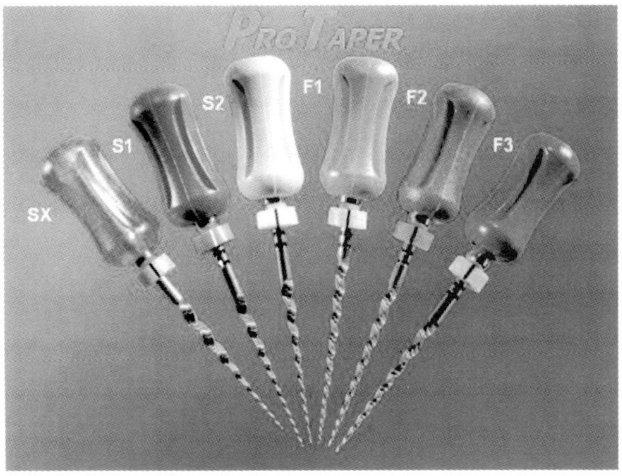

图 6-8　ProTaper 手用器械

(2) 机用器械

A. GG 钻　GG 钻(Gates-Glidden bur)有细而长的颈部，其前端有一扩张的头，为刃部，很短，其顶端有安全钝头(图 6-9)。最易折断的部位设计在颈部，故折断后易于取出。有 1 号～6 号 6 种规格，主要用于根管冠 1/3 的预备。

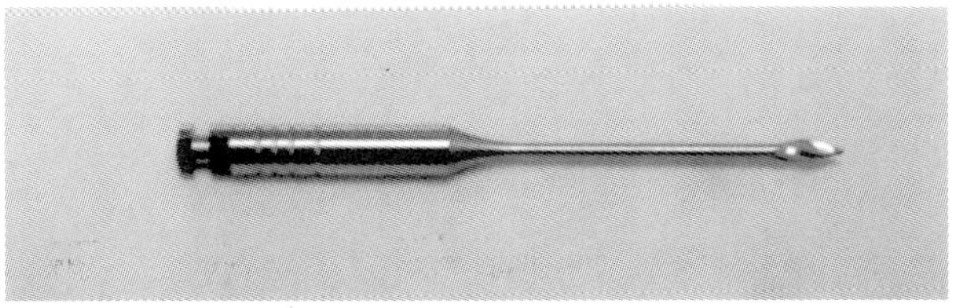

图 6-9　GG 钻

B. 镍钛机用预备系统　近几年，不同设计的镍钛机用系统陆续进入国内市场，例如，ProFile、Lightspeed、GT Rotary Files、Hero 642、ProTaper 等，这些系统在设计上有其各自的特点，并有相应的预备技术。为了更有效地使用这些器械，临床医师必须了解其性能和使用方法。

a. ProFile 系统　ProFile 系统属于非 ISO 器械，有 3 种不同类型(图 6-10)，分别为：

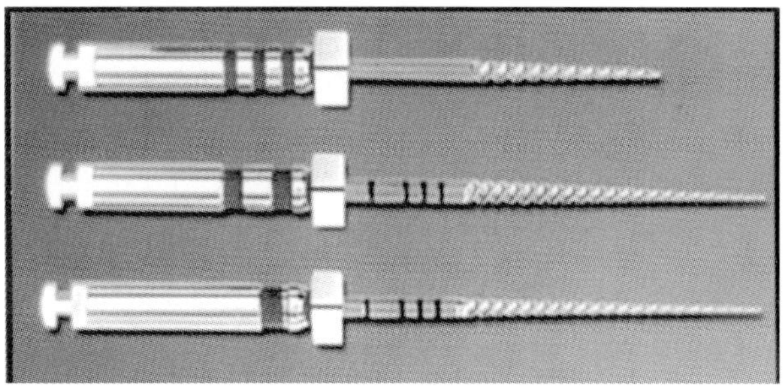

图 6-10　ProFile 器械

OS(orifice shapers)器械：锥度为 0.05～0.08，共 6 枚(20 号～80 号)，长度为 19 mm，柄部标有 3 个色环。主要用于根管冠部的预备，在桩道预备或根管再治疗时，亦可用于去除牙胶和封闭剂。

ProFile .06 器械：锥度为 0.06，共 6 枚(15～40 号)，长度有21 mm和25 mm两种，柄部有两个色环。主要用于根管中部的预备，在根管弯曲度较小时，亦可用于根尖部的预备。

ProFile .04 器械：锥度为 0.04，共 9 枚(15～90 号)，长度有21 mm、25 mm及31 mm 3 种，柄部有一个色环。主要用于根尖部的预备。

ProFile 在设计上的特点是：第一，与 ISO 器械不同，其最小号的器械(15 号，白色)尖端直径为 0.125 mm，之后的器械尖端直径以 29%递增。第二，器械刃部横断面由 3 个放射状的平台(radial land)和其间的 3 个"U"形的空间组成(图 6-11)。

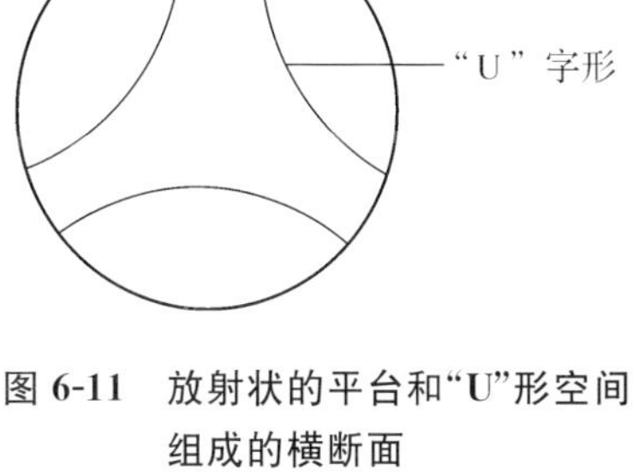

图 6-11　放射状的平台和"U"形空间组成的横断面

放射状的平台使器械以平面的方式与根管壁接触，具有引导器械沿着原根管方向进入的作用，因而可防止器械嵌入根管壁和引起偏移。“U”形的空间可以将牙本质碎屑清理出根管，减少根管堵塞或碎屑被推出根尖孔的危险。第三，器械尖端圆钝，无切削作用，避免出现根管内台阶和根管侧壁穿孔的危险。ProFile 系统适用于冠根向深入法(crown down technique)预备根管，转速为 150～350 rpm。

b. Lightspeed 系统　Lightspeed 在设计上与 Canal Master U 相似，不同的是前者由镍钛合金制成，后者由不锈钢制成。与 ProFile 相同，Lightspeed 有圆钝的锉尖和“U”形横断面。有一个长的柄和短的火焰状的刃部，刃部长度介于 0.25～1.75 mm，与 GG 钻类似(图 6-12)。根据 ISO 标准，按 20～140 号编排，含有半号器械，以逐步后退法进行根管预备，从小号到大号，不能跳号。最佳转速为 1 300～2 000 rpm。

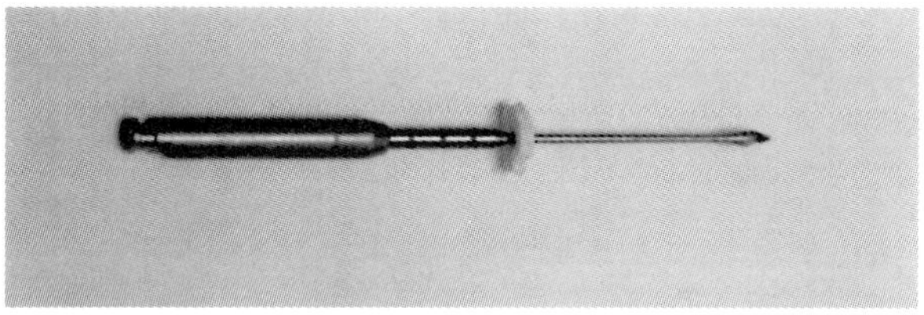

图 6-12　Lightspeed 器械

c. GT Rotary Files 系统　GT Rotary Files 的锉尖和刃部横截面设计与 ProFile 相同，但锥度增大。全套器械包括 3 个系列：

GT Rotary Files(图 6-13)：锥度 0.06～0.12，

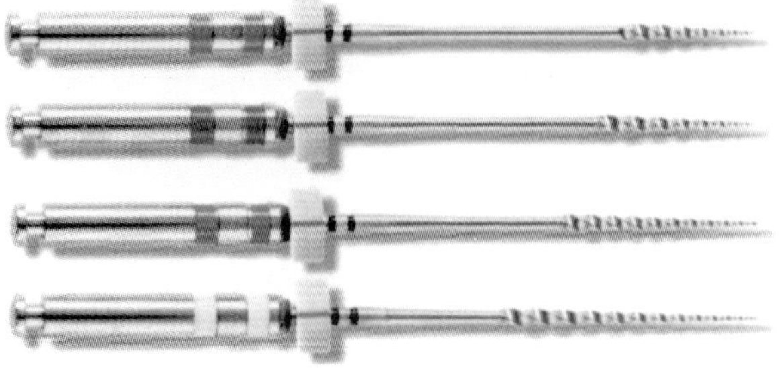

图 6-13　GT 机用器械

共 4 枚，均为 20 号，长度有 21 mm 和 25 mm，主要用于扩大根管冠段和中下段。

GT Rotary Files .04：锥度为 0.04，25～35 号共 4 枚，用于根管或根尖段成形。

GT Accessory Files：锥度均为 0.12，35 号、50 号、70 号共 3 枚，用于形成便于根管充填的理想锥度，依据根管大小，选择其中之一。适用于冠根向深入法预备根管，大锥度器械先于小锥度器械使用，GT Accessory Files 器械最后使用。

d. Hero 642 系统　Hero 642 系统的设计构想来自传统的 H 锉，又不同于 H 锉。H 锉的横断面为“豆点状”，只有一点正向切缘，而 Hero 642 器械有 3 点锐利切缘，这种设计可帮助操作时施力平均传递到整支锉面，增加其旋转时的抗断裂力，其所承受的转速范围较广，为 300～600 rpm。3 点锐利切缘而无放射平台的设计使器械切削时的摩擦力减低，玷污层或残屑不会被挤压或推进牙本质小管。不具切削作用的圆弧尖端可引导器械沿着根管路径前进。Hero 642 系统有 3 种不同锥度的器械，其锥度分别为 0.06，0.04 和 0.02(图 6-14)。锥度 0.06 和 0.04 的器械有 20 号、25 号和 30 号，锥度 0.02 的器械有 20～45 号共 6 根。采用冠根向深入法预备根管，大锥度器械先于小锥度器械使用，根据 Schneider 的根管弯曲度分类法，将根管分为简单的根管(小于 10°)，普通困难的根管(10°～25°)和困难的根管(大于 25°)，3～6 支器械完成根管预备。

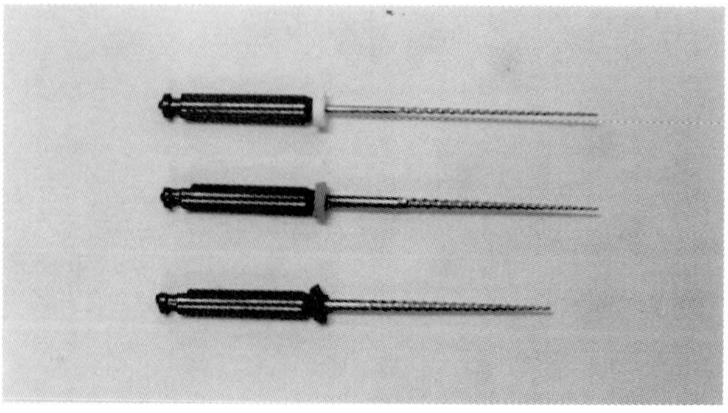

图 6-14　Hero 642 器械

e. ProTaper 系统　ProTaper(progressively tapered nickel titanium file)系统由 6 支锉组成，包括 3 根成形锉(shaping files)Sx、S1、S2 和 3 根完成锉(finishing files)F1、F2、F3。与其他镍钛机用系统不同，其设计上突出的特点是刃部的锥度是变化的(图 6-15)，从尖端开始锥度逐渐增加，而且每根锉的锥度都不相同，使器械能有效地切割根管的不同部位。器械的尖端为有部分切割力的引导性尖端，增强了切割效率的同时使器械能沿着根管的方向前进。器械的横断面为圆弧状的三角形，减少了器械与根管壁的接触面积，既增强了切削效率，又减小了与根管壁之间的摩擦力，减少器械折断的机会。器械刃部均衡变化的螺旋角度和沟槽，防止器械嵌入牙本质，并可将切削牙本质产生的碎屑有效移出。ProTaper 系统适用于冠根向深入法预备根管，转速为 150～350 rpm。ProTaper 系统预备根管所需器械少，对于大多数弯曲根管，仅需2～4根器械即可达到成形的效果，尤其适用于细小根管的预备。

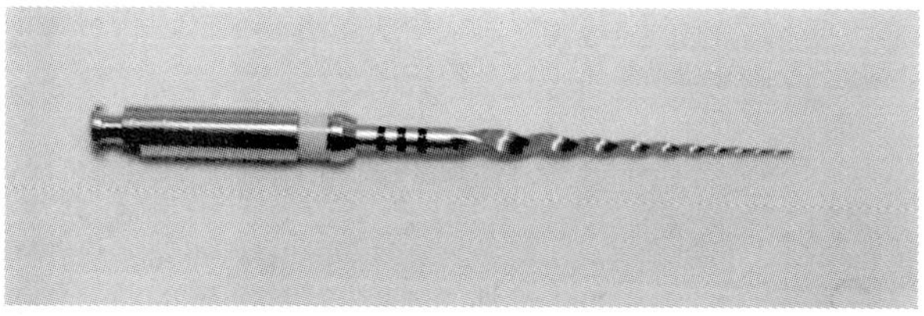

图 6-15　ProTaper 机用器械

(3) 超声器械

根管治疗术采用的超声仪，其超声源早期来自超声洁牙机，由于超声技术日臻成熟，在新的超声洁牙机上，装有一个专用于根管治疗的超声手机，可换置各种型号的超声扩大锉，并配有冲洗装置，成为超声多功能仪。此外，有些厂家也生产了专用于根管治疗的超声根管治疗仪。目前常采用的有美国产的 Cavitron 超声仪(多功能)和 Cavi-Endo 超声仪(专用)(Dentsply, York, PA, USA)；日本产的 Enac 超声仪(专用)(Osada Electric Co., Ltd., Tokyo, Japan)；法国产的 Peizotec 超声仪(多功能)(Satelec, Merignac Cedex, France)；以及丹麦产的 Odontoson 超声仪(多功能)(A/SL, Goof, Usserod molle, Horsholm, Denmark)。超声频率从 25 000～42 000 Hz 不等。与超声手机相配套的超声锉，尽管各种机型所采用的型号、质地、外形及固定方式均有不同，但大多数都选择 K 型锉作为超声锉。与其他预备器械相比，K 型锉横断面的直径较大，并且韧性较好，不易折断，对根管壁的切割能力也比较理想。此外，Martin 还认为超声金刚砂锉更为有效，但较粗，并且不能弯曲，只能用于直而粗大的根管。Scott 和 Walton 对一系列超声不锈钢锉和金刚砂锉的性能测试发现，这两种超声锉对磨耗和断裂的耐受性能良好，远远超过制造商所规定的 20 分钟的使用寿命。

2. 根管预备器械的选择

在众多手用根管预备器械中，我国口腔科临床常用的是 K 型扩孔钻、K 型锉和 H 型锉。作者对 H 型锉、K 型锉、K 型扩孔钻和 K 型锉交替以及 K 型扩孔钻预备根管的切削能力和成形能力的研究表明，H 型锉的切削能力最强，接下来依次为 K 型锉、K 型扩孔钻和 K 型锉交替，K 型扩孔钻最差，各组之间有显著性差异($P<0.01$)。对直根管或轻度弯曲根管，各组成形能力无显著性差异($P>0.05$)；对于重度弯曲根管，H 型锉的根尖偏移最明显，K 型扩孔钻组最小，两组比较有显著性差异($P<0.05$)。认为根管预备的效果与所用器械的结构、根管的弯曲程度及器械的使用方法有关。H 型锉只能用提拉法操作，如果用旋转法，其切刃很容易嵌入牙本质内，又由于其本身结构上的易折性，难免造成器械折断。适用于根管较粗直、根管内污染物较多的根管预备。另外对一些根充不良需进行根管再治疗的病例，在拆除根充物时，用 H 锉的效果亦较好。K 型锉的切削能力

和根管成形能力均较佳，操作时，可用旋转法或提拉法，因此在多数情况下，单独使用K形锉可以完成根管预备。K型锉是目前最常用的手用根管器械。

镍钛合金锉(NiTi锉)的问世，引起人们的关注和研究。Glosson报道，在临床预备弯曲根管使用35号以下的NiTi锉时，不能达到工作长度，而使用40号、45号的NiTi锉则可达到工作长度。究其原因，他们认为镍钛合金的柔韧性过大，是不锈钢的2～3倍，它又属于弹性记忆合金，不能预弯。小号弹性过大，一触即弯，难以通过狭窄根管，而不锈钢锉的小号可通过细小根管。因而，如将NiTi锉和不锈钢锉联合使用，能收到事半功倍的效果。对于弯曲根管的预备，可加用半号锉(如17号、22号等)，使根管易于逐渐扩大，不致因号码的突然加大而难以达到工作长度。

对于弯曲、细小的根管可考虑选用上述的机用镍钛预备系统。但在根管预备的过程中，尤其要注意器械折断的问题。对于部分堵塞的根管，可以用超声锉打通堵塞部分，但应注意超声锉的方向和深度，避免根管侧壁穿孔。

3. 工作长度的测定

根管预备后的根管最狭窄处，即根尖的终点应止于牙本骨质界，此处是牙髓组织与根尖周组织的交接处，器械一旦超出牙本骨质界，就会对根尖周组织造成创伤，并将炎症带入根尖周组织。因此，在根管预备前，准确测定工作长度(或称操作长度)非常重要。工作长度是指从牙的切缘或牙尖至牙本骨质界之间的距离，它不同于牙长度。牙长度为切缘或牙尖至解剖根尖之间的距离。一般情况下，对根尖孔已完全形成的牙来说，牙本骨质界与解剖根尖之间的距离约为0.5～1 mm。但随着年龄的增大，根尖部位不断有牙骨质的沉积，因此，牙本骨质界与解剖根尖之间的距离增加，在临床上应结合患者的年龄加以考虑(图6-16)。

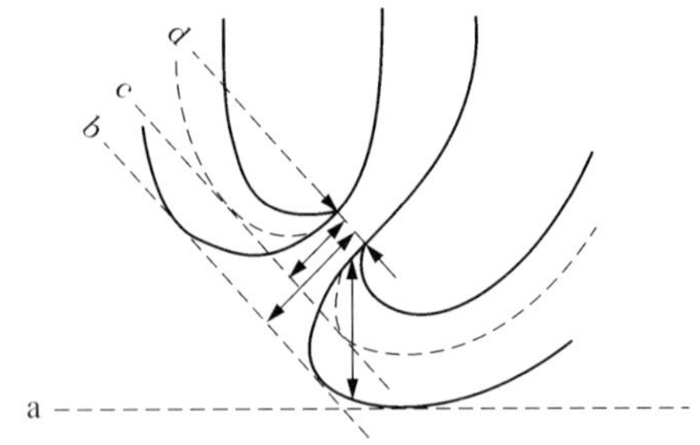

a. X线片上根尖位置　b. 年老时解剖根尖位置
c. 年轻时解剖根尖位置　d. 牙本骨质界

图6-16　不同年龄牙本骨质界与解剖根尖的关系

工作长度的测定方法较多，有感觉法、X线摄片法(主要用止标法)和根尖定位仪测定法等。其中止标法是临床上最常用的方法。止标(Stopper)是用橡胶制成的小圆片，不同颜色代表不同的厚度，白色1 mm，黄色1.5 mm，红色2 mm，蓝色3 mm，绿色4 mm，黑色5 mm。小圆片中心有一小孔，使用时套在根管预备器械上以调节器械进入的长度。目前国内市场上出售的手用根管器械(如MINI或Maillefer产品)，每根器械上套有一圆形或方形的橡皮片可代替止标。操作时，将带有止标(橡皮片)的器械插入根管至遇到阻力，拍X线片后观察器械尖端至根尖之间的关系，然后相应调节止标(橡皮片)的位置使器械位于根管内，并使其尖端至根尖的距离保持在0.5～1 mm的范围内，此时，器械尖端至止标(橡皮片)之间的距离即为工作长度(图6-17)。如果结合使用根尖定位仪(图6-18)，可提高准确率。

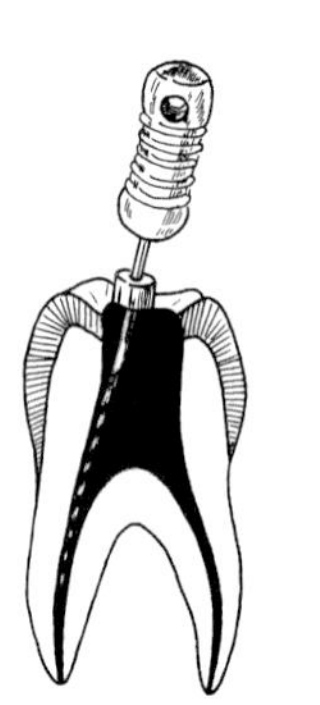

图6-17　止标法测量工作长度

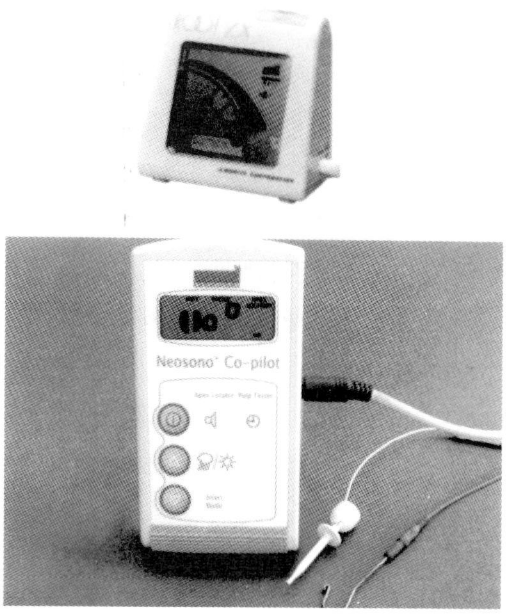

图 6-18　根尖定位仪

4. 根管预备方法

根管预备方法在文献中不乏报道，如常规法、逐步后退法、逐步深入法、抗弯曲根管预备法、平衡力法、超声法等。本文就临床上常用的几种方法进行介绍：

（1）常规法（routine preparation technique）

开髓后，先测得工作长度，根管预备时要求器械从小号到大号逐号依次使用，每号均达工作长度。一般认为根管至少应扩大到 35 号或 40 号。

（2）逐步后退法（step-back technique）

逐步后退法由 Mullaney 在 1979 年首次提出。适用于所有的牙齿，可用不锈钢或镍钛手用器械，亦可用超声器械进行操作。有人认为现代的许多根管预备方法都是在逐步后退法的基础上发展起来的。

A. 逐步后退法操作步骤

a. 根尖段预备（图 6-19a）　选用一根既能深入根管达到牙本骨质界（距 X 线片根尖约 1 mm），又稍有摩擦感的初尖锉。假设初尖锉为 10 号，工作长度为 20 mm，根尖段预备顺序应为：10 号→15 号→10 号→20 号→15 号→25 号→20 号。每根锉预备的工作长度皆为 20 mm。一般来说，根尖段预备只需预备至比初尖锉大 3 号，也就是只需预备到 25 号即可，该锉称为主尖锉。

b. 根中段预备（图 6-19b）　若主尖锉定为 25 号，自此，每增大一号器械，插入根管的长度减少 1 mm。如 30 号（19 mm）→25 号（20 mm）→35 号（18 mm）→25 号（20 mm）→40 号（17 mm）→25 号（20 mm）。在减少 1 mm 工作长度后，都必须用主尖锉进入到原有工作长度进行扩锉，其作用是消除因逐步后退而造成的台阶。

c. 根冠段预备（图 6-19c）　用 2 号 GG 钻和 3 号 GG 钻，预备根管口处使呈漏斗形。

d. 去除台阶，光滑管壁　用 25 号锉，锉平中、上段细微的台阶，达到光滑管壁、疏通根管的目的（图 6-19d）。

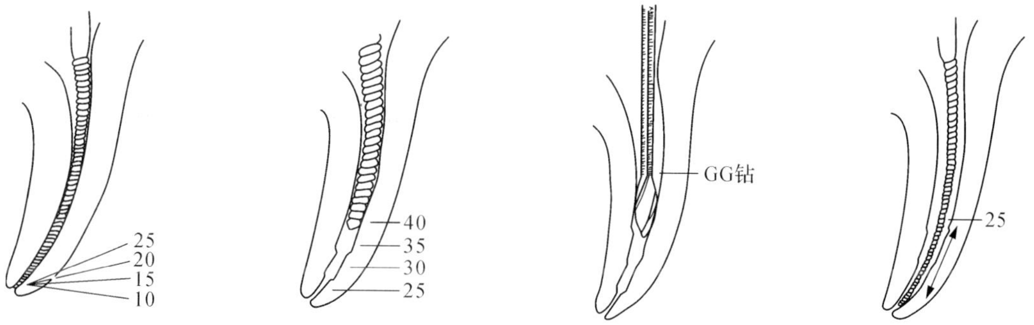

a. 根尖段预备　b. 根中段预备　c. 根冠段预备　d. 去除台阶，光滑管壁

图 6-19　逐步后退法操作步骤

B. 逐步后退法的优点

a. 简化了根尖段预备的难度，较小的锉韧性好，用于根尖段预备，较大的锉韧性较差，则不强行扩至原有的工作长度，成形能力较常规法佳。

b. 取得根管理想的形态，从根管口至根尖孔逐渐变细，根管上段敞开，有足够的宽度，便于牙胶尖和根管充填器插入。

C. 逐步后退法的缺点

在离体牙实验时，少数根管在本法预备后，发生根管穿孔。这是由于原来弯曲度较大的根管经根冠段预备后，冠方根管拉直。最后用主尖锉疏通根管时，仍旧用原定的工作长度，导致根管穿孔的发生。另外，由于主尖锉反复多次进入根尖末端，也可能加重根尖偏移的发生，甚至根管穿孔的发生。

（3）逐步深入法（step-down technique）

Goerig将根管预备概括为3个步骤：第一步，冠部开通，是指牙冠表面到根管口这段距离的预备，包括开髓孔的制备和去除冠髓等；第二步，根部开通，是自根管口至根管中、尖1/3交界处大部分根管的预备；第三步，根尖预备，指根管尖1/3的预备。由于本法是从根管的冠方至根方逐步深入的，故名逐步深入法。

经第一个步骤，根管口已得到充分的暴露，然后开始第二个步骤，先冲洗髓腔，15号H型锉或K型锉缓缓深入根管至遇到阻力为止，阻力往往来自根管的中、尖1/3交界处，测量此时锉在根管中的长度，以此长度为准预备根管。器械的运动以提拉为主，待器械号达25号时换用2号GG钻伸入根管，比锉在根管中的长度短2 mm，以极小的根尖向压力预备根管，继而用3号GG钻伸入根管，再减短2 mm，以提拉动作将根管上段敞开，使之呈漏斗状。第三个步骤与逐步后退法根尖段预备相似，预备前测量工作长度。

此法的优点是：先将到达根尖部分的通路变直，使根尖1/3的预备简单化。同时因在根尖1/3预备之前已去除了大量的牙髓组织和牙本质碎屑等，在预备根尖1/3时根尖孔推出物减少。但将此法用于临床时，在根管中、上段预备后，发现在根管的中、尖1/3交界处容易产生台阶，此时往往难以找到进入根尖1/3的通路，因此，尽管本法在理论上较逐步后退法优越，实际却很少应用。

（4）改良逐步后退法（modified step back technique）

根管冠部预处理（coronal preflaring）就是在进行根尖预备之前，将根管口和根管冠、中1/3敞开，去除牙本质阻力，减小根管弯曲度，使器械易于到达根尖，从而有效减少弯曲根管预备的并发症（图6-20）。根管冠部预处理对于改善后牙弯曲根管的预备有许多优点：通过将根管口扩大，去除根管冠中1/3的牙本质阻力，在预备根尖1/3时，器械操作、控制更容易，可以减少断针、形成台阶、侧穿等意外的发生；更有利于根管冲洗液的渗透，提高冲洗效率；更适于牙胶尖的充填和减少微渗漏的发生。

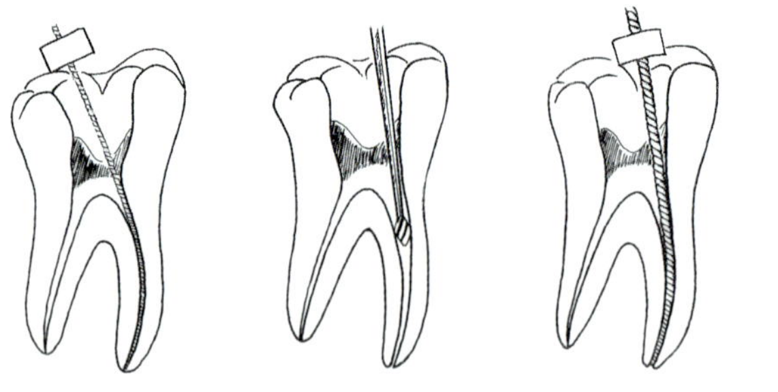

图6-20　GG钻行根管冠部预处理

根管冠部预处理可以用手用器械，也可以用机用器械完成，GG钻是常用的机用器械。但在使用机用器械时，由于器械的号码不合适或进入的深度太深，可能发生根管侧壁穿孔、台阶或器械折断等。Contreras等在作冠部预处理时，推荐由冠方到根方依次使用6号→5号→4号→3号→2号GG钻的操作程序。6号、5号仅用于根管口，进入根管的深度不能超过4 mm、4号、3号、2号依次递增2 mm向根方深入。认为这个方法可以使小号器械进入更深的位置，并且减少了根管侧壁穿孔、台阶或器械折断等的可能性。但也有学者推荐由小号到大号使用GG钻进行根管冠部预处理：一般情况下，1号进入根管约16～17 mm，以后每增大一号，进入的长度减短2～3 mm，4号大约位于根管口下方，5号、6号仅用于根管口的扩大，使髓腔与根管之间形成平滑的过渡。需要注意的是，在使用GG钻之前，应先用10号或15号的手用器械疏通根管。GG钻的使用方式是"刷"的动作，避免钻头置于外侧凹陷的根管壁或分叉的危险区。

近年来，由于大锥度镍钛合金器械的面世，不少器械可用于冠部预处理。如ProFile的OS器械，ProTaper的手用或机用Sx器械，锥度为0.12，0.10的GT机用器械等。使用此类镍钛合金器械时，应在保证15号手用器械通畅根管的情况下使用，可简化操作步骤，并降低并发症的发生。

在根管冠部预处理的基础上，用常规的不锈钢或镍钛合金器械采用逐步后退法预备弯曲根管的方法，称为改良逐步后退法。我们用改良逐步后退法预备离体牙弯曲根管和临床弯曲根管病例，取得了较逐步后退法更佳的成形效果。

(5) 冠根向深入法(crown down technique)

20世纪90年代以来，不同设计的镍钛机用系统不断问世，包括ProFile、Lightspeed、GT Rotary Files、Hero 642、ProTaper等。除了Lightspeed系统采用逐步后退法预备根管外，其余系统均采用冠根向深入法。尽管这些系统在设计上有其各自的特点(具有不同的锥度、不同的横断面形状)，但根管预备均遵循相同的原则，即先预备根冠部，再预备根中部，最后预备根尖部。镍钛机用系统冠根向深入法的应用，大大减轻了术者的劳动强度，缩短了操作时间，在弯曲根管预备中，取得良好的成形效果，越来越受到临床医师的青睐。

(二) 根管冲洗和消毒

1. 根管冲洗

根管内有机物的细小碎片和牙本质碎屑都是感染源，应该用冲洗液将它们清除。根管冲洗是根管治疗过程中反复进行的操作，也是非常重要的环节。开始处理根管时即作根管冲洗；根管预备过程中更应反复多次冲洗根管，即每次换号前均应彻底冲洗根管，以减少根尖推出物，降低术后疼痛发生率。我们在预备人工根管的实验中发现牙本质屑栓的形成与台阶的发生有着密切的关系。如果根管预备过程中，用大量的冲洗液及时有效地去除牙本质屑，台阶的发生率将会降低。在体内，如果根管预备产生的碎屑被推出根尖孔，是术后疼痛的主要原因。根管消毒和根管充填前也要仔细地冲洗根管，力求根管内无异物残留。

常规根管预备后，根管壁上存在一层因器械切削而留下的玷污层，厚约1～2 μm。扫描电镜发现，玷污层由有机物和无机物构成。无机物由微细的无机钙化组织颗粒构成。有机物包括坏死的或有活力的牙髓组织、成牙本质细胞突起，以及唾液、血细胞和极小的有机体(如细菌)。虽然目前尚不知玷污层的精确成分，但玷污层影响根管消毒液渗入，以及充填材料和根管壁的紧密贴合，会使根尖的微漏显著增加。去除玷污层，可使牙本质小管口开放，并增加牙本质小管开口直径，可允许根管药物进入牙本质，并消灭其中存在的细菌。去除玷污层同时可增加根管充填的密封性，使根管充填更完善。根管冲洗是根管治疗过程中一个重要的环节，冲洗剂的最主要作用是清创作用。冲洗还可通过使根管壁润滑以及去除牙本质碎屑，使器械操作更加方便容易。

理想的根管冲洗剂，应具备以下4个主要性能：①有抗菌作用。②可溶解坏死组织。③有助于根管系统的清洗。④对根尖周组织无毒性。前三者是互相联系的，溶解坏死组织、溶解有机碎屑显然有助于根管系统的清洗，减少根管中的菌丛；将坏死组织去除，也就降低了基质对细菌生长的促进作用。

冲洗剂的种类繁多，常用的主要冲洗剂包括次氯酸钠（浓度为5.25%，2.6%，1%或0.5%的溶液）、螯合剂、有机酸、氧化剂等。

（1）次氯酸钠

次氯酸钠是目前公认的效果较好也是最常用的根管冲洗剂之一。次氯酸钠一方面可作为器械的润滑剂，并能将松散的碎屑从根管中冲出来。另一方面，次氯酸钠能有效地溶解有活力和无活力的组织。决定次氯酸钠溶液冲洗效果的因素有溶液的浓度、温度以及冲洗剂量。实验证明，5.25%次氯酸钠溶液有强大的抗菌作用，是优良的坏死组织溶剂，也是能将根管中有机碎屑去除干净的最有效的冲洗剂。如无条件使用橡皮障时，5.25%的次氯酸钠具有难闻的气味，使患者难以接受，因此一般将其稀释至1.0%或0.5%。次氯酸钠的浓度降低至1.0%或0.5%时，其抗菌作用和溶解坏死组织的能力显著降低。因此，为了提高冲洗的效能，当务之急是在根管治疗过程中正规使用橡皮障。

此外，研究发现用氢氧化钙糊剂预处理根管壁能增加0.5%次氯酸钠溶解坏死组织的能力，但氢氧化钙溶液却无此作用。次氯酸钠只能溶解玷污层中的有机成分，而玷污层的主要成分是无机质，因此单独使用次氯酸钠基本没有去除玷污层的作用。

（2）螯合剂

螯合剂能与羟基磷灰石中的钙离子络合，形成可溶性络合物，从而使牙本质脱矿。根管冲洗常用的螯合剂包括15%～17%的EDTA，REDTA，EDTAC，RC-Prep等。以上螯合剂的活性成分是乙二胺四乙酸（ethylene diamine tetra-acetic acid）。

研究发现次氯酸钠和螯合剂（如EDTA等）联合使用可有效地去除玷污层。因为次氯酸钠具有溶解有机残髓的作用，螯合剂具有脱矿和溶解牙本质碎屑的作用，所以两者联合应用能达到相互补偿、相互增效的作用。体外研究证明偏中性（pH6.5）的EDTA与5.25%次氯酸钠、3%过氧化氢联合应用，效果最佳。但5.25%次氯酸钠刺激性较大，不适用于临床，故我们配制1%次氯酸钠作为冲洗液。根管预备期间依次用17%的EDTA和1%的次氯酸钠冲洗，预备结束后用17%的EDTA冲洗，去除玷污层的效果最好，且对牙本质小管没有腐蚀性。根管弯曲度和根管预备方法影响冲洗剂去除玷污层的效果。随着根管弯曲度的增大，冲洗剂去除玷污层的效果变差，尤其是根尖1/3区。ProTaper手用、机用器械预备的根管壁的清洁程度明显优于不锈钢K锉逐步后退法和改良逐步后退法，以ProTaper机用法的效果最好。

（3）有机酸

有机酸包括枸橼酸、乳酸和鞣酸，用于根管冲洗的研究约有20多年的历史。Wayman（1979）报道，10%、25%、50%的枸橼酸均能去除玷污层，使牙本质小管开放，以50%枸橼酸效果最好。50%乳酸冲洗过的根管壁可见牙本质小管轮廓，但牙本质小管口未见敞开。Tidmarsh（1978）在根管预备时同时应用50%枸橼酸冲洗液防止了玷污层的形成，但需要60 ml的蒸馏水最后冲洗根管，以去除根管壁上的枸橼酸钙晶体。他认为50%的枸橼酸能够使根管壁最干净，没有玷污层。Smith等（1986）用25%、50%枸橼酸以及5.25%次氯酸钠分别冲洗根管5分钟和15分钟后，发现前两者的抗菌作用较5.25%次氯酸钠差。Bitter（1989）对常规用3%过氧化氢和次氯酸钠冲洗后的根管，最后用25%鞣酸冲洗，与仅用3%过氧化氢和次氯酸钠冲洗的根管比较，发现前者根管壁明显清洁和光滑。Dilenard 等(2000)对比单纯用 5%次氯酸钠，5%次氯酸钠和 1 mol/L 枸橼酸或 15%EDTA 交替冲洗根管，发现 1 mol/L 枸橼酸溶液去除玷污层的效果和 15% EDTA 的效果相同。Miria(2001)等在体外实验中发现 10%枸橼酸的生物相容性较 17% EDTA-T 好。

(4) 氧化剂

最常用的氧化剂是 3%过氧化氢。早在 1943 年，Grossman 就提出 3%过氧化氢与 5.25%次氯酸钠交替使用可产生发泡作用，此化学反应有利于从根管中去除碎屑。近来也有推荐使用其他氧化剂，如 Gly-oxide、OPW(oxidative potential water)等。OPW 主要是在日本研究的，它有杀灭细菌和病毒的作用，且毒性低，不会过敏，对活组织没有损伤，因此是一种安全有效的根管冲洗剂。

至今为止，没有一种化学物质能同时对玷污层的有机残余物和无机化合物起作用，也就是说没有一种冲洗剂单独使用能完全去除玷污层，因此需两种甚至 3 种冲洗剂联合使用。目前认为将次氯酸钠与螯合剂或有机酸合用能有效去除玷污层。

根管冲洗时不要加压，针头要松松地插入根管，否则会堵塞根管使药物不能回流，使冲洗剂直接进入根尖周组织。也可选择使用针头末端封闭，侧方有多个开口的专用根管冲洗针头。对细小狭窄的根管，可先使冲洗液充满髓腔，再用根管锉将其引入根管，并在根管内搅动，使碎屑能随泡沫排出。

在根管预备结束后，可用小号超声锉在根管中工作 1 分钟，其目的不是扩大根管，而是充分利用超声流的作用，将根管内的残髓和牙本质碎屑清除。如果结合使用次氯酸钠和 EDTA 等冲洗剂，可增强去除根管玷污层的作用。

2. 根管消毒

感染根管经过机械预备和化学方法处理后，其侧壁牙本质深部、侧支根管和根尖周处仍有细菌等病原刺激物，因此需要进行根管消毒。

根管消毒的方法大致有 5 种：药物消毒、电解治疗、高频电疗、微波治疗和激光治疗，其中药物消毒最常用。

理想的根管消毒药物应具备下列性能：①对根尖周组织无刺激性和毒性。②有较强和持久的杀菌作用。③不引起过敏反应和无免疫原性。④有较强的渗透力。⑤操作方便。⑥不使牙染色。

根管消毒的药物很多，主要为酚、醛、抗生素和氢氧化钙 4 类。常用的消毒药物有：

(1) 樟脑氯酚薄荷合剂

处方：		
	对位氯酚	4.5 g
	樟　脑	4.9 g
	薄荷脑	0.6 g

作用：对位氯酚有氯和酚的杀菌作用，但刺激性较大。加入樟脑研磨，即成液体，刺激性小，而且应用也较方便。薄荷脑除有镇痛作用外，又可使樟脑氯酚不致沉淀，并使此合剂有一定的黏稠度。樟脑氯酚薄荷的杀菌力强，不凝固蛋白质，对根尖周组织有轻度刺激性。

用药方式：用时以纸尖蘸少许药液置根管内，或先将纸尖放入根管内，再用棉球蘸药液置髓室底，使药液渗入纸尖。

(2) 甲醛甲酚合剂

处方：		
	甲　醛	20 ml
	三甲酚	35 ml
	甘　油	加至 100 ml

甲醛甲酚是 1905 年由 Buckley 介绍用于牙髓治疗，简写为 FC(formocresol)，由于所用的甲酚实际是含有邻位、间位和对位 3 种甲酚的三甲酚，所以又简写为 FT(formalin tricresol)。因具有较强毒性和刺激性，在使用时控制用量至关重要。使用时的有效量 0.002 5～0.005 ml，在 48 小时内足以杀灭牙本质内的粪链球菌和金黄色链球菌。FC 常用于

牙髓坏死的病例，甲醛可与腐败蛋白质的各种中间产物和最终产物结合成无毒的物质，甲酚则可与腐败脂肪的产物结合成肥皂，因此它可以除臭、杀菌。

用时一定要控制用量，以棉球蘸少量药液置根管口，借其气体挥发可以消毒根管，且有利于渗出物的引流。

(3) 抗菌药物

用于根管消毒的抗生素有很多种，如金霉素、强力霉素、土霉素，也有一些化学灭菌剂，如甲硝唑、替硝唑等。可用生理盐水、丁香油酚或樟脑氯酚薄荷合剂调拌成糊剂应用。抗生素对机体无毒性，不引起牙的染色。但至今没有一种抗生素对所有的细菌有效，可合并应用，但不可长期重复使用，以免出现耐药菌而无效。

(4) 氢氧化钙

对根管消毒药物的生物相容性和免疫学研究发现，传统使用的许多根管消毒药物如甲醛甲酚、樟脑酚都有较强的细胞毒性，易成为半抗原，导致机体损害，有的患者还会出现全身过敏反应。因而许多研究者对它们的使用提出质疑。欧洲《牙髓治疗质量指南》指出，消毒药物最好是无机物制剂，不结合蛋白质，无免疫原性。不推荐使用含有酚和醛的有机消毒剂。近年来，研究者推荐使用氢氧化钙作为根管消毒药物来控制根管感染。许多研究证实感染根管检出率高的多种细菌(如链球菌、放线菌)与氢氧化钙接触后灭活，抑菌性能与 OH^- 有关。有研究表明氢氧化钙对缓解临床叩痛疗效明显。此外，氢氧化钙还具有以下优点：消毒效果持续、不致敏、强碱性具收敛作用、价廉实用方便。可以替代酚类、醛类消毒药物，建议在临床上推广使用。

处方：化学纯氢氧化钙粉 7 份与硫酸钡粉 1 份混匀后，用蒸馏水、生理盐水或丙二醇调拌至临床所需要的稠度。

用时以手用根管锉或纸尖蘸糊剂送入根管内，或用螺旋充填器、超声锉将糊剂放入根管。

(三) 根管充填

根管充填是将失去牙髓的根管空腔充填起来以隔绝根管和根尖周组织的交通，防止再感染。它是根管治疗的最终步骤，也是非常重要的一个步骤。根管充填不完善导致根管治疗的失败率最高，根据 Ingle 的统计，约占 58%。而根管充填的完善与否又直接受根管充填材料和方法的影响。所以，研究者一直都在寻求理想的根管充填材料和方法以彻底封闭根管系统。近年来，随着牙科材料学的长足发展，根管充填材料得以不断改进和更新，相应地促进了根管充填方法的不断提高和完善。

1. 根管充填材料

目前应用于临床的根管充填材料种类繁多，按其充填前的物理性状，简要归纳为固体、半固体、糊剂和液体等四类。

(1) 固体类根管充填材料

固体类根管充填材料主要有银尖、不锈钢尖、钴铬钼合金尖、钛尖、塑料尖等。银尖和不锈钢尖具有一定的可弯曲性，属韧性材料，适用于充填弯曲细小的根管，目前较少使用。钴铬钼合金尖、钛尖的可弯曲性小，为刚性材料，适用于直而较粗大根管行根内、骨内种植或根管内固定，其中以钛尖应用较多。

(2) 半固体类根管充填材料

这类材料主要是指牙胶，因其在常温下能被压缩，故归为半固体类。牙胶为一种马来亚赤铁科树脂加入其他材料制成，早在 1856 年被 Watt 开始用作根管充填。目前临床应用广泛的各型牙胶尖，是此类根管充填材料的主要代表，有两大类型：①主牙胶尖：有锥度为 2%，4%和 6%的 3 种。2%锥度的牙胶尖与国际标准化的扩孔钻和锉配套，因此又称标准型牙胶尖。4%和 6%锥度的牙胶尖与大锥度的镍钛预备系统配套（例如Profile系统）。在侧压充填法中主要用作主尖；②辅牙胶尖：又称非标准型牙胶尖，有粗、中、细之分，其形状和锥度随规格大小而改变，在侧压充填法中主要用作辅尖。由于牙胶有一定的可压缩性和可塑性，操作方便，且具有最小的毒性、组织刺激性和致敏性，故至今仍为根管充填材料的主流。牙胶加热时软化，易溶于氯仿、乙醚和丙酮，稍溶于桉油醇。当前，研究热点集中于利用牙胶的热软化性和溶解性，试图改进充填方法，以完善根管充填。

（3）糊剂类根管充填材料

许多研究表明，糊剂类材料的应用是根管封闭良好不可缺少的材料，因此，这类材料又称根管封闭剂。目前国内外临床常用的糊剂种类繁多，大致可分为

A. 氧化锌丁香油类　这类根管封闭剂品种繁多，包括如下品牌：Tubliseal，N2，ROCANAL-R2，ROCANAL-R3，Canals，Nogenol，Fill canal，Pulp Canal Sealer等。

B. 塑料类　目前常见塑料类根管封闭剂品牌为树脂类，主要有：Diaket、AH-26、AH-plus等。

C. 氢氧化钙类　由于氢氧化钙类根管封闭剂生物相容性较好，发展较为迅速。现有品牌：Apexit、CRCS、Sealapex、Sealer26等。

D. 玻璃离子类　由于玻璃离子类根管封闭剂能与牙本质黏结，封闭作用较好，近来发展较快。主要品牌有：Ketac-Endo。

E. 除了上述四类根管封闭剂以外，还有一些其他种类的，如磷酸三钙类的SARCS1，SARCS2，SARCS3及主要成分为聚二甲基硅氧烷的Roekoseal等。

根管封闭剂的细胞毒性研究表明，各种根管封闭剂均有一定的毒性，只是毒性的来源和强弱不同。封闭剂中各种不同成分引起不同的毒性反应，氧化锌丁香油类封闭剂主要毒性来源于丁香油酚，氢氧化钙类毒性最小，树脂类毒性较大。

根管封闭剂的主要功能在于有助于根管系统的严密封闭，包括细小的侧支根管和副根管的封闭；有助于根尖牙本骨质界的生理性封闭；根管充填时起润滑作用。因此，封闭剂封闭能力的好坏直接影响根充的效果。有关封闭剂封闭能力的研究普遍认为，各类封闭剂均有良好的封闭作用。牙胶尖侧压充填或热牙胶充填技术中均提倡合用封闭剂，以提高根管的封闭作用。

2. 根管充填方法

由于根管充填材料的种类繁多，且各有其相应的根管充填方法，故不易对其进行系统的分类。本文介绍目前应用和研究较多的根管充填方法。

（1）冷侧压充填法

冷侧压充填法（cold lateral condensation technique）是目前国内使用最广泛的一种充填方法。可将充填分为三步：①主尖的试合：根据根管预备后主尖锉的大小，选择相应的标准型牙胶尖，使其正好到达已作好标记的工作长度处，取出主尖待用。②主尖的充填：用螺旋充填器或K型扩孔钻蘸封闭剂在根管壁涂一薄层，再将主牙胶尖蘸少量封闭剂插入根管至标记处。③副尖的充填：用尖头的侧压充填器（spreader，图6-21）顺一侧根管壁插入根管，边向侧方加压主尖，边向根尖方向推进，抽出充填器后即用粗细合适的副尖沿已经扩展的间隙插入，而无需蘸糊剂，如此反复操作至根管紧密填塞，充填器不能再向根管深部插入为止（图6-22）。

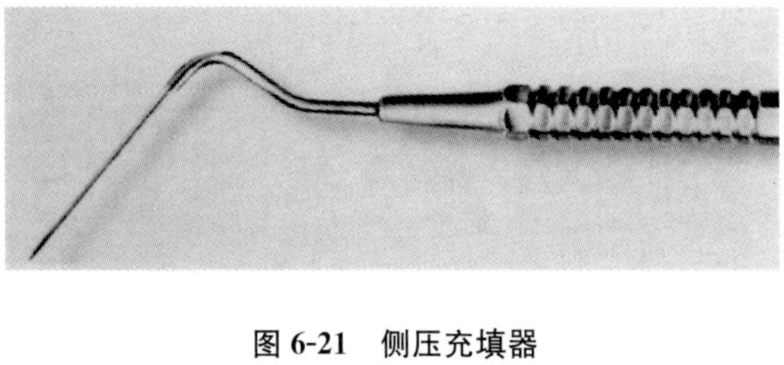

图6-21　侧压充填器

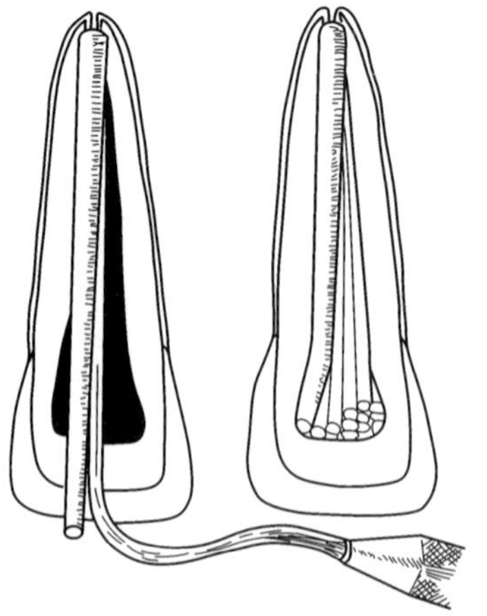

图 6-22 冷侧压充填法示意图

有多种因素可能影响侧压充填方法的根管充填密度:①根管预备时是否按要求形成完好的根尖座。②预备好的根管锥度大小是否利于充填。③所用的充填主尖是否与主尖锉配套。④插入根管的充填器去除后能否选择与其扩展间隙大小相适应的副尖等。只要尽可能减少上述因素的影响,恰当的操作,使根管紧密填塞和封闭,能取得良好的疗效。由于该法操作较易,所需设备较少,加之充填时能控制充填材料的量和操作长度,不易超填,故为多数临床医师采用。

(2) 热侧压充填法

需要使用专门的仪器(如 Endotec 和 Touch'n Heat)的充填法。热侧压充填法与冷侧压充填法的原理和操作方法相似,只是前者的尖端是与尖头侧压充填器相似的电加热器(图 6-23),加热器加热以使牙胶尖软化后融为一体,用 Endotec 尖端插入根管后加热温度可高达 300℃以上。

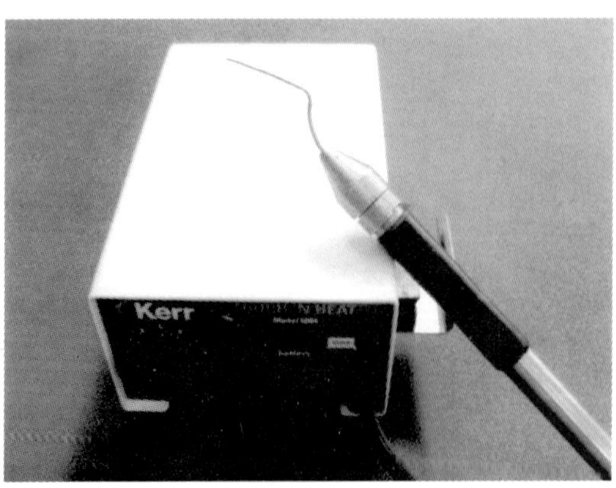

图 6-23 电加热器 Touch'n Heat

(3) 热牙胶垂直充填法

1967 年 Schilder 介绍了热牙胶垂直充填法(vertical condensation technique of warm gutta-percha)。充填前先选择 3 根不同直径的钝头的垂直充填器(plugger,图 6-24)和一根携热器(图 6-25),最细的一根垂直充填器可到达距离根尖 5～7 mm处,另外两根到达的位置分别与前一根相距2～3 mm。另选择一根非标准型牙胶尖到达距工作长度 1 mm 处。根管壁涂一薄层封闭剂后,将选定的非标准型牙胶尖插入根管内(图 6-26)。携热器可由 Endotec 和 Touch'n heat 充电式加热侧压充填器代替。但该法操作时间过长,且不适用于细小根管的充填,可能出现超填,加热器械也不易控制热量,可能出现牙周损伤,还可致牙根折裂。

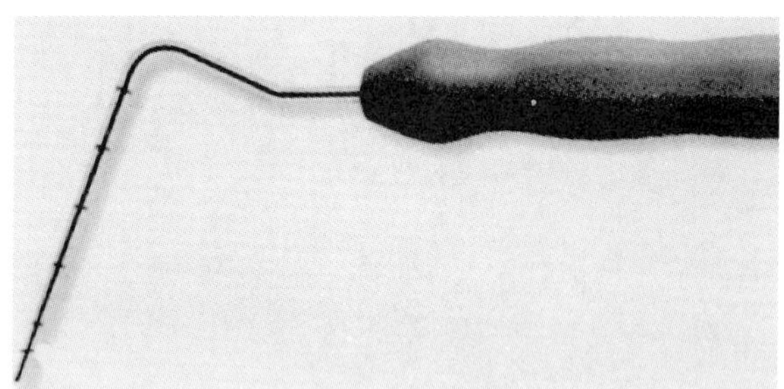

图 6-24 垂直充填器

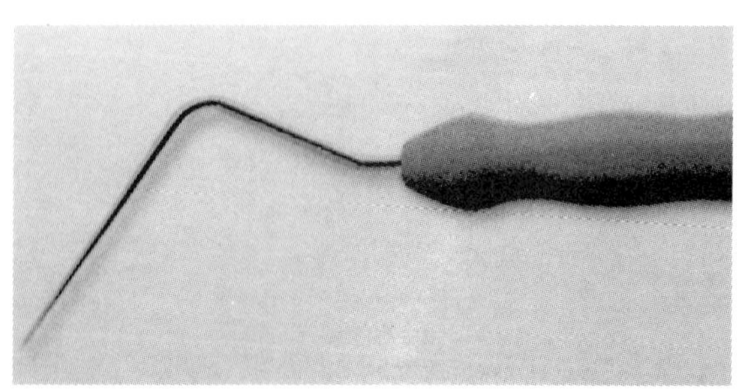

图 6-25 携 热 器

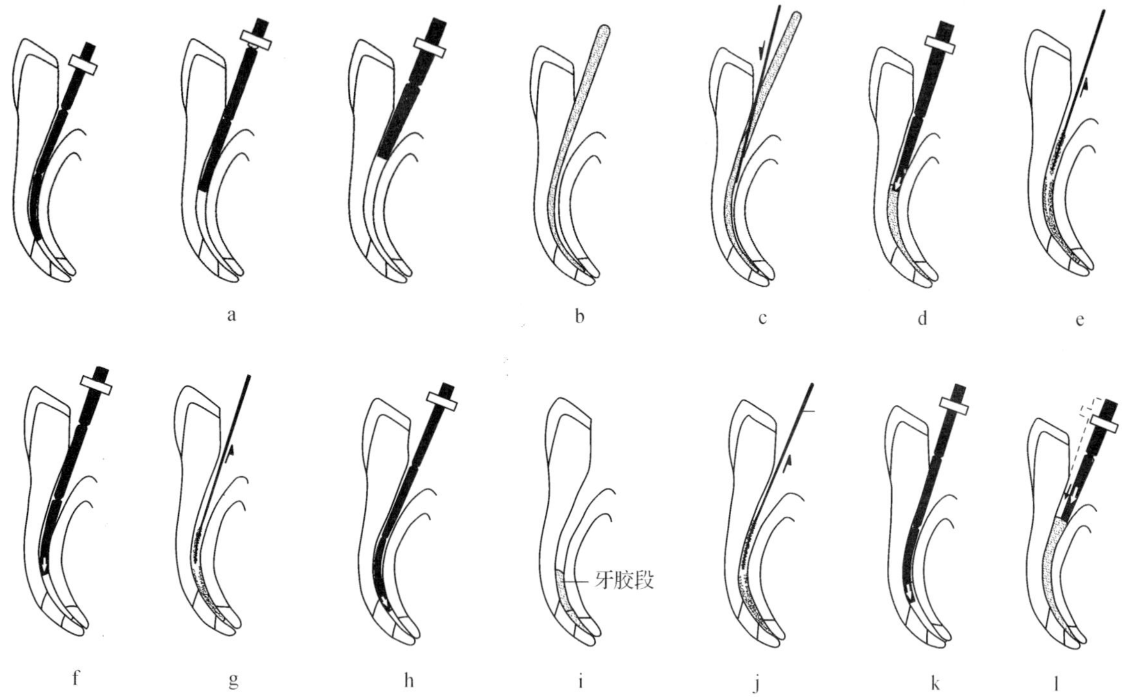

a. 选择三根不同直径的垂直充填器，最细的一根可到达距离根尖5～7 mm处，另外两根到达的位置与前一根相距2～3 mm　b. 选择一根非标准型辅牙胶尖到达距工作长度1 mm处　c. 在根管口处用携热器烫去多余牙胶　d. 用所选的最粗的垂直充填器加压　e. 携热器加热软化牙胶　f. 第二根垂直充填器加压　g. 携热器再次加热软化牙胶　h. 最细的垂直充填器加压充填，使牙胶充填根尖5～7 mm　i. 根管内加入牙胶段　j. 携热器加热软化牙胶　k. 垂直充填器加压充填　l. 分次加入牙胶段，软化，加压直至根管口，完成充填

图6-26　热牙胶垂直充填法示意图

（4）高温牙胶热塑注射充填法

高温牙胶热塑注射充填法（high temperature thermoplasticized injectable technique）由Yee于1977年首次报道，1986年Marlin将高温热塑注射系统定名为Obtura。ObturaⅠ型系统包括一台电控加热仪、手枪式注射器和18～22号的针头。将牙胶加热至160℃使其软化，用注射器将其注入根管来完成根管充填。后来研制的ObturaⅡ型系统（图6-27）附数字温度指示器，能精确调控温度，并能与封闭剂合用和在根管内做垂直加压运动。该方法能充填细小弯曲的不规则死角、根管内交通支和侧副根管，将整个根管系统彻底封闭，但不易控制充填材料的用量，容易超填。目前有人将热牙胶垂直法与ObturaⅡ型系统结合起来，即用热牙胶垂直法充填根尖部5～7 mm后，再用ObturaⅡ型系统充填根管其余部分，可以大大缩短操作时间。

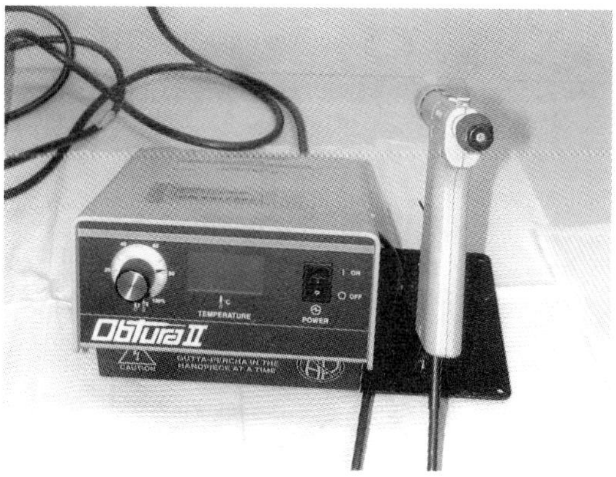

图6-27　ObturaⅡ型热牙胶注射系统

（5）低温牙胶热塑充填法

1984年由Michanowicz和Czonskowsky最早报道了低温（70℃）热塑注射法（low temperature thermoplasticized injectable technique）。采用Ultrafil根管充填系统，包括注射器、便携式加热器和装有含

牙胶套管针的材料盒。将套管针预热后插入注射器，置入根管内预定深度，将牙胶注入根管，直至髓腔内可看到牙胶为止。有研究表明，该类牙胶黏性大，不便于垂直加压，可能发生欠填或超填。

Ultrafil-3D 系统（图 6-28）是 Ultrafil 系统的最新改良产品，包括加热器、注射枪、3 种类型牙胶、Successfil 钛核中心及 Successfil 牙胶。Ultrafil-3D 系统备有 3 种不同黏度的牙胶材料，成分均与常规医用牙胶相同，其良好流动性来源于医疗专利生产技术。Regularset 牙胶（30 分钟硬固）和 firmset 牙胶（4 分钟硬固）具有良好的流动性，用于简单注射充填技术，无需加压，硬固时间不同是两者的主要区别；endoset 牙胶（2 分钟硬固）是一种流动性较弱、黏性较高的牙胶，需要使用侧压充填器和（或）垂直充填器进行加压充填。牙胶均

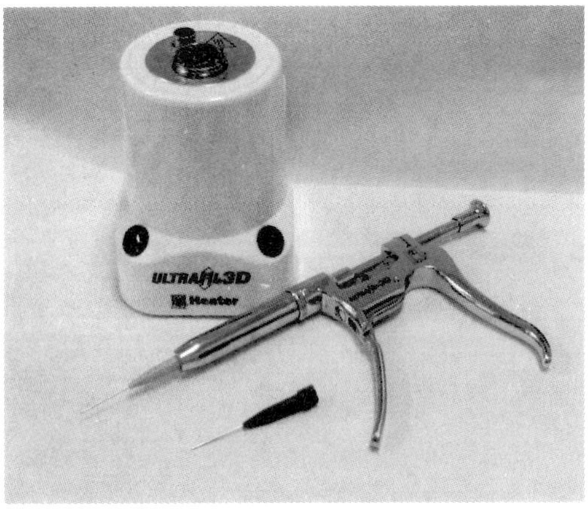

图 6-28　Ultrafil-3D 热牙胶注射系统

封装于套管之中，其注射针头直径 0.69 mm，要求扩大根管，使套管针能插入距根尖孔至少 8～10 mm的位置，当根尖孔直径大于 15 号锉时要求做好根尖屏障。Successfil 钛核中心可用于输送 Successfil 牙胶至根尖部，或裹以 Successfil 牙胶作为充填物留置根管中，从而完成根尖屏障或根管充填。

（6）Thermafil 充填法

1988 年 Johnson 进一步介绍了他本人 1978 年所描述的 Thermafil 充填方法（Thermafil obturation technique），使之更为完善。该系统由一个加热软化炉（Thermaprep）和一组 alpha 相牙胶包裹的带柄不锈钢或塑料轴（亦称为充填体）组成（图 6-29）。充填体粗细大小与根管锉相配套，便于选择使用。充填体置于加热炉中加热，软化后插入根管内达操作长度，去除多余的轴体和柄，即完成根管充填。操作方便而简捷，适于大小和形状各异的根管。

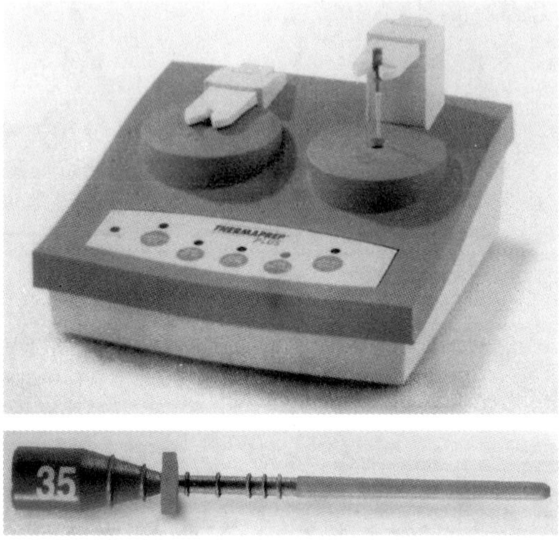

图 6-29　Thermafil 热牙胶充填系统

五、根管治疗期间或治疗后可能发生的并发症

在根管治疗期间或治疗后，由于受人体差异、患牙内层解剖变异以及医生临床经验不足、治疗条件限制等因素影响，可能出现并发症，应尽可能避免。一旦发生，应积极采取措施，以达到减轻患者痛苦、保存患牙的目的。

1. 髓室底与侧壁穿孔

（1）原因

A. 解剖因素　髓腔解剖异常；髓腔增龄性变化，使髓室顶与髓室底非常接近，解剖标志不清；髓室由于病理性钙化，髓石形成，较多数的髓石与髓

室底或侧壁粘连，使髓室解剖不清。

B. 术者对牙体内层解剖不熟悉，尤其是对髓腔解剖可能出现的变异及生理性、病理性变化了解不够。

C. 术者临床经验不足，操作不当，尤其在使用高速涡轮机开髓时，不够仔细。

(2) 临床特征

A. 如为死髓牙，在开髓过程中，发现有出血小孔，探诊疼痛，应疑为髓室底或侧壁已磨穿。如欲明确诊断，可将光滑髓针从该出血小孔穿入，拍摄X线片，可帮助确诊。

B. 如为活髓牙，应在局麻下操作。患者无疼痛反应，出现出血小孔，首先应根据牙体内层解剖，明确是否为根管口。如有疑问，亦可采用上述插针拍片的方法，以明确诊断。

C. 后牙残冠伴有陈旧性髓室底或侧壁穿孔病例，往往可见穿孔处有肉芽组织增生，呈息肉状，X线片上可看到穿孔相应部位有骨质稀疏阴影。

(3) 处理

A. 新鲜小穿孔，穿孔直径小于 2 mm，一般位于牙槽骨内，不与外界交通者可用生理盐水冲洗吸干，止血后，用可硬化氢氧化钙(Dycal)覆盖创面，再覆以玻璃离子水门汀修复穿孔，或用穿孔修复材料(mineral trioxide aggregation, MTA)修复。

B. 陈旧性小穿孔，首先应在局部麻醉下刮除穿孔处肉芽组织，冲洗、止血，干燥后，用 Dycal 和玻璃离子水门汀修复，或用穿孔修复材料 MTA 修复。

(4) 预防

A. 开髓前，应清楚了解该牙的内层解剖，以及可能出现的变异和生理、病理性的变化。

B. 拍摄X线片，根据X线片了解髓室的位置和形态，尤其应注意髓室顶与髓室底的位置及髓室顶与𬌗面之间牙体组织的厚度。

C. 使用高速涡轮机开髓时，应注意车针进入的深度，可参照X线片，不应超过X线片显示的髓室顶与𬌗面之间牙体组织的厚度。在接近髓室顶，髓角暴露后，应改用慢速手机继续开髓。

2. 台阶、根尖拉开及根管侧壁穿孔

(1) 原因

A. 解剖因素　前牙粗而直的根管，在根管预备过程中，一般不会出现台阶(ledge)和侧穿(perforation)，这些情况往往出现于后牙弯曲细小根管的预备过程中。

B. 技术原因　对于后牙弯曲细小根管的预备未能采用相应的根管预备技术。

(2) 临床特征

A. 台阶往往形成于根管的弯曲部位，一旦形成，则扩大器械难以继续深入。

B. 根尖拉开一般形成于近根尖孔或根尖孔处，使根尖孔扩大，破坏根尖孔的正常解剖形态，而使根管充填难以密合。

C. 形成于近根尖孔的台阶，未被及时发现与纠正，继续按原方向预备根管，则往往可发生根管侧壁穿孔，患者可觉疼痛，并有鲜血渗出。

(3) 处理

A. 参照X线片，分析台阶形成的原因及所在部位，选用较细的扩大器械，根据根管走向预弯，避开台阶，寻找正常根管通道。也可选用较细的超声锉(15 号)预弯后，采用较小超声功率，在启动状态下，慢慢进入。一旦通过台阶部位，达到根管工作长度，不要急于退出，应反复扩锉，以求消除台阶，并为再次进入创造条件。

B. 根尖拉开或根管侧壁穿孔，可使用氢氧化钙糊剂作根管充填糊剂与牙胶尖一起，尽可能严密充填主根管。侧壁穿孔者也可以在根管显微镜下用 MTA 修复。

(4) 预防

A. 在开髓、制备进路时，应根据根管预备的要求进行，力求消除根管第一弯曲部。

B. 弯曲细小根管的预备应采用常规器械逐步

后退法或改良逐步后退法、镍钛机用器械的冠根向预备法等根管预备技术，避免台阶、根尖拉开、根管侧壁穿孔的发生，并获得较为理想的根管预备效果。

3. 根管器械折断

（1）原因

A. 根管预备器械使用时间过长，或使用过度，已出现裂纹，螺纹拉直，甚至出现螺纹逆转，再继续使用往往可导致器械折断于根管内。

B. 操作技术不当，如扩大根管用力过猛，大幅度旋转，未按照常规由细到粗循序使用器械都可能导致根管扩大器械折断。将拔髓针进入弯曲细小根管较深部位，往往不能退出，而致拔髓针折断。

（2）处理

A. 尽可能将折断于根管内的器械从根管口取出，具体方法见第七章第二节。

B. 如器械折断于根尖部难以取出，则可将其作为根管充填物留在根管内，严密充填其上部根管，并作观察，如仍有症状，可考虑作根尖切除术。

C. 亦可改作塑化术。

（3）预防

A. 术前应仔细检查器械，发现有裂纹、螺纹变化等金属疲劳现象，应即时更换。

B. 提高操作技术，遵守操作规范：第一，根管扩大时，力量适当，不可用猛力强行深入根管；第二，使用扩孔钻时，应作小幅度的旋转，一般在90°～180°之间，避免360°大幅度旋转；使用扩孔锉时，应以提拉动作为主；第三，从细到粗循序按号使用扩大器械，不得跳号；第四，拔髓针只限于进入根管较直部位，死髓牙不宜使用。

4. 器械误入消化道与呼吸道

在根管治疗过程中，一旦发生根管器械误入消化道与呼吸道，会给患者带来严重的不良后果，应尽可能避免。

（1）原因

A. 在根管治疗过程中未采用橡皮障、安全链等安全预防措施。

B. 术者思想不集中，或工作时间过长，工作手指沾上唾液均易造成器械滑脱。

C. 患者由于治疗时间过长或不适，产生突发性的咳嗽或吞咽反应。

（2）处理

A. 误入消化道者，应立即作胸腹部X线检查，以明确器械所在位置，并请内外科有关医师会诊。一般情况，经过24～48小时，器械可随大便排出。在此期间应让患者进食富含纤维和黏滑性食物，如韭菜、香蕉等，使其包绕根管器械，避免损伤消化道，并易于随大便排出。排出之前，应密切监护观察，避免剧烈运动，最好卧床休息。如器械滞留消化道内，应请外科医师会诊，考虑手术取出。

B. 误入呼吸道，器械在上呼吸道时，患者可产生剧烈的呛咳等反应，应立即放平治疗椅使患者平卧头向侧方，并马上请耳鼻喉科、胸外科医生会诊，尽可能用气管镜取出。如器械进入下呼吸道，临床症状可暂时缓解，但后果更为严重，应请胸外科医生会诊，采用纤维支气管镜等先进技术尽可能取出。不能取出的，难免行开胸手术。

（3）预防

A. 在整个根管治疗过程中，应尽可能使用橡皮障及安全链等安全措施。

B. 术者在治疗过程中，思想应高度集中，尤其是后牙的根管治疗。

C. 术者每次治疗时间不宜过长，如感到手指疲劳，应稍事休息，以保持手指的灵活性。

D. 随时擦去沾于手套上的唾液，保持工作手指的干燥，避免器械滑脱。

E. 治疗过程中，应密切注意患者的反应，避免患者突发性的反应造成意外。

F. 术者发生器械从手中滑脱，应立即将右手放入患者口腔中，使其不能闭口，以阻断患者发生吞咽反射，并用左手托住患者头部，使其前倾或侧转，这样可使器械滑到口腔前部，及时取出，避免事故发生。

5. 皮下气肿

（1）原因

A. 用过氧化氢冲洗根管时，压力过大，致将过氧化氢冲出根尖孔，通过根尖周组织滞留软组织中。

B. 用气枪干燥根管时，气流过大过猛，可通过根尖孔，进入根尖周组织，甚至进入周围软组织。

（2）临床特征

A. 过氧化氢刚冲出根尖孔时，会有疼痛反应，数分钟后疼痛消失。

B. 表现为患牙相应部位的软组织（颊部、眶下区等）肿胀，不红，无痛，有捻发音。

（3）处理

一般可自行吸收消退，但应服用适当的抗菌药物预防感染。

（4）预防

A. 使用过氧化氢冲洗根管时，针头进入根管的2/3左右即可，针筒加压不要太大，让冲洗液能及时从根管口流出。

B. 使用气枪干燥根管时，气流不要过急过猛，尤其是已完成预备的根管，应以棉签、纸尖吸干为宜。

6. 根管充填不足与充填过度

充填不足包括两方面，一是指充填物未达根尖孔最狭窄部，即生理性根尖孔（距X线片显示的根尖约1 mm左右）；二是指根管充填不密合，未能将整个主根管三维立体严密充填。充填不足称欠充，充填过度称超充，系指根管充填糊剂与牙胶尖超越上述生理性根尖孔。

（1）原因

A. 根充不足的可能原因　根管预备不足，未达要求的根管工作长度及所要求的粗细号码；主牙胶尖充填未达要求根管工作长度和所要求粗细号码；未采用侧压充填技术或侧压充填不足。

B. 超充的可能原因　根管预备过度；未能选择好合适的主牙胶尖，所用主牙胶尖往往过细；主牙胶尖进入时过快，往往会将根管糊剂推出根尖孔。

（2）临床特征

A. 根充不足者　早期一般不会有临床症状，但影响根尖周组织的愈合；远期可造成根尖周组织破坏或使原有病损扩展。

B. 超充者　根充后即可引起疼痛反应，重者可导致根尖周组织肿胀。

（3）处理

A. 根充不足者　应拆除原有根管充填物，调整至正确根管工作长度，重新根管预备，选择相应合适主牙胶尖作根管充填，经X线片证实方可；采用侧压充填技术，将整个根管三维立体严密充填。

B. 超充者　根管充填当时即发现超充者，应根据X线显示超充情况进行调整，重新充填根管。根管充填糊剂，如碘仿糊剂或氢氧化钙糊剂超出根尖孔，则不易取除，一般经过一段时间后会自行吸收。如术后发现牙胶尖超充，但超充不多，在1～2 mm之内时，可予以观察；如超充较多，则应拆除原有充填物。拆除时，应非常小心，主牙胶尖往往易于在根尖孔处断裂。使用H型扩孔锉卡紧牙胶尖，并轻轻地贴靠根管壁，有助于主牙胶尖的完整取出。未能将超充物从根管口取出者，应考虑采用根尖手术。

（4）预防

A. 正确充分预备根管，应达到根管要求工作长度及要求粗细号码，一般应比初尖锉大3个等级号码为准。

B. 选择合适的主牙胶尖，有条件的尽可能采用国际标准化生产的牙胶尖。过粗易致充填不足，过细则导致超充。

C. 采用侧压充填技术，三维立体严密充填根管。

7. 牙折

在根管治疗过程中发生的牙折，可分为冠折与根折两部分。

(1) 原因

A. 治疗前牙冠的牙体组织破坏范围较大，或已是残冠，去龋开髓后，进一步削弱牙体组织强度，咬物时稍有不慎，即易导致冠折。

B. 医生在寻求根管入口的过程中，过多地磨去牙体组织，亦易引起冠折。

C. 过度预备根管，因根管壁牙本质的丧失使牙根强度变弱而致根折。

D. 采用侧压技术充填根管时，侧压充填器挤压牙胶用力过大，易导致根折。

(2) 临床特征

A. 冠折者如累及牙根可有疼痛，否则无痛。

B. 过度根管预备及侧压充填引起的根折，往往是垂直性根折——纵折，患者出现咬合痛、叩痛。X线片可见垂直向的线状透射阴影。

(3) 处理

A. 冠折范围不大者，可用充填材料修复。一般复合树脂比银汞合金能增强牙的抗折能力。冠折范围较大者应作全冠修复。

B. 如发生牙根纵折，则愈合困难，预后不佳，需拔除。

(4) 预防

A. 牙体组织破坏较大的牙，在去龋开髓后应调𬌗。如患牙计划作冠修复的病例，则可降低咬𬌗，减少接触。

B. 在开髓寻求根管入口的过程中，应既有利于根管治疗的进行，又要尽可能地保留牙体组织。

C. 根管预备时，用力不可过猛，器械旋转幅度不宜过大，扩大至比初尖锉大3个等级号码即可。

D. 使用侧压充填器在侧方挤压时，所施压力不可过大。据Pitts(1983)研究证明7.2 kg的力量可导致纵折，而5 kg的力量被认为是恰当的。

8. 根管治疗期间的急症

在整个根管治疗过程中(包括根管治疗期间及根管充填后)，由于种种因素，有可能发生疼痛与根尖区的肿胀，被称为根管治疗期间急症(endodontic interappointment emergencies)，或根管治疗中的急性发作(flare-up in endodontics)。其发病率约为1.5%～22%。

(1) 原因

根管治疗期间急症的发生是多因素的，有细菌因素、化学介质、机体免疫、牙髓及根尖状况、治疗方法和操作技术水平等。其中操作技术是最相关的因素，与操作有关的主要有以下几个方面：

A. 根管预备不当　这被认为是发生根管治疗期间急症的最主要原因，包括两个方面：①未能正确确定根管工作长度，根管预备过程中根管器械超出根尖孔，进入根尖周组织，既可造成根尖周组织的机械性损伤，同时也将根管内感染物质带入根尖周组织。②根管预备方法不当。采用常规方法预备根管，由于根管器械在根管内的“活塞”作用，可使根管内含有细菌和内毒素的碎屑挤压出根尖孔，如预备方法不当，则更可加重病情。

B. 根管冲洗不当　根管冲洗时，针头进入根管太深，加压力量过大过急，都可能使次氯酸钠与过氧化氢等冲洗药液通过根尖孔，进入根尖周组织，造成机械性与化学性的刺激。

C. 根管内封药不当　选择药性过强、浓度过高的药物消毒根管，封药时药液过多，都可能造成对根尖周组织的刺激，而造成封药后疼痛。

D. 超充　无论是牙胶尖或根管糊剂的超充，

都可能刺激根尖周组织，引起疼痛和根尖区的肿胀。

（2）临床特征

A. 轻者，患者可有疼痛反应。检查患牙，可有叩痛，轻度松动，根尖区压痛。

B. 重者，疼痛反应剧烈，患牙可有明显叩痛与松动，局部肿胀，导致急性蜂窝组织炎。

（3）处理

A. 根管治疗期间　症状轻微者，给予抗菌止痛药物，观察数天，症状可消退；重症者，应开放髓腔，保持引流，降低咬䶩，全身给予抗菌止痛药物。如发生脓肿，应切开排脓，放置引流条，减轻症状，促进愈合。

B. 根管充填后　症状轻微者，可予以观察，通常在 24～48 小时后，症状会减退；症状较重，疼痛反应明显，应给予抗菌止痛药物；若已形成骨膜下或黏膜下脓肿，应切开引流；若由于超充引起术后反应，可根据超充的程度给予不同处理：主牙胶尖轻度超充（一般在 1 mm 左右），可予以观察，并给予抗菌止痛药物，一般数日后症状可消退，并不影响根尖周组织的愈合；主牙胶尖超充较多（一般在 2 mm 或 2 mm 以上），应拆除原有根充物，重新充填，并给予抗菌止痛药物，以消除超充刺激所带来的症状；如系根管糊剂超充，一般无需取出，亦无法取出。给予抗菌止痛药物消除症状，如根管糊剂为碘仿糊剂或氢氧化钙类，远期可吸收消散。

C. 根管冲洗不当引起的疼痛反应，在治疗后一段时间即可消退。

D. 根管内封药不当，可选用刺激性较弱，并有安抚止痛作用的药物，如樟脑酚、麝香草酚等。药液不宜太多，送入根管前应用棉卷吸去过多药液。

（4）预防

A. 正确良好的根管预备是预防和减轻术后反应的最有效措施。根管预备前可通过 X 线片定位法或使用根管工作长度测量仪确定根管工作长度，并在整个根管预备过程中，遵循和保持这个根管工作长度，避免根管预备器械超出根尖孔，减少损伤和反应。

正确的根管预备方法，主要包括：弯曲细小根管的预备，可采用逐步后退法、改良逐步后退法或冠根向深入法，这样既可获得较为理想的根管预备效果，又可减少术后反应。如采用常规法预备根管，在使用根管锉时，应多作提拉动作，以尽可能减少根管内容物从根尖孔推出。如有条件，可采用超声预备根管，应用超声高频震荡所引起的空化现象与超声流作用，可获得较为彻底、清洁、高效的根管预备效果。实验证明，应用超声预备根管，其根管内容物从根尖孔的溢出，明显少于手用预备器械，从而减轻术后反应。研究发现，术后有严重疼痛和肿胀的患者在治疗前都有不适或疼痛，其实这是急性根尖周炎发作的预兆。对于这些患者，在第一次就诊时，去龋开髓后，不要急于进行根管预备，可用次氯酸钠与过氧化氢冲洗髓室和根管，并作髓腔内的术前用药，如封入 FC 或樟脑酚等，并给予抗生素和止痛药。待第二次就诊，症状缓解时再作根管预备，可避免或减轻术后剧烈反应。

B. 根管冲洗时，针头进入根管约 2/3 左右，缓缓注入，使冲洗液能从根管口回流，将根管内碎屑带出。

C. 根管充填后应即刻拍摄 X 线片，以明确根管充填情况，如发现超填，应马上纠正，直至充填合适为止，以免后患。

D. 另外，在根管治疗期间常规进行调䶩，磨改牙齿，降低咬䶩，使其根尖组织压力减轻，减少刺激，从而减轻疼痛。也可以采用药物预防，如抗生素、非甾体类抗炎药物、甾体类抗炎药物、麻醉类镇痛药等。

（朱亚琴）

参 考 文 献

1 Cohen S, Burns R. C. Pathways of the pulp. eighth ed. Mosby, Inc. 2002

2 Walton RE, Torabinejad M.. Principles and practice of enzootics. 2nd ed, W. B. Saunder Comp, 1996

3 王晓仪. 现代根管治疗学. 北京:人民卫生出版社,2001

4 樊明文. 牙体牙髓病学. 北京:人民卫生出版社,2000

5 朱亚琴,王晓仪. 常用手持根管扩大器械对根管成形作用研究. 上海口腔医学,1998,7(1):37

6 夏文薇,王晓仪,徐欣. 后牙弯曲细小根管预备方法之成形作用研究. 上海口腔医学,1998,7(1):40

7 朱亚琴,王蓓,王晓仪. 5种手持根管器械预备弯曲人工根管的效果 Ⅰ. 切削能力比较. 上海口腔医学,1998,7(4):219

8 朱亚琴,夏文薇,王晓仪. 5种手持根管器械预备弯曲人工根管的效果 Ⅱ. 成形能力比较. 上海口腔医学,1998,7(4):221

9 梁宇红. 氢氧化钙促进硬组织沉积和抗菌作用的研究进展. 中华口腔医学会第六次全国牙体牙髓病学学术会议论文集,2002:113

10 杨卫东. 根管治疗期间急性发作防治的研究进展,国外医学口腔分册 2002,29(1):12

第五节　根尖成形术和根尖诱导成形术

根尖诱导成形术(apexification)是在牙根未形成之前发生牙髓严重病变或根尖周炎症的恒牙,在控制炎症的基础上,用药物及手术的方法保存根尖部的牙髓或根尖周组织,以沉积硬组织,促使牙根继续发育和根尖形成的治疗方法。根尖诱导成形术和根尖成形术(apexogenesis)的概念是不同的,根尖成形术是指牙根未形成之前因外伤、畸形或龋病等引起牙髓炎症的年轻恒牙,采用活髓保存术保存全部或部分活髓,使牙根继续发育并使根尖形成的治疗方法,主要指的是保存全部活髓的盖髓术和保存部分活髓的活髓切断术。盖髓术和活髓切断术在本章中已有讲述,本节主要讨论根尖诱导成形术的有关内容。

(一) 原理

恒牙萌出时,牙根已发育 1/2～2/3,牙齿萌出后,牙根的继续发育还需依赖于根管中的牙髓、根尖部的牙乳头和尖周组织中的上皮根鞘。萌出不久的年轻恒牙如果因为龋病、外伤或畸形等原因,使牙髓发生严重病变或根尖周的炎症,牙根的继续发育就会停止。牙根未发育完全的年轻恒牙的解剖形态其共同特点是:髓腔大、牙根短、根管粗、管壁薄、根尖敞开或根尖孔宽大。其根端形态主要有3种:喇叭口状、管壁平形状、管壁内聚状(见图6-30)。治疗时的根端形态主要取决于牙髓及根尖周发生炎症坏死时牙根停止发育时的状态,如牙根停止发育早,则根端呈喇叭口的可能性就大,反之,牙根停止发育晚,则管壁呈内聚状的可能性大。

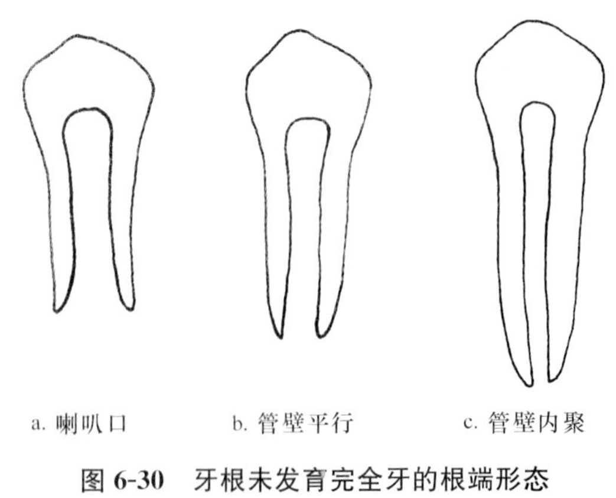

a. 喇叭口　　b. 管壁平行　　c. 管壁内聚

图 6-30　牙根未发育完全牙的根端形态

当年轻恒牙发生牙髓、尖周病变后,诱导根尖形成所依赖的组织有:

1. 根尖部残留的生活牙髓

可分化为成牙本质细胞,沉积牙本质,继续发育牙根,所形成的牙根近似于正常牙根。

2. 根尖端的牙乳头

牙髓被破坏后，根尖端全部或大部分保留存活的牙乳头，也可分化为成牙本质细胞，使牙根继续发育成形。

3. 尖周组织中的上皮根鞘

牙髓坏死并发尖周炎症后，当感染得到控制，炎症消除后，幸存的上皮根鞘或上皮根鞘功能恢复，也可以在根尖处沉积硬组织，使根端闭合。

经根尖诱导成形术治疗，愈合后的牙根形态与炎症的程度、根尖组织的破坏程度、个体的差异、治疗措施等多种因素有关，主要有以下 4 种形式(见图 6-31)：

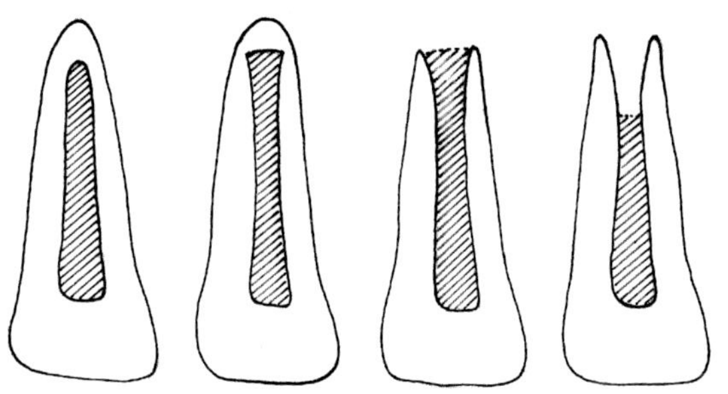

图 6-31 根尖诱导成形术愈合的四种形式

1. 根尖继续发育，管腔缩小，根尖封闭，同正常牙根形态。

2. 根管管腔无变化，根尖封闭。

3. X 线片上未显示牙根的发育状态，但根管内探查有阻力，说明根尖处有钙化屏障。

4. X 线片上见钙化屏障在根端 1/3 处形成。

很多临床病例也证明，牙根未发育完全的年轻恒牙，其根尖部的细胞是具有潜在能力的，在炎症消除后，能进行细胞分化，不仅继续形成根尖的牙齿组织，而且可使根尖周组织重建。

（二）适应证

1. 炎症波及根髓而不能保留根髓的年轻恒牙。

2. 牙髓全部坏死或并发根尖周炎症的年轻恒牙。

值得注意的是年轻恒牙并不是专指青少年牙根还未发育完全的牙齿，只要是牙根未发育完全的恒牙，不论患者本身是成人还是青少年，都应该是年轻恒牙。

（三）治疗步骤和注意事项

根尖诱导成形术在遵循根管治疗术基本原则的同时，特别强调通过根管消毒以控制感染，并且增加了药物诱导环节，因而整个治疗周期较长。主要分为三个阶段：第一阶段为控制感染，消除炎症；第二阶段为诱导根尖形成阶段，费时最长，视牙根继续发育所需的时间不等，约为 6 个月到 2 年；第三阶段为根管永久充填及修复。

1. 治疗步骤

(1) 常规备洞开髓

开髓制洞的位置和大小应尽可能使根管器械循直线方向进入根管。

(2) 根管预备

去除感染组织，生理盐水冲洗根管，必要时可以采用 0.5%～1%次氯酸钠和 3%双氧水交替冲洗。因为年轻恒牙根管粗大、根尖孔喇叭口，冲洗液极易进入根管深部，高浓度的次氯酸钠(国外常用浓度为 5.25%或 2%)对根尖部生活牙髓和根尖周组织的刺激性太大，所以在根尖诱导成形术中不主张采用。为减少对根尖周组织的刺激，最后还需以生理盐水冲洗。同时，为了避免预备和封药损伤尖周组织，尽力保存根尖部的生活组织，根管器械进入根管的深度需比 X 线片显示的根尖短 1～2 mm。

(3) 根管消毒

吸干根管，封消毒力强、刺激性小的药物于根管内，如木榴油、樟脑酚、碘仿糊剂、抗生素制剂，每周更换1次，至无渗出、无症状为止。根尖周有病变的患牙，可封抗生素糊剂，每1～3个月更换1次，直至炎症消除为止。

（4）药物诱导

先取出根管内封药，放入可诱导根尖成形的药物，如氢氧化钙制剂，逐层填入，填满根管，使其接触根尖组织。因需治疗的牙齿根管粗大，所以在具体操作时要注意动作轻柔，可用小镊子夹取细小酒精棉球蘸取制剂轻压使其慢慢进入根尖处。如根尖端残留生活牙髓，需使氢氧化钙制剂与残髓断面紧密接触，才能使之很好地发挥作用。建议采用X线阻射的氢氧化钙制剂，以便填入后摄X线可确定氢氧化钙制剂已与残髓断面紧密接触。

（5）暂时充填窝洞，随访观察

治疗后每3～6个月复查一次，复查时注意有无临床症状，如有无疼痛、肿胀、瘘道、牙松动度及能否行使功能等，还应摄X线片检查根尖情况和根尖形成状态，至根尖形成或根端闭合为止，时间大约为6个月到2年。在此阶段因观察时间较长，应注意暂时充填材料的封闭性能，必须确保冠部的封闭，防止冠部微渗漏。临床上不乏因冠渗漏致根管再感染而使治疗失败的病例，建议必要时采用永久性的充填材料做暂时充填。定期观察时还应注意：由于根尖区的渗出液可能溶解根管内的氢氧化钙，或者发生炎症性吸收，所以一旦X线发现根管内的氢氧化钙（尤指根尖端）不致密，应重新处理后再次充填入氢氧化钙糊剂。

（6）根管充填

X线片检查显示根尖延长或有钙化组织沉积、根端闭合或根管内器械探及根尖端硬组织封闭，即可行根管充填。由于年轻恒牙行根尖诱导成形术后，绝大多数根管的管腔形态与正常的从冠方到根尖的圆锥形不同，是互相平行的，有时甚至是根尖方大于冠方的不规则形态，所以用传统的冷侧压充填法无法真正使根充密合。建议采用热牙胶充填法进行根管充填，如采用热侧压充填时，酌情可将牙胶尖倒置进入根管进行加压，使根充更易密合。

病例*：11岁女孩上前牙外伤后18个月，冠折，左上中切牙露髓，摄片示根尖喇叭口状，根尖阴影；采用氢氧化钙根尖诱导成形术，治疗过程如下：

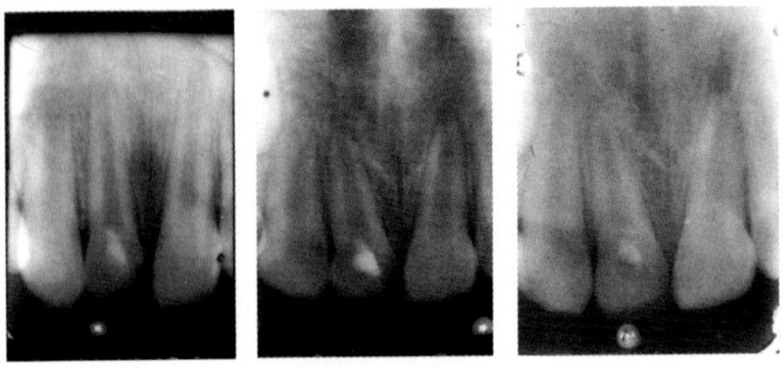

a. 术前　　b. 术后6个月　　c. 术后11个月

图6-32　根尖成形术

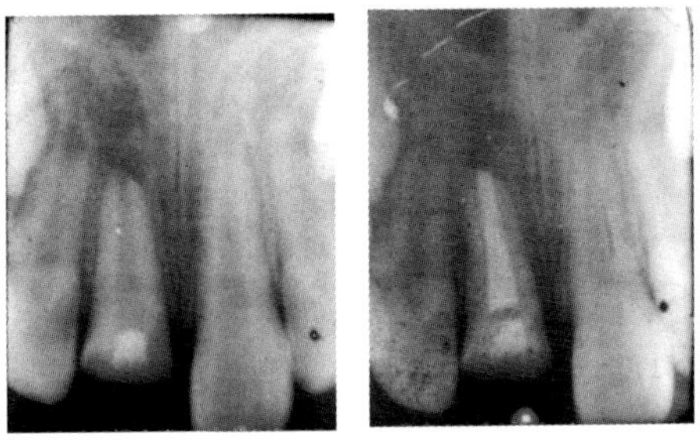

a. 术前　　b. 术后

图6-33　根尖诱导成形术

2. 注意事项

（1）彻底清除感染物质。

（2）测量根管长度，避免将感染物质推出根尖孔或刺伤根尖组织。

（3）掌握根充时机。

（四）药物

（1）氢氧化钙制剂

氢氧化钙是一种白色粉末，微溶于水，并有少量离解成钙离子和氢氧根离子。氢氧化钙制剂具

*注：病例资料来源：Colour Atlas of Endodontics，J. J. Messing，C. J. R. Stock，1988

有强碱性，pH 值一般在 9～12 之间（平均值为 11），可抑制细菌的生长及中和炎症所产生的酸性物质，并可促进碱性磷酸酶的活性和根尖周结缔组织细胞的分化，所以能诱导根尖周组织产生类牙骨质和类骨质，以延长牙根，封闭根尖孔。若根尖端尚存生活牙髓，氢氧化钙还可诱导骨样牙本质、管样牙本质的沉积，使继续发育的牙根结构更加完善。同时还发现，钙离子可以增加局部毛细血管的通透性，对细胞分裂有诱导作用，由于膜结合钙通道的去极化或活化，使钙离子可以通过细胞膜，因而在修复中起了重要的作用。

由于氢氧化钙的生物学特性，氢氧化钙制剂既是控制根管感染的药物，又可以是牙根继续发育的诱导剂，是目前诱导根尖形成的首选药物。

氢氧化钙处方种类繁多，均由氢氧化钙、赋形剂和其他添加剂组成。赋形剂决定离子解离速度，直接影响氢氧化钙的药理作用。理想的赋形剂应具备以下优点：缓慢释放钙离子和羟基离子，能允许氢氧化钙在组织内缓慢释放，对氢氧化钙的药理作用没有影响。

赋形剂大致可分为三类：水性如生理盐水、蒸馏水、林格氏液；黏性如甘油、聚乙二醇、丙二醇；油性如樟脑对氯酚、醋酸间甲酚酯。添加剂则主要是碘仿、抗生素、激素、硫酸钡等一些加强抗感染和显影等辅助作用的成分。氢氧化钙的各种商品制剂很多，如 Vitapex、Dycal、Calxyl、Calvital、Pulpdent 等。但是，在临床上运用时有一定的困难，主要是既难以充填至根尖也难以充填密合，而如果不能很好地与组织断面紧密接触，就不能很好地发挥作用。另外，氢氧化钙是容易被吸收的制剂，若尖周炎症未能控制，吸收后炎症结缔组织进入根管，反而可影响根尖的正常修复。所以氢氧化钙制剂在根尖诱导成形术中的运用尚有一定的局限性。

（2）无机三氧化聚合物（mineral trioxide aggregate，MTA）

1993 年 Lee 首先报道用于修复根管侧穿。其主要成分为硅酸钙、氧化三钙和氧化硅等，赋形剂为细小的亲水颗粒，有较好的生物相容性，即使超充，其表面仍可形成完整的钙化带；充填后极少产生微渗漏，封闭性能良好；亲水性好，与无菌水按比例调和，可在潮湿环境中硬固；有较明显的 X 线阻射性。另外，最近的研究的表明，虽然 MTA 组分中没有氢氧化钙成分，但它的氧化钙成分可以和组织渗出液反应生成氢氧化钙，从而发挥其作用。由于 MTA 的这些特性，对于成年人曾接受根尖诱导成形术而无根尖屏障者或经不规范的牙髓治疗而未获疗效者均可采用此术，尤其对于牙髓已坏死的病例，疗效优于采用氢氧化钙的根尖诱导成形术。

MTA 根尖诱导成形术步骤：根管预备完成后，用氢氧化钙糊剂封闭消毒 1 周，将 MTA 置入根尖区 3～4 mm，严密充填，于 MTA 表面放置湿棉球暂封 1 周后，根管上部即可用牙胶行永久性根充及冠部严密充填或冠修复。国内外均有学者报道由于 MTA 的运用，提高了根尖诱导成形术的成功率，并且大大的缩短了疗程。

（3）抗生素制剂

在根尖诱导成形术中，感染的控制是至关重要的，有报道认为只要控制了感染，不需要根尖诱导药物，也可以使根尖继续发育并且达到根端闭合的目的。作为根尖诱导药物的抗生素制剂的种类也很多，各家报道不一。配方一般是用抗菌药物（如四环素、甲硝唑等），加上激素类药（如地塞米松）以及抗菌增效剂组成，采用氧化锌和木榴油调制，以增加抗菌、消炎作用，有效地控制根管内感染。

抗生素制剂的根尖诱导作用可能主要在于控制了根管内感染，继而消除了根尖周的炎症，恢复了根尖周结缔组织细胞的活力和上皮根鞘的功能，从而使牙根继续发育，或沉积类牙骨质和牙骨质封闭根尖孔。

最近国内也有报道采用中药抗菌制剂进行根尖诱导术，成功率较高。例如，中药黄连具有抗菌、消炎作用，有研究表明它可能还具有诱导细胞分化的功能，将黄连与其他药剂配制成复方糊剂应用于年轻恒牙的根尖诱导成形研究中。动物实验结果已表明，该糊剂有诱导修复性牙本质形成的作用，其抗菌、消炎效果优于氢氧化钙。当然，长期的临床观察结果还有待进一步证实。

(4) 其他

① 磷酸钙生物陶瓷

目前生物相容性最好的人工合成材料，其基本成分与人牙本质和牙骨质的无机成分相似，无成骨性，但可提供骨组织沉积的生理基质，引导骨组织长入，具有骨引导性。但由于生物陶瓷本身没有抗菌消炎控制根管内感染的作用，所以在临床的使用要配合其他药物的使用，才能达到满意的治疗效果。国内外均有相关报道，但在临床上未能广泛使用。

② 骨形成蛋白(bone morphogenetic proteins, BMP)

骨形成蛋白是一系列调控骨组织和软骨组织生长的蛋白质，早先的研究已经发现其中的骨形成蛋白-7与牙齿及周围的骨组织生长有关，目前与齿科相关的研究报道主要集中于种植牙及牙周骨组织的形成，虽未见与根尖诱导成形术相关的报道，但其能诱导骨形成的特性，值得作为以后的发展方向之一。

(夏文薇)

参考文献

1 Witherspoon, D. E. and K. Ham, One-visit apexification: technique for inducing root-end barrier formation in apical closures. Pract Proced Aesthet Dent, 2001, 13(6): 455～460; quiz 462

2 Schmitt, D., J. Lee, and G. Bogen, Multifaceted use of ProRoot MTA root canal repair material. Pediatr Dent, 2001, 23(4): 326～330

3 Torabinejad, M. and N. Chivian, Clinical applications of mineral trioxide aggregate. J Endod, 1999, 25(3): 197～205

4 文玲英. 控制根管感染诱导根尖形成. 牙体牙髓牙周病学杂志, 1999, 9(2):138

5 方军. 根尖诱导成形术的研究进展. 牙体牙髓牙周病学杂志, 2000, 10(1):42

6 Chosack A, Sela J, Cleaton-Jones P. A histological and quantitative histomorphometric study of apexification of nonvital permanent incisors of vervet monkeys after repeated root filling with a calcium hydroxide paste. Endod Dent Traumatol, 1997, 13:211～217

7 Torabinejad M, Pitt Ford T, Abedi H. Tissue reaction to implanted potential root-end filling materials in the tibia and mandible of guinea pigs. J Endo. 1998, 24:468～471

8 Nakata T, Bae K, Baumgartner J. Perforation repair comparing mineral trioxide aggregate and amalgam using an anaerobic bacterial leakage model. J Endo. 1998, 24:184～186

9 Holland R, Valdir D, Nery J. Reaction of rat connective tissue to implanted dentin tubes filled with MTA or calcium hydroxide. J Endo. 1999, 25:161～166

10 Faraco Juinor IM, Holland R. Histomorphological response of dogs' dental pulp capped with white mineral trioxide aggregate. Braz Dent J 2004, 15(2): 104～108

11 Holland R, Souza V, Nery MJ. Reaction of rat connective tissue to implanted dentin tubes filled with a white mineral trioxide aggregate. Braz Dent J, 2002, 13:23～26

12 J. J. Messing, C. J. R. Stock. Colour Atlas of Endodontics. Wolfe Medical Publication, 1988

13 C. J. R. Stock, C. F. Nehammer. Endodontics in Practice. British Dental Association, 1989

第六节 牙根纵裂的病因、诊断和治疗

牙根纵裂(vertical root fracture)是指牙根从根管延伸到牙周膜的纵向折裂，可从牙根下1/3段延伸至根中1/3段，甚至根颈1/3段，但不涉及牙冠。其发病率虽不高，但病因复杂，临床诊治亦有一定困难，且预后不佳。

一、组织病理表现

牙根纵裂一般皆通过根管腔或根尖孔延伸至牙根的颊舌面。裂隙中的牙本质髓腔面有凹陷性吸收，其中充以肉芽组织。裂隙的根面也有吸收区，附着其上的软组织多数也呈慢性炎症病变，肉芽组织常伸入裂隙内。纵向切片上见到根尖1/3段主裂隙内壁有明显的牙本质吸收，使主裂隙在根尖部明显增宽，这种变宽多半是裂隙侧壁牙本质吸收造成的(图6-34a、b)。由此在根尖片上也显示出根尖的相应部位明显变宽，并作为牙根纵裂的主要依据。

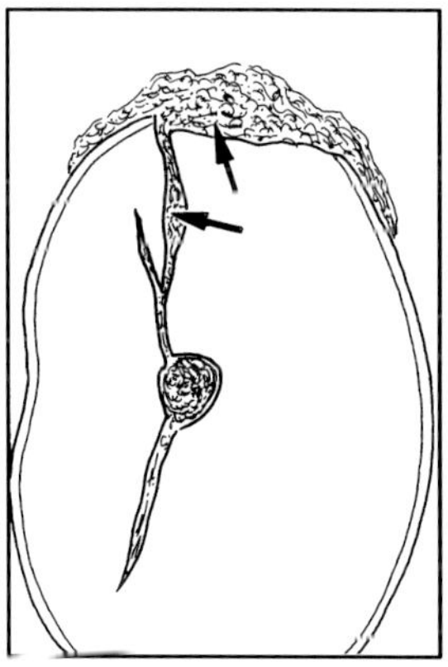

a. 箭头示肉芽组织伸入裂隙

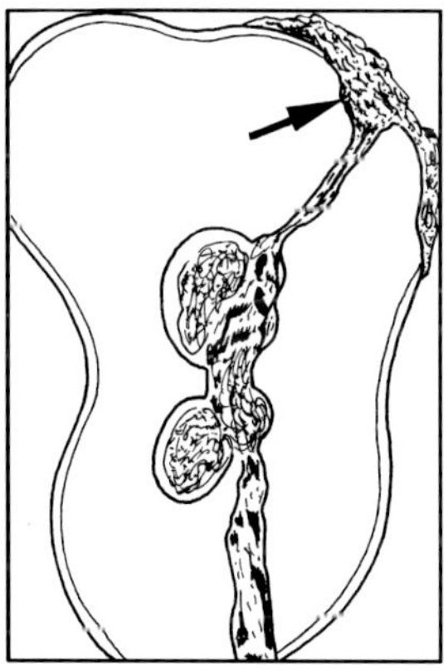

b. 牙根面吸收

图6-34　牙根纵裂横剖面

二、病　因

（一）无髓牙与牙根纵裂的关系

有文献指出，无髓牙的牙根纵裂在所有牙根纵裂病例中占80%。无髓牙即经过根管治疗后的牙。由于根管治疗是保存患牙最主要的治疗方法，近20年来，随着根管治疗学的发展，医疗器械和材料的改进，越来越多的患牙通过根管治疗术得以保存，因而牙根纵裂发生率亦呈现上升的趋势，所以近年来对其病因学方面的研究日益增多。造成无髓牙牙根纵裂的原因很多，除因牙本质脱水、失去弹性，牙变脆，致使牙抗折力降低等内因外，根管充填过程中充填压力、根管预备的大小、桩核冠修复过程中桩钉的设计等因素也与牙根纵裂密切相关。洪瑾等近年来采用三维建模的方法，在建立下颌第一磨牙有限元模型的基础上，从生物力学的角度，运用计算机技术对上述诸多因素进行探讨和研究。

1. 根管预备方法对无髓牙根管壁应力的影响

（1）建立下颌第一磨牙有限元模型

选择一符合我国人外形特点的离体右下颌第一磨牙，经CT断层扫描摄片及图像处理，将其数值化，输入计算机，通过特定的程序，建立下颌第一磨牙三维有限元模型。模拟咬𬌗过程，计算在垂直和侧向咬𬌗力为250 N时管壁各部的最大应力值。

（2）建立修改模型

在已建立的下颌第一磨牙有限元模型的基础上，模拟根管的常规预备法和逐步后退预备法修改模型。以同样的加载力量和加载方向，计算两种修改模型各部及3个根管壁各部的最大应力值，并与原模型的应力值比较。

（3）计算结果

显示两种修改模型的应力值接近或略小于原模型。无论用常规法或逐步后退法根管预备，无髓牙在咬𬌗过程中对根管壁产生的应力都不会发生明显的改变，上述两种根管预备方法在根管治疗过程中不仅有效而且安全，临床医生在应用过程中可以根据根管的实际情况，选择不同的预备方法。

2. 根管预备程度对无髓牙根管壁应力的影响

(1) 建立实验模型

以已建立的下颌第一磨牙模拟常规法根管预备修改的实验模型为对照模型，在对照模型上修改根管腔的直径，建立修改模型，使修改模型的根管腔直径为该牙根近、远、中径1/3和1/2，对照模型的根管直径接近牙根近、远、中径的1/4。

(2) 应力计算

计算两种修改模型在垂直和侧向加载时牙齿各部和3个根管壁各部的最大应力，并与对照模型的应力值比较。

(3) 计算结果

显示根管腔直径的增大会引起根管壁应力的升高，这种变化主要出现在根管口和根上1/3段。由于牙体组织过度丧失，根管壁过薄，削弱了牙根的抗折能力，因此，根管腔越大，发生折裂的可能性也越大。有文献指出，根管直径越大，根管充填时产生的应力也越大。因此，根管扩大应以去除根管壁的感染物质、获得良好的根管形态为原则。过度的根管预备不仅没有必要，而且有害。

3. 根管充填方法与根管壁应力变化的关系

以往的文献指出，牙胶侧压充填力过大，是造成无髓牙牙根纵裂的主要原因。有报道表明，约84%的牙根纵裂是牙胶充填时侧向压力过大造成的。但近年来的研究却发现，侧方加压对管壁产生的应力小于垂直加压的应力。笔者运用三维有限元方法，通过模拟垂直和侧方加压充填的过程，探讨了根管充填方法与根管壁应力变化的关系。

(1) 建立模型及应力计算

以模拟逐步后退法修改的下颌第一磨牙有限元模型为研究模型，选取近中颊侧根管为研究对象，在牙胶尖充填分别为3 mm、5 mm、7 mm(相当于牙胶尖充填至根尖1/3、根中1/3、根上1/3)的3个平面上，分别垂直和侧向加压30 N，并计算出3个平面在不同加压条件时产生的最大应力及最大应力的部位。

(2) 计算结果

显示垂直加压时最大应力位于受力面，受力面的位置越近根尖，产生的应力越大。侧向加压时，最大应力主要位于根中和根上1/3的受压侧，而且侧压充填器插入越多，管壁产生的应力越大，该变化趋势与垂直充填时的应力变化趋势相似。另外，向远中侧加压产生的应力较向舌侧加压产生的应力大，这是由于远中侧的管壁较舌侧的管壁薄造成的。

(3) 研究结果分析

本计算结果显示同样的加载压力，垂直加压产生的管壁应力大于侧向加压产生的应力。但为何临床观察结果却是侧压充填似乎更易造成牙根纵裂呢？以我们的临床观察及文献资料来看，可能与下列几个因素有关：①侧压充填所用的压力一般为1～3 kg，在操作时，由于整个管腔内已有部分充填物(主牙胶尖或主、辅牙胶尖)，侧压充填器插入时会有一定的阻力，术者为使充填密合，往往会用更大的力量。而垂直充填时，由于垂直充填物具有热携带功能，能加热软化牙胶尖，使牙胶尖的流动性增加，也使得牙胶尖的加压密合更易于操作。②不合适的侧压充填器械也可能是易造成牙根纵裂的原因之一。有人认为，如果侧压充填器的锥度过大，则可能使管壁产生更大的应力。③牙根本身的缺陷，如过度的根管预备，使牙体组织丧失过多，管壁过薄，抗折能力下降，而且根管壁越薄，根管充填时产生的应力越大。

由于在根管充填方法、压力等方面与牙根纵裂关系的研究结论尚不一致，因此，对这一问题还有待于做进一步的探索。

4. 桩或桩核修复

若牙冠的牙体组织缺损过多，经根管治疗后往往需要配合使用桩或桩核来修复，不合适的桩或桩核的设计也是造成牙根纵裂的原因之一，其中桩的长度、形状和直径等因素与之有直接的关系。

所有测试方法的结论都认为桩的长度对于根管内的应力分布有很大影响。David 等采用有限元法研究后表明，随着桩长度的缩短，根管内的剪切力明显增高，而剪切力是造成根折的主要原因。

锥形桩比平行桩更易引起牙根纵裂，因前者在就位、黏固，特别是受力时产生的应力集中，后者产生的应力分布比较均匀。桩的直径越大，产生应力越大，同时桩道预备去除了更多的根管壁，进一步削弱了牙根结构，也是置桩修复易于发生牙根纵裂的因素之一。

桩的表面特征与牙根纵裂的发生也可能有一定的关系。螺纹桩常引起高应力和牙根纵裂，锥形螺纹桩比平行螺纹桩更易引起牙根纵裂。但也有人发现，不管桩有无螺纹，对根裂的影响都没有显著的差别。

另外，置桩材料的腐蚀膨胀，也有造成根裂的可能。

（二）𬌗创伤

慢性持续性的创伤𬌗力，对根裂的发生起重要作用。张志良等报道，71.4%的患牙为承受𬌗力最大的第一磨牙，𬌗面严重磨耗，冠根比例失调，牙根部受力点发生改变。当患者侧向咬𬌗时，产生扭力，使𬌗力过分集中于少数牙齿，造成𬌗创伤。

（三）牙周炎

与牙周炎有关的无髓牙和活髓牙的牙根纵裂，其临床表现和发病机制各不相同。

1. 牙周炎致无髓牙牙根纵裂

是因为活动性炎症吸收所致。Bender 等认为，由于受牙周组织中活动性炎症的影响，牙根结构逐渐削弱，最终导致牙根纵裂。

2. 牙周炎致活髓牙牙根纵裂

张志良等研究发现，56 例牙根纵裂患牙均有牙周炎的体征如多为Ⅱ～Ⅲ度松动，有牙周袋及根分叉骨组织吸收破坏，患牙牙根周围牙槽骨垂直吸收1/2 以上，由此推测牙周炎是牙根纵裂的原因之一。

在三维有限元模型上，通过改变模型的边界条件，模拟牙槽骨吸收 1/4、1/3 和 1/2，观察不同牙槽嵴高度时各根管内管壁的应力变化，探讨牙槽嵴位置与牙根纵裂的关系。发现牙槽嵴高度的改变，将引起根管壁应力的变化，两者之间成反比例关系，即牙槽嵴高度越低，管壁的应力越大，应力下降的速度也越缓慢。如果管壁长期处于高应力状态，将对管壁的牙体组织产生损害，从而引起牙根纵裂。

（四）疲劳性根裂

Yeh 认为，牙本质和牙骨质的疲劳阈有一定的限度，当应力水平足够大时，牙体组织就可能像其他材料一样被削弱或断裂；如果牙本质和牙骨质的薄弱区域未被新生的牙本质和牙骨质及时修复，就可发生根裂。

（五）牙根发育上的缺陷

文玲英等人通过扫描电镜观察发现，纵裂的牙根牙本质小管数目明显减少，有些区域小管有断裂、扩张、弯曲等变化，有些区域出现裂纹和裂隙，小管方向紊乱，而健康牙根则无上述缺陷。

三、临床表现和检查方法

由于牙根纵裂的病因复杂，症状、体征大不相同，从而给临床诊断造成困难。

（一）一般表现

多发于40岁以上成年人，以承受殆力最大的第一磨牙为多见，尤其是下颌第一磨牙近中根（图6-35），其次是上颌第一磨牙近中颊根。文玲英观察318例牙根纵裂的牙中有312例为第一磨牙，近中根或近中颊根占98.1%。崔迪对此解释为：下颌第一磨牙近中根多为哑铃形扁根，近、远、中面牙周膜多附着于颊舌面，在受较大殆力时，牙周膜纤维的牵拉作用及根尖部的创伤，可加速纵裂的发生并自根尖部裂开。曾艳用三维有限元模型分析指出，下颌第一磨牙近中根尖部为应力集中区，当受到水平力与偏纵向力时，近中根尖部根管壁应力分布不均，出现较大拉应力，拉应力集中区为根管壁颊舌中线部位。

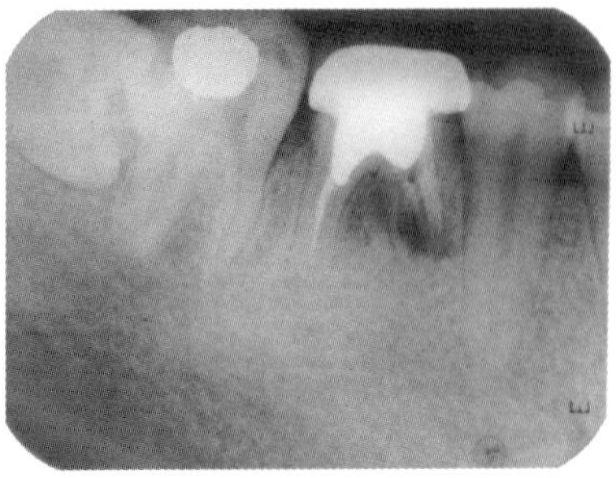

图6-35 下颌第一磨牙近中根纵裂

（二）活髓牙牙根纵裂的临床表现

早期有冷热刺激痛、咀嚼痛。晚期出现自发痛、咀嚼痛、叩痛、牙齿松动，并有牙龈反复肿胀，可出现窦道。在患根周围可探到程度不等的深牙周袋，部位和深度常与裂隙一致。患牙咬殆面常严重磨耗，有咬殆创伤。

（三）无髓牙牙根纵裂的临床表现

症状相对较轻，患者常主诉为轻度钝痛、不适或牙周肿胀，也可无症状。极少数患者出现患牙较明显的胀痛。叩诊有不适感或程度较轻的疼痛。随病程延长，在患牙根裂部位可探到深而窄的牙周袋。

（四）X线检查

X线特定的表现是诊断牙根纵裂的主要依据（图6-36、图6-37）。

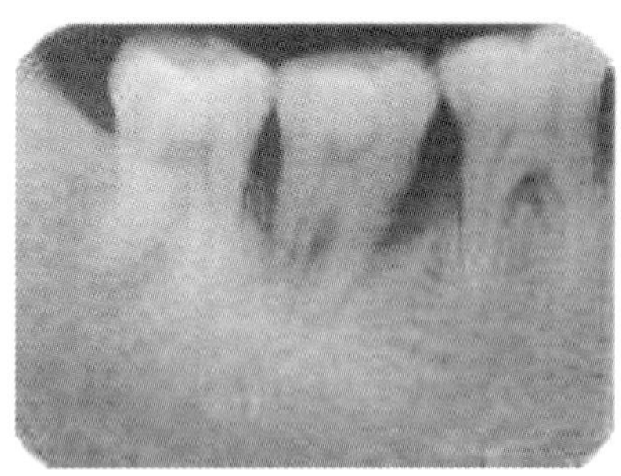

图6-36 下颌第二磨牙远中根纵裂

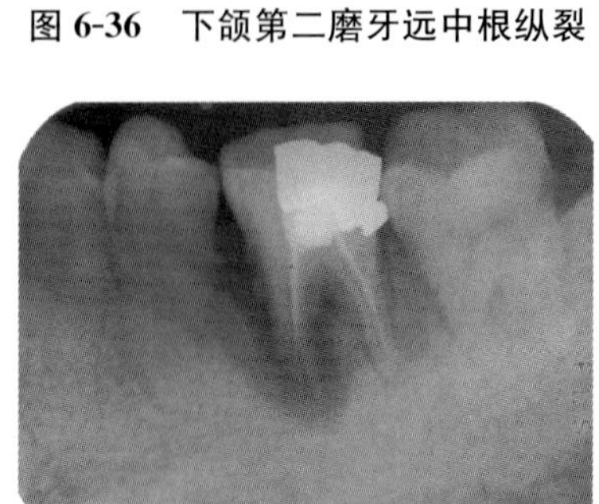

图6-37 下颌第一磨牙近中根根尖1/3纵裂，牙槽骨吸收

1. 牙根下 1/3 段偏根尖部位折裂时，根尖端管腔增宽，根尖分开，除牙周间隙增宽外，牙周组织无明显变化。

2. 牙根下 2/3 段折裂时根尖段与根中段管腔增宽，边界整齐，其宽度越向根尖越明显。可见牙周间隙增宽，硬骨板消失，根分叉或近中牙槽骨吸收。

3. 牙根全长折裂时，管腔增宽，边界不一定整齐，严重者根折裂片可发生移位。

（五）翻瓣检查

Walton 认为这是目前最可靠的诊断手段。手术可显露根面上的骨质，是发现牙根裂的最可靠的方法（图 6-38）。根面上有“袋形”骨缺损，或呈“裂”或“窗”形，位于牙根的不同水平，其内充满肉芽组织。去除炎性组织后常可见根面折裂线。有时根裂线不明显，是由于折裂线隐匿或极细微所致。充满肉芽组织的袋形骨缺损常提示根裂。染色有助于诊断。

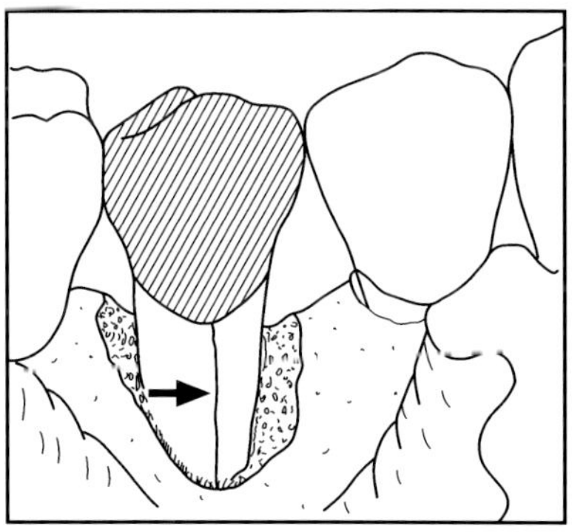

图 6-38　牙龈翻瓣后，可见根纵裂、根面牙槽骨吸收

（六）其他辅助检查

1. 根管内插针摄片

若显示插入的扩大器械侧穿（图 6-39）或根折片移位，则可确诊。

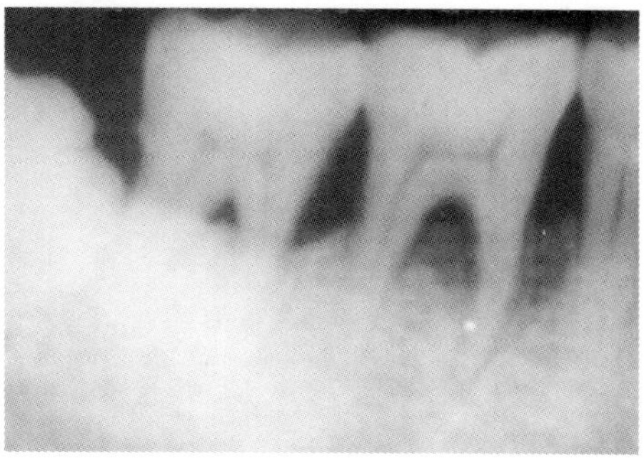

a. 牙槽骨角形吸收

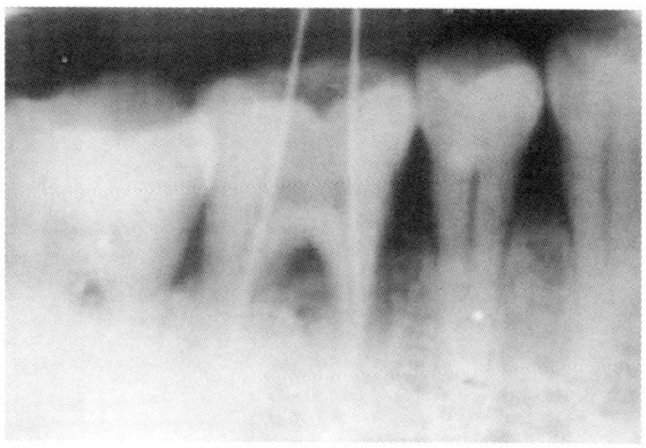

b. 插针显示侧穿

图 6-39　根管内插针摄片

2. 根管造影术

将显影剂（如碘剂）加压充填根管后摄 X 线片，若出现显影剂外溢则提示有根裂可能（图6-40）。

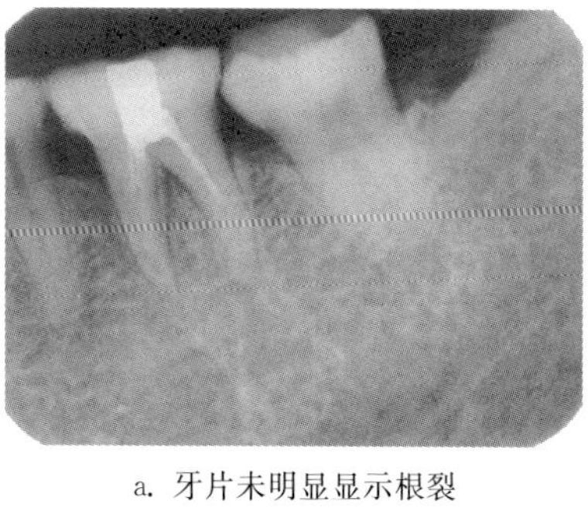

a. 牙片未明显显示根裂

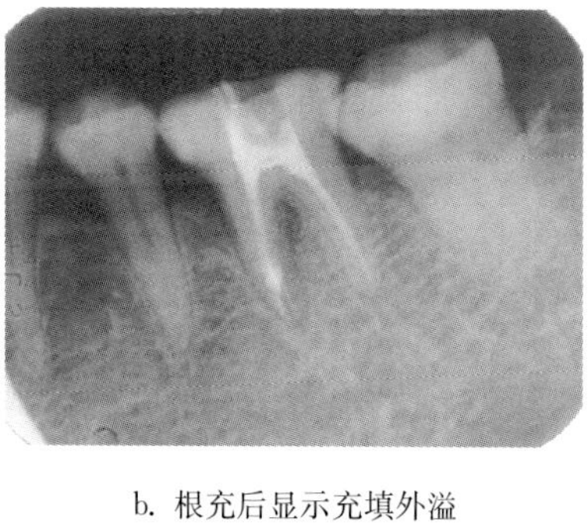

b. 根充后显示充填外溢

图 6-40　根管造影术

尽管对牙根纵裂牙在拔牙前后均行全面的临床及X线检查，但有人报道92例根管治疗后的牙根纵裂诊断正确率仅占1/3(30/92)，牙根纵裂诊断的难度可见一斑。虽然有人认为CT扫描比常规X线检查的准确率高些，但不能普及使用。

四、牙根纵裂预防

对牙根纵裂治疗原则是截去裂根，如行牙半切术、截根术，但终因其远期疗效较差而拔牙，故应以预防为主，这些预防措施包括以下几个方面。

（一）避免过大的根管充填压力和过度的根管预备

笔者认为，侧压充填虽不直接造成牙根纵裂，但在操作时，仍应注意控制加压的力量，此外选择一个合适的侧压充填器也非常必要。一般认为应选择弹性较好、纤细、锥度小的充填器。还有学者主张选用镍-钛合金的侧压充填器，因在同样的压力下，镍-钛器械更易深入根管内，可以降低产生牙根纵裂的可能性。另外，侧向加压应选择管壁较厚的一侧为宜，可避免产生管壁的高应力而发生根裂的可能。垂直充填时应注意正规操作，过度的充填压力同样有造成牙根纵裂的可能。

（二）选择合适的桩钉

桩的置入一定要达到足够的深度，但要考虑保持根尖的密合性和避免弯根易造成的侧穿，至少保留根尖1/3区的根充物有4 mm。

平行桩的抗折能力和固位力均优于锥形桩，因此凡有置桩适应证的病例应优先选用平行桩。

有人主张桩的直径以牙根直径的1/3为宜，也有人建议桩的最大直径为1.1 mm，或在桩道周围至少有1 mm厚的完整的牙本质壁。

锯齿形桩需要粘固剂固位，粘固层能重新分配应力，分散桩对牙根产生的应力集中，在预防牙根纵裂方面优于旋入牙本质固位的螺纹桩。

金合金桩产生的根管内应力显著小于其他材料制成的桩，减少的应力值超过50%，因此金合金是比较理想的制桩材料。

（三）去除咬𬌗创伤

对有咬𬌗创伤的患牙应尽早进行咬𬌗调整。由于侧向应力对牙体组织产生的损害更大，故尤应注意侧向𬌗力的调整。

（四）注意冠根比例

当牙周炎等造成牙槽嵴高度降低时，应采取措施降低或分散𬌗力，如牙周病夹板治疗可以降低根管壁的应力，预防牙根纵裂的发生。

五、牙根纵裂的治疗

目前对牙根纵裂的治疗疗效不肯定，根据文献资料，主要方法有以下几种。

（一）去除患根法

Pitts等主张根据折裂的部位和严重程度，采取相应的治疗方法。有明显不可逆性牙周袋形成者，应去除患根，根据牙位可行拔牙、截根或牙半切除术。病变局限于根尖的，可以做根尖切除加倒充填术。活髓牙牙周病损限于裂隙处且无明显松动的磨牙，可在根管治疗后行牙半切除术或截根术。

（二）促进再附着法

Sinai等对一例右下颌侧切牙根裂采用翻瓣、

取出断片、刮净肉芽组织并去除根充材料、清理根管的方法处理，半年后牙根剩余部分获得牙周再附着，骨缺损有部分再生，松动减轻，症状消失。

（三）促进裂隙愈合法

Stewart 实验发现氢氧化钙有使裂隙重新愈合的作用。将患根内原根充材料去除后，改用氢氧化钙严密充填根管，观察数月后若原裂隙愈合，则以牙胶尖或玻璃离子重新根充，再修复牙缺损。

（四）黏结再植法

Oliet 报道用该法治疗根裂牙，短期疗效尚可，远期疗效不理想。其治疗步骤是：①拔出患牙及牙折断片。②口外完成牙髓治疗。③氯氢丙烯酸甲酯黏结折断片。④患牙再植至原位。⑤调𬌗、结扎、固定。

（洪　瑾）

参考文献

1 Wilcox LR, roskelley C, Sutton T. The relationship of root canal enlargement to finger-spreader induced vertical root fracture. J Endod, 1997,23(8):533

2 Pitts DL, Matheny HE, Nicholls J I. An in vitro study of spreader loads required to cause vertical root fracture during lateral condensation. J Endod, 1983,9:544

3 Telli C, Gülkan P. Stress analysis during root canal filling by vertical and lateral condensation procedures: a three-dimensional finite element model of a maxillary canine tooth. Br Dent J, 1998,185:79

4 Lertchirakarn V, Palamara J, Messer H H. Load and strain during lateral condensation and vertical root fracture. J Endod, 1999,25:99

5 Meister F, Lommel TJ, Gerstein H. Diagosis and possible causes of vertical root fracture. Oral Surg Oral Med Oral Pathol, 1980, 49(3):243

6 Tamse A. Iatrogenic vertical root fracture in endodontically treated teeth. Endod Dent Traumatol, 1988,4(5):190

7 张志良，季萍，吴伟铭. 56 例后牙根裂 X 线表现和病因分析. 口腔医学，1989,9(2):69

8 Yeh CJ. Fatigue root fracture: a spontaneous root fracture in non-endodontically treated teeth. Br Dent J, 1997,182(7):261

9 文玲英，王志良. 磨牙牙根纵裂的 X 线、组织学和显微结构特征. 口腔医学，1992,12(3):122

10 Walton RE, Torabinejad M. Principles and practice of endodontics. 3th ed. Philadelphia: W. B. Saunders,2002

11 Soreuseu JA, et al. J Prosthel Dent, 1984,52:28

12 Sokol DS, et al. J Prosthel Dent, 1984,52:231

13 Anthony HL, et al. J Prosthel Dent, 1985,53:496

14 Pitts DL, Natkin E. Diagnosis and treatment of vertical root fracture. J Endod, 1983,9(8):338

15 王嘉德，黄若男. 牙根裂临床分析及治疗的初步探讨. 华西口腔医学杂志，1984,2(4):223

16 Sinai IH, Katz HR. Management of a vertical root fracture. J Endod, 1978,4(10):316

17 Stewart GG. The detection and treatment of vertical root fracture. J Endod, 1988,14(1):47

18 Oliet S. Treating vertical root fracture. J Endod, 1984,10(8):391

第七章　手术显微镜在牙髓病学中的应用

在放大倍数超过10倍的双目显微镜下完成的手术称为显微外科手术(microsurgery)。自20世纪70年代起,显微外科即已被引进到口腔医学领域中,并首先在口腔颌面外科修复手术及神经创伤疾病方面获得应用。20世纪90年代初手术显微镜首先被用于根尖手术,称为显微牙髓外科(endodontic microsurgery)。

根管治疗和牙髓外科是牙髓病学的主要内容,对根管系统的认识是开展根管治疗和进行根尖手术的解剖基础,但是由于根管系统的复杂化和多样性,要求每一个患牙的治疗都应度身定做。长期以来,临床医师都是通过X线片和手指触觉认识和感知每一个患牙的根管结构,进而开展治疗的。但是根管系统的全貌,往往因为受到髓腔入口、术区照明、肉眼辨别率以及X线片的二维结构等限制,难以清楚地展现于医师的眼前。长期以来,临床学家们不断地寻求解决的办法,起初人们配戴放大镜,并借助头灯来增强术区亮度,得到放大一倍或数倍的术野,但在手术过程中须频繁更换放大镜头,而且放大镜的术野也不能满足根尖手术的需要。1978年,美国的Apotheker博士和Jako博士设计了牙科手术显微镜的雏形,在此基础上,Chayes-Virginia公司(Evansville, IN)于1981年推出了第一部牙科手术显微镜Dentiscope,并在翌年与Apotheker博士和Jako博士联手,在哈佛牙学院举办了牙科手术显微镜的临床操作课程。仅4～5名牙医参加了该课程,包括1名牙髓专科医师,可见当时牙科手术显微镜并未引起口腔界的关注,Chayes-Virginia公司于1986年停止销售Dentiscope。1993年,在宾夕法尼亚大学牙学院举办了首次显微牙髓外科的研讨会,这一次会议引起了人们对牙科手术显微镜的广泛关注。到1995年,使用牙科手术显微镜进行临床治疗的牙髓专科医师显著增加,一系列与镜下牙髓治疗相适应的专用器械也应运而生。手术显微镜已由最初的牙髓外科,迅速渗透至牙髓病学的方方面面,诸如诊治、教学和科研工作等,成为一门新兴的学科——显微牙髓病学(microscopic endodontics),而从事显微牙髓治疗和研究的学者则称为显微牙髓病学家(micro-endodontist)。

本章将主要介绍牙科手术显微镜(图7-1)的基本构造及其在牙髓病学的应用。

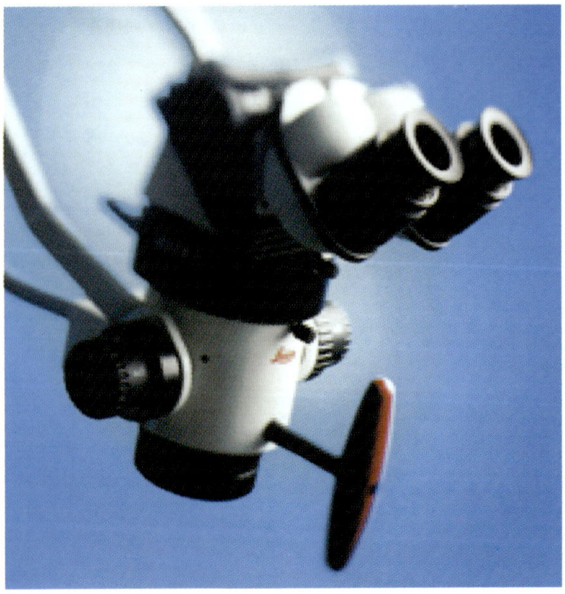

图7-1　牙科手术显微镜

第一节　牙科手术显微镜的结构

牙科手术显微镜（dental operating microscope）的基本原理和构造与普通显微镜相似，主要由 3 个系统及附件构成：放大系统（magnification）、照明系统（illumination）、影像系统及附件（documentation and accessories）。

一、放 大 系 统

放大系统由目镜、双目镜、物镜及转换镜等组成，并且共同决定着放大率。手术显微镜的放大倍数的调节范围各不相同，可由 2.5 倍增加到 40 倍甚至更大。一般而言，放大倍数增加时，视野缩小，术野亮度降低，景深缩短，多用来观察极细微的结构；放大镜倍数较低时，视野宽广，可在观察髓腔全貌或牙髓外科中做手术切口和翻瓣时使用。在临床实践中，推荐使用 200～250 mm 的物镜，12.5x 的目镜以及 125 mm 的双目镜。手动型的手术显微镜的镜筒两侧配有变倍调节旋钮，术者可进行多级放大倍数的选择。新型的电动连续变焦牙科手术显微镜设有电动变焦和电动变倍按钮，并可配备脚控装置，操作方便，且放大倍数的调节为连续变倍。

二、照 明 系 统

手术显微镜必须配备照明装置才能使术区具备足够的亮度以供观察。100 W 的灯泡是常用光源。光源发出的光束自术区直线返回，通过物镜、转换镜和双目镜后，分成两束穿过目镜，为术者双眼所见。由于牙位的不同，大部分情况下直接照明并不可行，必须运用口镜进行光线的反射，这一点与通常情况下的口镜使用方法相同。手术显微镜使用平行光束而非会聚光束，亦称为“伽利略光路（Galilean Optics）”，其特征为光路无限聚焦并输送到术者双眼。临床运用中此光路设计能显著降低术者双眼的疲劳度，排除视野阴影，并为光栅的介入提供可能。此外，光线的分离使术者双眼能够辨别景深，从而对术区各处进行准确定位。

三、影像系统和附件

伽利略光路设计和光栅的设置，使手术显微镜备有影像装置的接口，可与内置或外置摄像机或数码照相机相连，摄像机再与显示器连接，即可显示镜下的术野以供多人观看，并可将镜下所见以照片或录像的形式进行记录。使用图像采集卡或专用的图像处理系统更为方便，一方面术者可记录手术过程并进行图像处理，另一方面还能利用软件中的格式打印手术记录，便于病例资料的保存。除供医生使用的双目镜外，牙科手术显微镜还可安装助手镜，牙科手术助理员可同手术者一起观察术区，积极配合医师完成治疗。

第二节　牙科手术显微镜的应用

手术显微镜能广泛应用于牙髓病学的每一个环节。在手术显微镜下，术者和助手可以清晰见到以前无法触及的细节，并在此基础上开展各种操作，从而拓宽临床治疗范围，提高临床疗效，增进教学效果。目前手术显微镜正愈来愈广泛地应用于牙髓病学的诊断、治疗及教学等方面。

一、常规根管治疗

手术显微镜下，操作者可以观察髓腔入口、根管口、髓室底及根管壁的细节，对直且通畅的根管，还可观察根尖孔。无论单根牙还是多根牙，均可使用手术显微镜检查髓腔入口的制备以及根管系统的变化，从而及时得知根管的变异，避免遗漏根管。例如上颌第一磨牙近中颊根的 1－1 型根管仅为 19%，绝大多数为双根管，二者间多有峡部通连。上颌第二磨牙的近中颊根 50%为双根管。肉眼条件下较难定位和寻找上颌磨牙的第二近中颊（MB2）根管，同时在 X 线片上也难以清楚显示，而在手术显微镜下常可见近中颊侧根管口有一腭侧走向的深色沟槽，提示 MB2 根管口的存在，然后使用超声器械沿沟槽扩展，即可暴露 MB2 根管口（图 7-2）。在近中颊双根管的上颌磨牙病例中，90%的患牙能在手术显微镜下得到适当的处理。

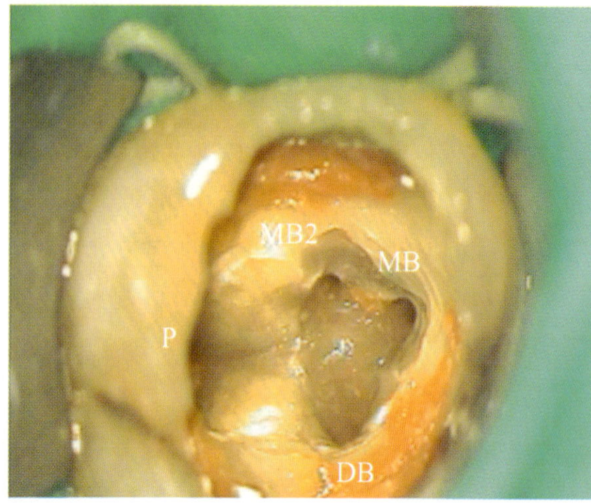

图 7-2　37 镜下髓底图和 MB2 根管口

手术显微镜可协助术者观察根管的分叉以及牙胶尖的位置，尤其在充填“人”字形或其他根管深部分叉的根管时，术者在镜下可于分叉水平处依次完成根管充填。这种情况多见于下颌双尖牙（图 7-3），其根管系统常较复杂，解剖变异包括异位根管口、低位分叉、环状或分支、多根尖孔等。

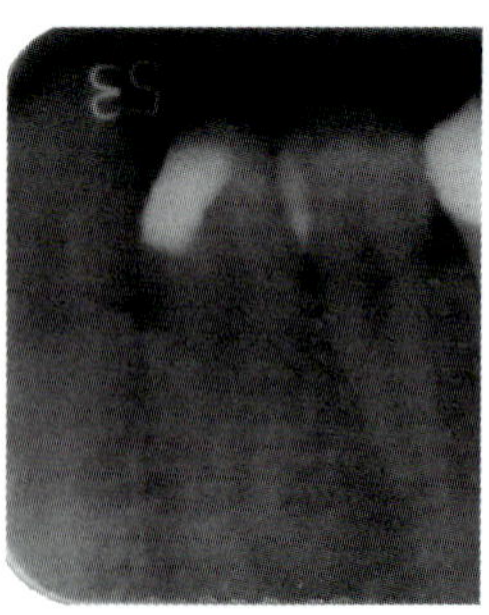

a. 术前X片

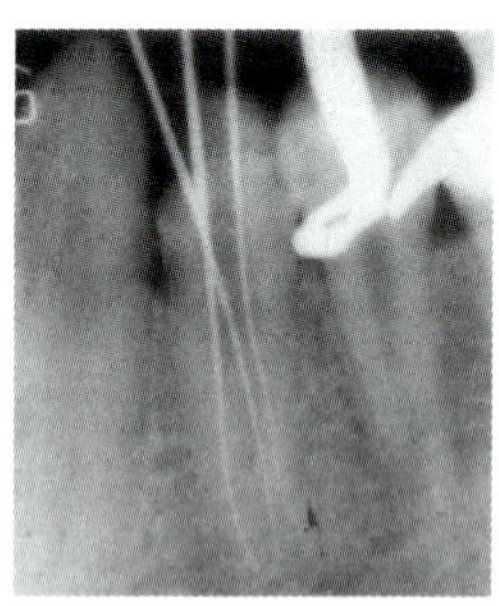

b. 工作长度测量

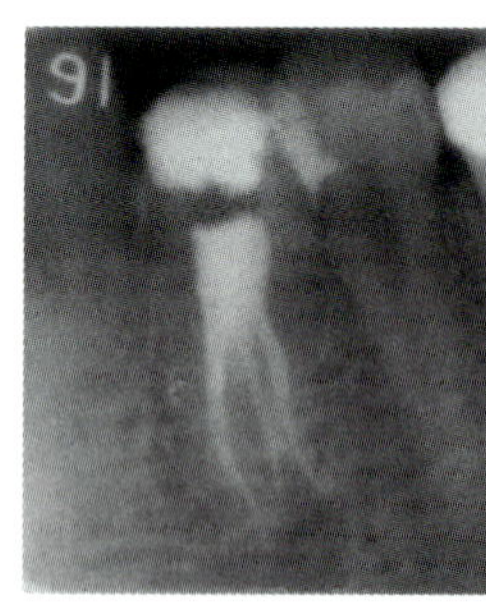

c. 根管充填

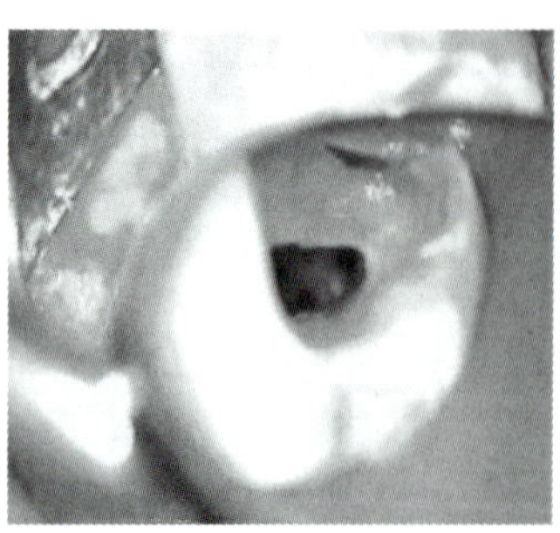

d. 镜下见根管低位分叉

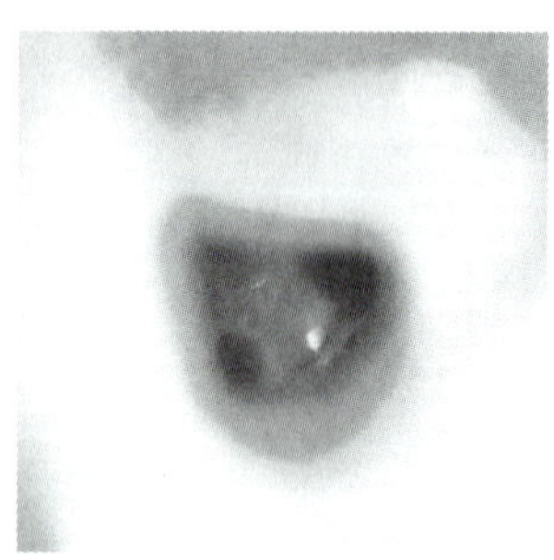

e. 高倍放大示根管分叉

图 7-3　34 低位分叉根管的显微根管治疗

对磨牙的“C”形根管进行根管治疗的难度较大，手术显微镜下“C”形根管的形态更清晰（图7-4），有助于准确的诊断。在根管治疗过程中，医生可检查根管壁及峡区残留的软组织和异物，评定根管清理和成形的效果。在根管充填时，还能观察牙胶与根管壁之间的密合度，有利于达到致密充填，提高疗效。

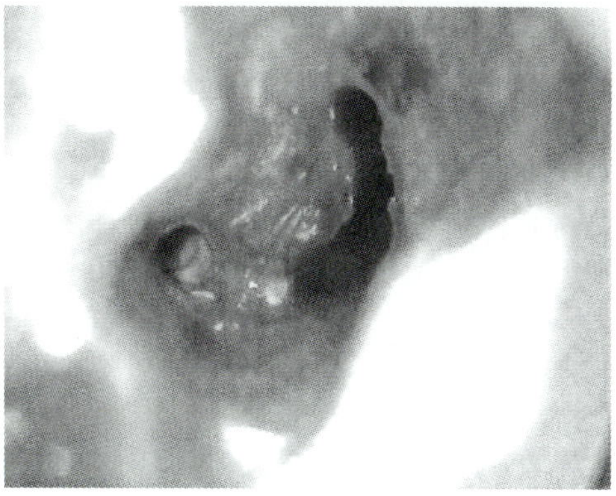

图 7-4 下颌第二磨牙 C 形根管口

根尖孔开放的患牙，肉眼条件下往往难以严密封闭根尖。手术显微镜下临床医生可观察到根管壁和根尖孔的全貌以及根尖周的软组织，并能对根管内的渗出或根尖周肉芽组织的出血进行良好的控制，运用 MTA 和（或）胶原材料制备根尖屏障后（图 7-5），即可对患牙进行完善的三维充填。

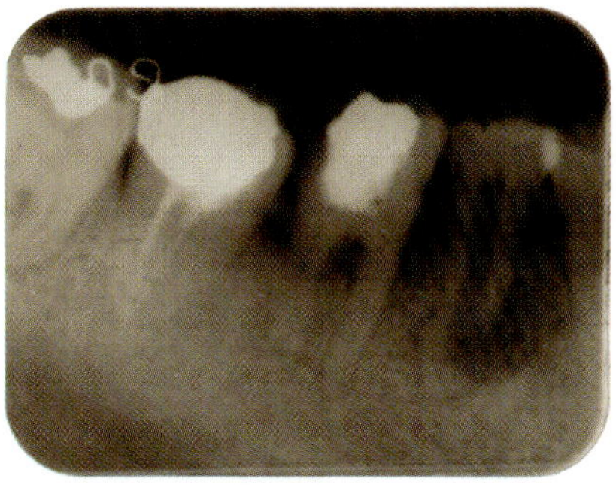

a. 术前X线片

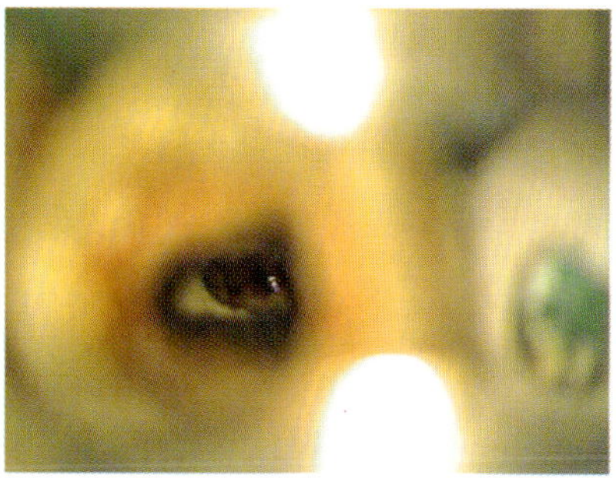

b. 镜下见根尖周肉芽组织

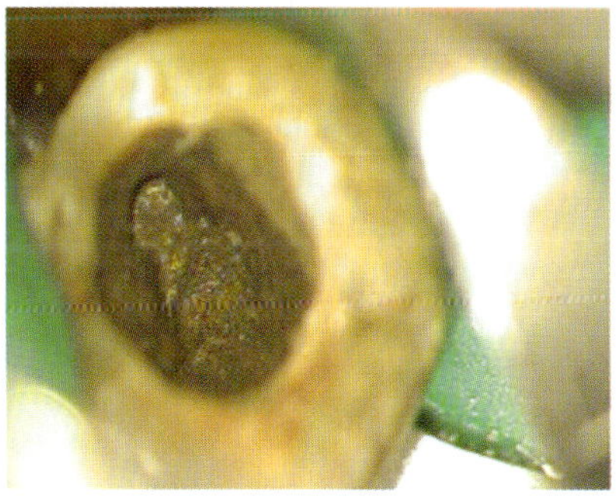

c. 制备MTA根尖屏障

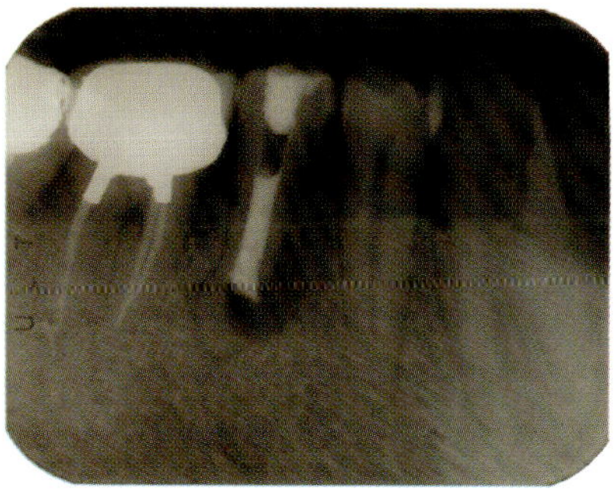

d. 根管充填后X线片

图 7-5 45 开放根尖孔的显微根管治疗

二、根管再处理

根管治疗的成功率介于 53%～95%之间，根管治疗失败的主要原因包括根管清理、成形和（或）充填不完善、医源性操作失误以及冠渗漏致根管再感染，其中根管内感染是导致根管治疗失败的首要因素。对根管治疗失败病例的处理有非手术再处理、手术再处理以及最终拔除患牙。显微根管再处理是新近发展起来的技术，在牙科手术显微镜的照明和放大下，使用专用的显微器械和超声器械，清除根管系统内的感染，修复病理性或医源性的并发症，创造有利于根尖周病变愈合的局部环境。手术显微镜和专用显微器械极大地扩展了非手术再处理的范围，尤其是处理遗漏根管、钙化和台阶根管、根管内金属堵塞物以及髓腔穿孔等病例，具有常规根管再处理不可比拟的优越性，大大提高了治疗的疗效和预见性。

（一）遗漏根管

造成根管遗漏的主要因素有：根管上段钙化、根管口异位、髓腔入口过小。临床上最常发生遗漏的是上颌磨牙的 MB2 或 MB3 根管，上颌双尖牙的腭根管，下颌切牙舌根管，下颌双尖牙第二或第三根管，下颌磨牙的第三近中根管以及第二或第三远中根管。对遗漏根管的处理，首选非手术根管再处理，因为非手术方法能对整个根管系统进行彻底的清理、成形和充填。光导纤维透照法是寻找遗漏根管的常用方法，将手术显微镜的光源关闭，然后用光导纤维从不同角度照射患牙，通过颜色和透光度的细微差别在显微镜下辨认根管。染色剂如亚甲基蓝可使根管口、管间峡区等结构会着色，有助于操作者在手术显微镜下寻找遗漏根管。次氯酸钠与牙髓组织接触后会产生气泡，在高倍放大的显微镜下，操作者通过观察气泡初起的位置，从而确定遗漏的根管口。

（二）钙化根管

正常牙本质和钙化的牙髓组织的色泽有细微的差别：前者呈淡黄色、半透明，后者为白色、不透明，有的患牙的钙化区域呈褐色或深灰色。手术显微镜可帮助术者对二者进行分辨，从而为钙化细小根管的治疗提供帮助。

（三）台阶根管

根管台阶多因根管预备短于工作长度和（或）根管堵塞所致，治疗时先在手术显微镜下检查台阶上段的根管，彻底去除原有的充填物后，根据根管弯曲的方向，用超声器械对台阶冠方的根管进行修整，预弯的 10 号手用根管锉辅以根管润滑剂，小幅度连续来回捻动来疏通根管。

（四）根管内金属堵塞物

常见的根管内金属堵塞物包括根管桩和折断器械。手术显微镜在去除根管桩的病例中有相当优势。传统的方法是用细小车针或超声根管锉磨除根管桩周围的牙本质将其取出，对根管壁的切削较多。而在显微镜下，操作者可见到粘固剂并分辨类型，由此估计超声震动松动根管桩的可能性，然后用超声器械震松或磨除断桩周围的粘固粉或（和）少许牙本质，待断桩 1/2～2/3 的部分游离后，超声工作尖紧贴断桩震动，取出断桩（图 7-6）。一般来说，如果根管桩周围的修复材料已全部去除，

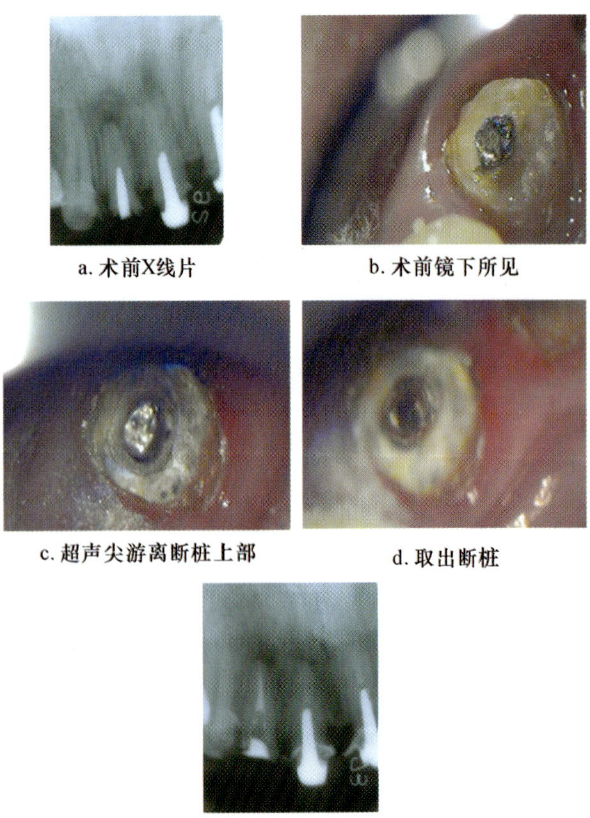

a. 术前X线片　b. 术前镜下所见　c. 超声尖游离断桩上部　d. 取出断桩　e. 术后X线片

图 7-6　显微超声技术处理 12 根管内断桩

绝大多数的根管桩将在 10 分钟内松动。如果超过 10 分钟根管桩仍不松动，则应采用其他方法，如套管技术和 PRS 系统。手术显微镜下采取直接磨除根管内阻塞物的方法，必须确保从根管口到阻塞物的直线入口和清楚的视野，对直径较大的根管桩，磨除法可减少或避免对牙本质的切削，保留牙根的抗力。在使用超声器械磨除根管桩的过程中，由于局部产热，应经常用水冷却，此外超声器械不适于磨除非贵金属的根管桩。

根管预备过程中器械折断的发生率为2.09%～2.61%。根管内折断器械包括根管锉、糊剂输送器、G 形钻、拔髓针、光滑髓针、冲洗针头等。根管内的折断器械一直都是牙髓病临床工作中比较棘手的问题。常规的处理方法是用超声器械或专用器械 Messarin Kit 来取出根管内的折断物。但是由于视野的限制，术者难以清楚地见到断端和器械工作头的准确位置，往往需要反复拍摄 X 线片以监测器械的行进方向和根管壁受到切削的程度。而手术显微镜下，术者不仅能准确定位根管内的折断器械，还能清晰观察超声器械在根管内切削的位置并控制其行进路径，有效减少对根管壁不必要地切削，大大提高了折断器械取出的安全性和成功率。目前，手术显微镜和压电陶瓷超声器械相结合的显微超声技术（microsonic technique）是处理根管内折断器械的主要方法（图 7-7），其操作步骤是：①暴露器械断端：手术显微镜下清理髓腔和折断器械冠方的根管，必要时修整髓腔入口，适当扩大冠方根管，形成由根管口至折断器械的近直线入口，使操作者在镜下能清晰观察折断器械的顶端。使用的器械包括 H 型锉、G 形钻和压电超声尖。②制备平台（staging platform）：干燥根管，超声工作尖围绕折断器械顶端磨除少许牙本质，形成与断针顶端大致平齐的平台。也可将 G 形钻的导向尖端连同部分刃部磨去，以 300 rpm 的转速切削根管上中段直达折断器械的顶端，制备平台。G 形钻的选择以其刃部的最大直径略大于折断物顶端为宜。③游离折断器械上部：选择一支合适的超声尖，能量设于最小，环绕折断物以逆时针的方式（反螺纹设计的折断器械除外）逐步去除四周的牙本质直至折断器械上部的数毫米游离。④松动和取出折断器械：超声尖在暴露折断器械的同时，折断物受超声震动，多会逐渐松动，并自根管内弹出，用镊子或 Stieglitz 钳夹持断端，可取出器械。若折断器械松动但滞留于根管内，可用超声锉结合超声冲洗将其从根管内去除。⑤完成根管再处理：手术显微镜下检查取出的折断器械，判断根管内的折断物是否完全去除，必要时拍摄 X 线片。检查根管壁的完整性，通畅根管，完成根管再处理。

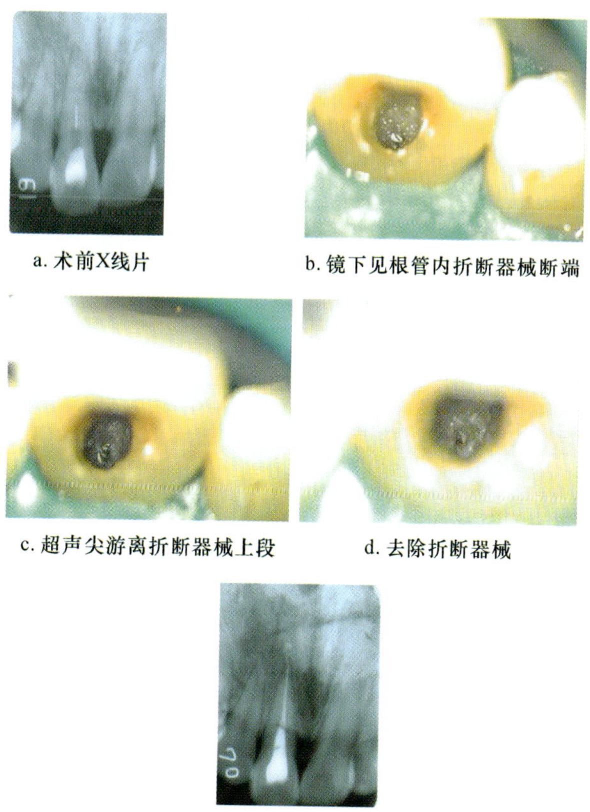

a. 术前X线片　b. 镜下见根管内折断器械断端

c. 超声尖游离折断器械上段　d. 去除折断器械

e. 术后X线片

图 7-7 显微超声技术处理 11 根管内折断器械

（五）髓腔穿孔

绝大多数髓腔穿孔是医源性的，少数情况下因牙内吸收或外吸收所致。穿孔造成髓腔和根管系统与根周组织间的异常交通,对牙周组织的破坏性极大,尤其是牙槽嵴水平或下方的穿孔。

修补穿孔最关键的步骤是控制局部出血和放置修补材料。屏障材料既能起到止血剂的作用,又可为修补材料的放置和加压提供支撑(internal matrix)。常用的屏障材料有胶原、硫酸钙和MTA,其选择主要视修补材料而定。胶原屏障常与银汞合金、Super EBA以及其他非黏结性的修补材料合用。硫酸钙硬固时间较短,固化后可对局部进行冲洗和表面处理,创造适于湿性黏结修复的根管内环境。MTA的生物相容性好,操作敏感性低,在穿孔修补中,既可作为根管充填材料,对穿孔及其邻近根管一并进行充填,亦可用MTA作为屏障,硬固后在其上充填其他材料。

修复材料的选择对穿孔修补的成功率影响极大。常用的穿孔修复材料有Super EBA、复合黏结材料、磷酸钙、MTA和银汞合金。其中MTA的使用日益广泛,而银汞合金的使用则有减少趋势。临床操作中,具体选择何种修复材料,主要根据术区入口、根管能否干燥以及美观需求而定。

1. 根管上1/3、髓室底和根分叉穿孔的修补

新鲜的机械性穿孔,局部尚未受到污染,如果能控制出血,可即刻进行修补。如果是慢性穿孔,修补前先在显微镜下,用超声尖对局部进行清洁和预备,再用硫酸钙作为屏障,复合黏结材料或MTA进行修补。如果局部出血或渗出少,可直接用MTA修补。

2. 根管中1/3穿孔的修补

处理这类穿孔,术区的可视度非常重要,因此操作者要尽量建立穿孔冠方的直线入口。根管过度预备造成的穿孔往往未受到污染,可直接进行修补,而长期的穿孔则需用超声器械清理和修整穿孔后再行修补。牙根中1/3的小穿孔,如果能控制出血并保持根管的干燥,仅三维根管充填即可。如果穿孔较大且渗出较多,或者根管不能干燥,则需先将根管适度扩大,然后用止血剂或屏障材料控制局部的出血或渗出后,修补穿孔,最后完成根管充填。对于入口较差、视野欠佳并且难以干燥的根管,可扩大根管后用MTA充填根管。

3. 根尖1/3穿孔的修补

根尖1/3的穿孔多由于根管清理和成形的操作不当所致,因此根尖穿孔的患牙常伴有根管堵塞和台阶,使根管再处理的难度增加。临床治疗中,非手术修补是主要的处理方法,MTA是最佳的修补材料。处理这类患牙,首先尝试通畅根管的根尖部分并适当扩大,然后用MTA充填根管。当MTA初步硬固后,拍摄X线片检查MTA修补的情况。

(六)根尖偏移

医源性改变解剖根尖孔的位置即为根尖偏移。根管预备中,主尖锉过大和过硬都将导致根尖偏移,形成根尖撕裂(foraminal rip)、根尖拉开(zip)和泪滴状根尖孔(tearing)等不良根管预备形态。根尖偏移使根尖段不能严密充填,X线片表现为根管充填材料超出根尖孔(overextension),同时横径欠填(underfilling)。显微根管再处理主要针对Ⅱ型根尖偏移,即解剖根尖孔中度偏移的病例。由于这类患牙的根管内往往有较多渗出,适当的处理方法是在根尖偏移处制备根尖屏障以控制出血或渗出,然后完成根管充填(图7-8)。

MTA是一种理想的根尖屏障材料。显微镜下将MTA与无菌水调和成厚糊状,银汞输送器或MTA输送枪将材料输送到根管内的适当位置后,垂直加压器轻捣根管内的MTA,推动其到达根尖1/3区,超声尖插入MTA中震动,促进材料向根尖区移动并与局部的形状相适合,同时排除气泡达到致密充填。当根尖区已致密充填4～5 mm的MTA并经X线片证实后,在根管内放置一个湿润

的小棉球。下一次复诊时，将小棉球取出，用尖头探针检查 MTA 的硬度，若已硬固，按常规方法完成剩余根管的充填。如果 MTA 没有硬固，则需将根管内的材料去除，冲洗干净后，纸尖吸去根管内多余的水分，重新填充 MTA。

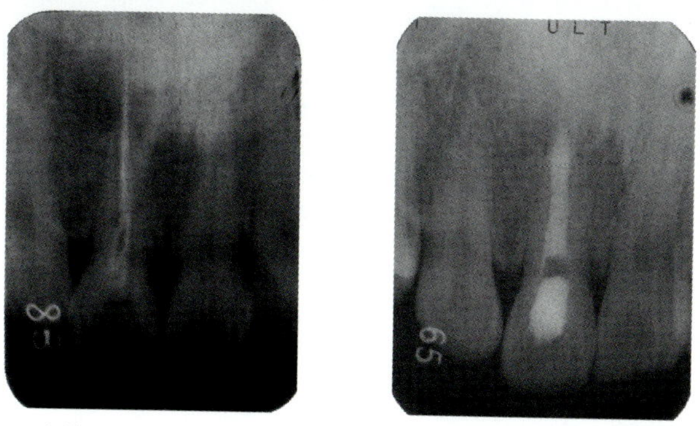

a. 术前X线片示根尖偏移、根充超出根尖孔伴欠填　　b. 术后X线片：制备MTA根尖屏障后完成充填

图 7-8　11 根尖偏移的显微根管再处理

三、根 尖 外 科

由于受到手术入路和邻近解剖结构的限制，常规根尖外科操作难度大，尤其是后牙，手术治疗往往是一件复杂而艰巨的工作。在去骨、根尖倒预备、倒充填等环节缺乏有效的治疗手段，致使根尖不能得到完善的清理和严密的封闭，影响治疗成功率。此外，手术创伤较大，患者对根尖外科持有恐惧心理，接受程度差。

牙科手术显微镜对术区进行照明并提供低、中、高倍的放大，显著增进了术区的可视度，结合专用的显微外科器械，如微型口镜、根尖倒预备超声尖、显微压器等，操作者能对各类细小的根管解剖结构进行精确地处理，包括根管峡部、多根尖孔、C 形根管和根尖折裂等，从而提高了根尖手术的准确性和预见性，减小手术创伤，促进术后愈合。Rubinstein 和 Kim 认为照明、放大和显微器械是根尖手术的 3 个基本要素，精确是根尖手术的灵魂，并认为所有的根管外科都应在手术显微镜下进行。他们对显微根尖手术和 Super-EBA 倒充填的 94 个牙根追踪观察 1 年，91 个牙根完全愈合，治疗成功率 96.8%；5～7 年后追踪观察到的 59 个牙根中成功 54 个，成功率 91.5%。与常规根尖外科相比，显微根尖外科的优越性主要体现在去骨、根尖定位、根尖切除、根尖倒预备和倒充填等环节(图 7-9)。

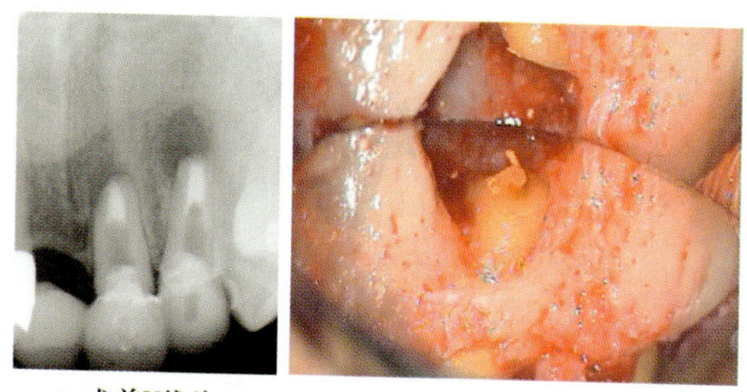

a. 术前X线片　　b. 根尖切除后镜下所见

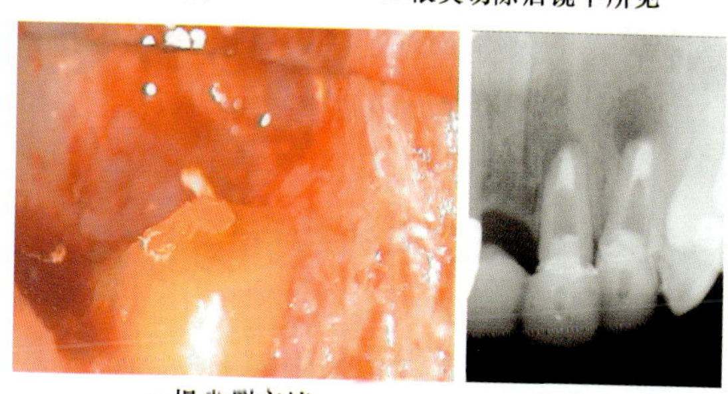

c. 根尖倒充填　　d. 术后X线片

图 7-9　22 显微根尖手术

（一）去骨

去骨多采用低倍放大(2.5～6×)，去骨的量以充分暴露术区为准。由于手术显微镜对术区进行了放大，术者在镜下所见的骨腔将大于实际面积，显微手术器械可帮助操作者评估骨腔的大小，若超声器械在骨腔内不受阻碍即表示骨腔大小合适。由于根尖倒预备所用的压电超声尖的工作长度是 3 mm，因此去骨的直径大约为 4～5 mm。

（二）根尖定位

肉眼条件下，牙根尖和骨质的鉴别较困难。但在手术显微镜下很容易区分根尖及其周围的骨质：

牙根呈黄色、质硬；骨质呈白色、质略软，探针刮擦有出血。对少数难以区分的病例，可用亚甲基蓝染色去骨区，根周的牙周膜浓染，有助于镜下的辨认。如果在中倍放大（10～12×）的情况下术者仍然看不到着色的牙周膜，提示根尖尚未暴露。

（三）根尖切除

显微根尖切除宜在 4～8× 的低倍放大下进行。当骨腔内的病变软组织清理干净后，垂直于牙根长轴切除约 3 mm 长度的根尖。然后调整手术显微镜的放大倍数至 10～12×，检查根尖末端和牙周膜，只有确认环绕根尖断面的牙周膜完整后，才表明根尖已完整切除。如果不能确定，可用亚甲基蓝染色来增加术区的可视度。

（四）根尖末端的检查

手术显微镜在根尖外科中最大的优势就是术者能够在高倍放大（16～25×）的条件下，用微型口镜检查根尖末端，亚甲基蓝染色可增进术者对牙根末端细微结构的检查，包括峡部、C 形根管、副根管、根尖微裂、根尖渗漏等。

（五）根尖倒预备

在超声器械用于根尖手术之前，根尖倒预备常用微型手机（microhead handpiece）和车针来完成。这种方法主要有 4 个缺点：①由于入口有限，需斜行切除根尖以便对根尖末端进行倒预备。②倒预备的洞型常偏向腭（舌）侧，甚至穿通腭侧根管壁到达牙周膜。③根管末端不能有效的清理和封闭。④去骨范围增大。

CT 不锈钢超声尖是最早用于显微根尖外科的压电超声尖，1990 年左右由 Gary Carr 医师设计。后来相继有用 KiS、ProUltra、Suprasson 等根尖倒预备的超声尖。与车针备洞比较，超声倒预备有以下优点：①根尖切除时不必形成斜面，减少了暴露牙本质小管的数量。②倒预备可沿根管长轴进行。③洞型具备足够的深度和良好的固位型。④切割牙本质的速度减慢，有效防止根管壁受到过度切削。⑤减少了洞壁玷污层的形成，窝洞更加清洁。⑥根管末端得到有效的清理和封闭。有资料提出超声倒预备会在牙根面造成裂痕，这一点迄今并未得到公认，这些裂痕的临床意义也不清楚。

根尖倒预备宜在低－中倍放大下进行。预备之前，先选定角度合适的超声尖，高倍放大下，检查亚甲基蓝染色的根尖断面的显微解剖结构（microanatomy），再调至低倍或中倍的放大，将超声尖放在根尖断面的根管口末端，平行于牙体长轴制备 3 mm 深的窝洞。倒预备完成后，高倍放大下用显微口镜检查洞型，并用显微压器将牙胶压实。

（六）根尖峡部的倒预备

Cambruzzi 和 Marshall 在 1983 年首次提出峡部的概念。当时人们对峡部的认识还非常浅显，手术中往往忽略对峡部的处理。另一方面，由于手术显微镜和专用超声器械尚未引入到根管外科，受手术条件的限制，也无法对根尖峡部进行完善的处理。近年来的研究表明，峡部的遗漏是导致根尖手术失败的主要原因，尤以后牙为甚。资料显示，不同部位的牙齿，峡部的发生率不同：下颌前牙最低，约为 15%；下颌双尖牙约为 30%；上颌第一磨牙近中根的峡部发生率较高，在距根尖 3～4 mm 的位置可达 70%。峡部多含有牙髓组织，因此在手术中必须对其进行彻底的倒预备和严密的倒充填。

峡部位于牙根横径最小的部位，器械使用不当易造成侧穿。超声尖的工作直径不到 0.2 mm，是预备峡部的最佳器械。预备不完全峡部（incomplete isthmus）时，可先用 Cx1 探针在根尖断面峡部所在的位置制备一浅沟（tracking groove），在中倍放大下用超声器械沿此路径预备至 3 mm 的深度。倒预备完成后，高倍放大下检查洞型。

（七）根尖倒充填

根尖倒充填的目的是封闭根管末端，防止根管系统内的残留微生物及其代谢产物侵入根尖周组织，以促进根尖周病变愈合。银汞合金曾是最常用的根尖倒充填材料，近十年来逐渐被树脂强化型丁香油氧化锌水门汀所取代。MTA 是最新型的根尖倒充填和根管修补材料，临床性能卓越，但价格较昂贵。

1. 丁香油氧化锌倒充填

Super-EBA 和 IRM 是两种树脂强化型的丁香油氧化锌，粉液剂型，具有渗漏小、强度高、溶解度低、抗菌性能好等优点。根尖倒充填时，先将粉剂和液剂按比例调和，在调拌板上搓成细条状，用雕刻器放入预先干燥的倒充填窝洞中，加压使之与根管壁密合，去除根面多余的材料，硬固后用抛光车针平整根尖断面。操作时可将放大倍数设为 10×左右。

2. MTA 倒充填

MTA 的渗漏性低于银汞合金和丁香油氧化锌，血液污染对 MTA 的性能影响不大，MTA 倒充填体周围仅有轻微的炎症反应，有的表面还可见新生牙骨质。进行倒充填时，将 MTA 粉末与无菌水调和成厚糊状，用 Messing Gun 或 MTA 输送器将材料送入倒充填窝洞中，轻微加压后，湿润的小棉球去除根面多余的材料，16×放大下检查。由于 MTA 硬固至少需要 3 个小时，倒充填 MTA 后避免冲洗骨腔，关闭切口时防止造成 MTA 的移动。

四、教学和科研

手术显微镜的诞生为牙髓病的教学和科研提供了新的手段。传统的临床教学中，受操作区视野的限制，学生主要依靠老师的讲解进行学习，教与学的效果都不能尽如人意。手术显微镜配有助手镜，学生可实时观察带教老师的镜下操作，有利于增进感性认识，提高临床教学效果。将手术显微镜与显示器相连，更可供多人观看临床操作的细节，进行根管治疗和根尖手术的示教，甚至开展远程教学。除此之外，照相机、录像机和图像处理系统还可将重要的操作过程和有意义的镜下所见记录下来，为科研工作积累丰富的资料。

手术显微镜自问世以来，由于其卓越的性能和显著的优点，在短短数年内便迅速发展起来，在牙髓病学的各个领域得以应用。一些地区和牙科学校还开始将其应用于牙周病学和固定修复学之中。1997 年，在美国约有 20%的牙髓病专科医生使用手术显微镜开展临床工作；1998 年 1 月，美国牙医协会（ADS）规定：所有经 ADS 认可的牙髓病研究生课程，都必须教授手术显微镜在牙髓病非手术和手术治疗中的应用；另据调查显示，在全美 52 所牙科学校中，85%的学校具备手术显微镜并开展相关内容的教学。因此，可以乐观地预测，在新世纪的牙髓病学研究中，手术显微镜将占有举足轻重的地位，并将极大地推动牙髓病学的迅速发展。

手术显微镜虽然价格较昂贵，但是它的使用并不需要特殊的软硬件的支持，在普通诊室即可开展。患者采用仰卧位，建议使用橡皮障，医务人员实行四手操作。手术显微镜已在牙髓病学的医疗、教学和科研等方面显示了无可替代的作用，目前，国内的数家口腔医学院已有显微牙髓治疗的开展并进行相关研究。相信在不久的将来，手术显微镜也会逐渐在国内的牙髓病学界得到普及，为牙髓病学的医、教、研服务。

（韦　曦）

参考文献

1 Selden HS. The dental operating microscope and its slow acceptance. J Endodon, 2002,28(3):206～207

2 Rubinstein R. The anatomy of the surgical operating microscope and operation positions. Dent Clin N Am, 1997,41(3):391～414

3 Sauders WP, Sauders EM. Conventional endodontics and the operating microscope. Dent Clin N Am, 1997,41(3):415～428

4 Ruddle CJ. Micro-endodontic nonsurgical retreatment. Dent Clin N Am, 1997,41(3):429～454

5 Wong R, Cho F. Microscopic management of procedural errors. Dent Clin N Am, 1997,41(3):455～480

6 Koch K. The microscope: its effect on your practice. Dent Clin N Am, 1997,41(3):619～626

7 Cohen S, Burns RC, Pathways of the pulp. 7th ed. St. Louis: Mosby. 1998, 791～834

8 王晓仪,王哲明,洪瑾. 应用超声仪取出根管内堵塞物的评价. 中华口腔医学杂志, 1994,29(3):181～182

9 Suter B, Lussi A, Sequeira P. Probability of removing fractured instruments from root canals. Int Endo J, 2005, 38(2):112～123

10 韦曦,凌均棨,高燕等. 显微超声技术处理根管内折断器械的疗效评价. 中华口腔医学杂志,2004,39(5):379～381

11 Ward JR, Parashos P, Messer HH. Evaluation of an ultrasonic technique to remove fractured rotary nickel-titanium endodontic instruments from root cnals: an experimental study. J Endodon, 2003, 29(11):756～763

12 Nehme WB. Elimination of intracanal metallic obstructions by abrasion using an operational microscope and ultrasonics. J Endodon, 2001,27(5): 365～367

13 Cohen S, Burns RC, Pathways of the pulp. 8th ed. St. Louis: Mosby, 2002, 875～929

14 Ingle JL, Bakland LK, Endodontics. 5th ed. London: BC Decker. 2002, 769～794

15 杨立,卫克文,吴补领等. 超声技术去除根管内异物的临床观察. 牙体牙髓牙周病学杂志, 2002,12(12):669～670

16 凌均棨,韦曦,高燕. 应用根管显微镜和超声器械处理阻塞根管的效果评价. 中华口腔医学杂志, 2003,38(5):9～11

17 王晓仪, 现代根管治疗学. 第一版. 北京: 人民卫生出版社, 2001

18 Daoudi MF, Saunders WP. In vitro evaluation of furcal perforation repair using mineral trioxide aggregate or resin modified glass ionomer cement with and without the use of the operating microscope. J Endodon, 2002, 28(7):512～515

19 Tsatsas DV, Meliou HA, Kerezoudis NP. Sealing effectiveness of materials used in furcation perforation in vitro. Int Dent J. 2005, 55(3): 133～141

20 Moinseiwitsch JR, Trope M. Nonsurgical root canal therapy treatment with apparent indications for root-end surgery. Oral Surg Oral Med Oral Pathol Oral Radiol Endod. 1998, 86(3):335～340

21 Rubinstein RA, Kim S. Short-term observation of the results of endondontic surgery with the use of a surgical operation microscope and Super EBA as root-end filling material. J Endodon 1999, 25: 43～48

22 Rubinstein RA, Kim S. Long-term follow-up of cases considered healed one year after apical microsurgery. J Endodon, 2002, 28: 378～383

23 Kim S, Pecora G, Rubinstein RA, Color atlas of microsurgery in endodontics. 1st ed. Philadephia: W. B. Saunders. 2002, 13～24

24 Cohen S, Burns RC, Pathways of the pulp. 8th ed. St. Louis: Mosby, 2002, 683～726

25 Tsesis I, Shoshani Y, Givol N, et al. Comparison of quality of lift after surgical endodontic treatment using two techniques: a prospective study. Oral Surg Oral Med Oral Pathol Oral Radiol Endod, 2005, 99:367～371

26 Kvist T, Reit C. Postoperative discomfort associated with surgical and nonsurgical endodontic retreatment. Endo Dent Traumatol, 2000, 16: 71～74

第八章　牙外伤的治疗

临床上，外伤性根折及牙脱位均以上颌前牙为多见。本章讨论的内容为外伤引起的恒前牙根折和牙脱位的愈合机理及治疗。

第一节　水 平 根 折

一、病　　因

外力直接撞击是根折的常见原因，也可因咀嚼时咬到沙石、碎骨等硬物而发生。

二、临床表现

外伤性根折多见于牙根已完全形成的成人牙，因为年轻恒牙的支持组织不如牙根形成后牢固，在外伤时常常被撕脱或脱位，一般不致引起根折。引起根折的外力多为直接打击和面部着地时的撞击。根折按其部位可分为颈侧 1/3 根折、根中 1/3 根折和根尖 1/3 根折(图 8-1)。最常见者为根尖 1/3 根折，其折裂线与牙长轴垂直或有一定斜度；外伤性纵折很少见，多为水平根折。X 线片检查是诊断根折的重要依据，但不是所有根折均能显示在 X 线片上，特别强调摄片时中心射线必须与折裂线一致或平行，此时方能在 X 线片上显示折裂线；如果中心射线的角度偏斜超过 20°时，很难观察到折裂线。X 线片不仅有助于根折的诊断，而且也便于复查时比较。

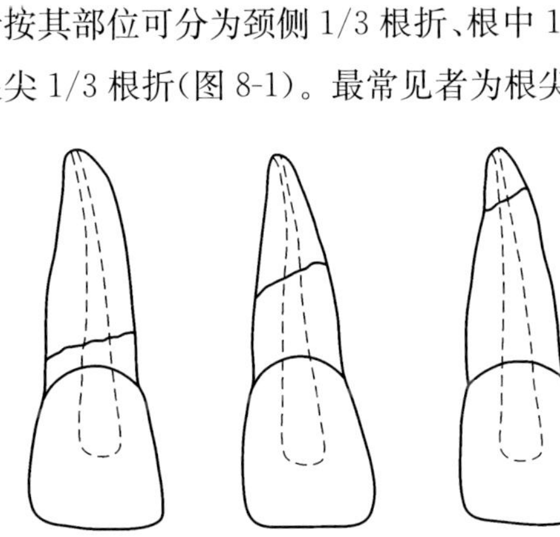

图 8-1　根折的类型

一些患者就诊时，牙髓活力测试无反应，但 6～8周后可出现反应。这是由于牙髓在外伤时血管和神经受损所引起的“休克”所致，随其“休克”的逐渐消失而再出现活力反应。

根折恒牙的牙髓坏死率为 20%～24%，而无根折外伤恒牙的牙髓坏死率为 38%～59%，其差别可能是因为根折断端的间隙，利于牙髓炎症引流的缘故。根折后是否发生牙髓坏死，主要取决于受创伤的严重程度，断端的错位情况和冠侧段的松动度等因素。根折时可有牙松动、叩痛，如冠侧断端移位可有龈沟出血、根部黏膜触痛等。有的根折早期无明显症状，数日或数周后才逐渐出现症状，这是由于水肿和咬合使根折断端分离所致。

牙根水平折断的治疗一直被认为是困难的，但多数学者认为水平根折的预后主要取决于根折线所在的部位与龈沟的关系、断面之间的距离及冠段的松动度；此外，有无感染以及是单纯性根折还是复合性根折等诸因素对预后也有影响。

三、愈合机制

根据 Andreasen 对人类根折愈合的组织病理学观察，愈合机制可分为 4 种类型：

1. 根折端呈牙本质、牙骨质和骨样牙本质的钙化愈合。两断端由钙化组织联合，与骨损伤的愈合很相似。硬组织是由中胚叶组织分化的成牙骨质细胞所形成。在活髓牙的髓腔侧有不规则牙本质形成。

2. 根折端呈结缔组织愈合，结缔组织将各段分开，断面上有牙骨质生长，但不出现联合。

3. 根折端未联合，其间有骨组织和结缔组织长入；可视为韧带联合（lyndesmosis）或微动关节（amphiarthrosis）。

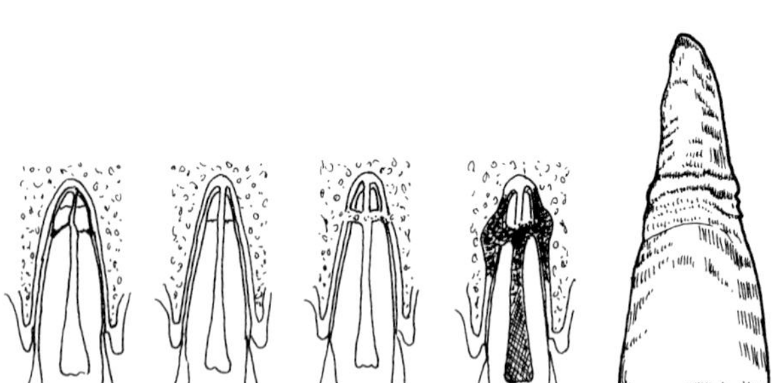

图 8-2　根折的转归

4. 根折端未联合，其间由炎性组织分隔；根段多为活髓，冠侧段牙髓常坏死。这种形式实际上是未修复愈合的表现。

Michanowiez 经过长达 12 年之久的 X 线和临床观察，对 55 人 65 只根折前牙进行研究，结果发现两断段均有活力者有 16 例，有活力且每一根折端各有正常硬骨板围绕者有 3 例，无髓冠段和有髓的根尖联合者有 3 例，两无髓段联合者有 10 例。因此大多数根折的修复是可能的，而牙周膜的完整性则是修复的基本条件。两断端有牙骨质形成，说明牙髓并不是修复所必需的条件。Blackwood 曾对因矫正需要而切除包括两个有活力的根折牙在内的上颌骨前部进行组织学检查，结果发现正在愈合过程中的根折牙两断端有结缔组织或牙髓进入根管壁，并由丰富的毛细血管网所支持，且通过折断处和牙周膜血管相吻合，但牙髓的血供仍来自根尖血管。而 Patterson 却认为牙髓和牙周膜是根折联合的关键，牙髓活力正常，可与机体长骨骨折后的修复形式相同。他同时指出，根折后牙髓存活的可能性较脱位牙大，因为牙脱位时根尖神经血管受损较重，而根折时牙位置不变，牙髓很少发生撕裂。

四、治　疗

外伤所致的根折，牙髓可能发生坏死，但这种情况通常要在 4～5 周后才能作出正确判断。因根折早期可发生休克牙综合征（shocked tooth syndrome），故这时牙髓反应是不正确的。在损伤早期，牙髓对电活力测定和温度刺激无反应，但随着时间的推移，休克的消失，能逐渐恢复活力。因此，一般情况下，根折牙不可即刻抽髓，另外，要特别注意根折牙也可发生髓腔钙化或根管内外吸收的情况。应按根折部位的不同而进行相应的处理。

（一）根尖 1/3 处折断

1. 固定牙冠，适当调𬌗。牙髓活力正常者，其预后乐观。

2. 牙根冠段活力丧失而根尖段正常者，冠段抽髓后，用牙胶尖根管充填；根尖段则任其保留活髓，临床严密观察。

3. 根尖断段有病变或明显移位者，应施根尖切除术，根管段根管充填，必要时根管内用种植钉固定。

（二）根中 1/3 处折断

根中 1/3 处折断长期来一直被视为不治之症，其理由是：去除根尖断段，将造成冠根比例失调，而去除冠段，剩余的牙根段又支持不住人造牙冠的修复。但出乎意料的是，有相当一部分病例，两断段愈合后，牙髓仍可保持活力。临床检查如牙髓已坏死或根尖有病变，且在正常牙弓位置时，应常规行根管治疗。临床若有明显松动时可用夹板固定；如牙冠端有错位时，在修复前应复位。复位固定后，每月应复查 1 次，检查夹板是否松脱，必要时可更换夹板。复查时，若牙髓有炎症或坏死趋势，则应做根管治疗术。根管不用牙胶尖充填而用聚羧酸锌水门汀或磷酸锌水门汀将钛合金或钴铬合金桩粘固于根管中，将断端固定在一起，以利根面的牙骨质沉积。如根断段明显移位，根尖有病变时，应手术切除根断段。手术后，因冠侧段过短而支持不足时，常需插入金属针作根管－骨内种植以恢复牙原来的长度，同时牙冠部用夹板固定。这样骨组织会在金属“根”周围生长而将病理动度消除，又称牙根再造术（图 8-3）。

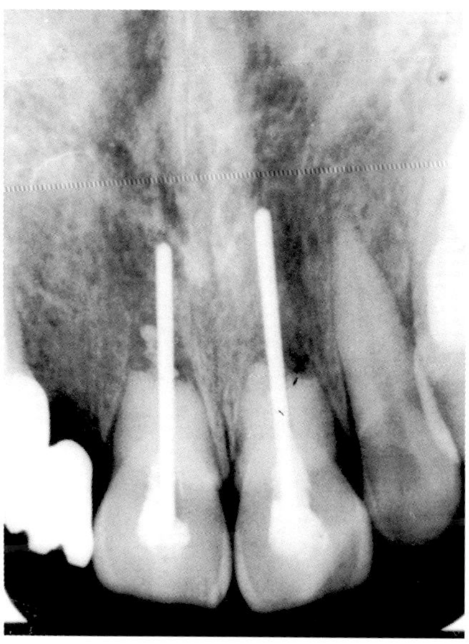

图 8-3 牙根再造术

黏着夹板技术是固定根折最简便的方法，其步骤如下：

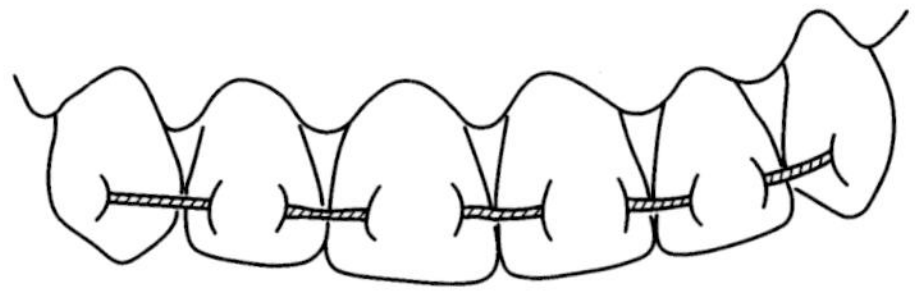

图 8-4 树脂夹板

（1）患牙复位，拭净唇面，并用 95%乙醇擦拭、吹干、隔湿。以同法处理两侧健康牙（至少每侧一个牙）。

（2）取直径 0.4 mm 不锈钢丝，其长度相当患牙牙冠宽度加上两侧至少各一个正常牙宽度，将其弯成弓形，使它与这些牙唇面外形相一致。

（3）将牙唇面中 1/3 处酸蚀 1～2 分钟（根据不同产品而定），用蒸馏水洗净拭干，用黏合剂和复合树脂将夹板固定于两侧健康牙上，凝固后，再以同法将患牙固定在钢丝上，此时应保证患牙位于固有位置。最后拍摄 X 线片检查根折断端对位是否良好。在下颌前牙，应将弓形夹板放在牙舌面，以免妨碍咬合。固定 3～4 个月后应重新进行临床检查，摄 X 线片和进行牙髓活力测定，以后应每隔 6 个月复查 1 次，共 2～3 次。根折愈合后用金刚砂石磨除复合树脂，并松开钢丝，取下，磨光牙面。

Frank 在一牙根中部折断、冠段明显松动的病例中，成功地尝试了去除根断段后，用钴铬合金针充填超出根尖孔至根段的全长，以恢复病牙原来的长度，骨质可完全包绕在金属“根”的周围，且无松动。目前，从生物学相容性考虑，用钛合金作为牙根再造固定钉较为合适。

上海第二医科大学附属第九人民医院口腔内科于 1987 年 6 月至 1989 年 6 月采用牙槽内牙根再造术治疗了 17 例患者，其中 19 只中位根折牙，2 只外伤后牙根吸收 3/5 的患牙。除 3 只患牙失访外，共随访了 15 位患者 18 只患牙，随访期为 8～10 年。结果：术后即刻临床检查均无牙冠段松动。1 周内 6 位患者自觉牙根部有异物，无明显肿痛。1

月后异物感消失，临床均无叩痛，X线片示根尖无明显变化。6个月后X线片示根尖阴影缩小，有骨质修复再生，且有包绕金属牙根趋势，2年后6只患牙骨质完全包绕金属牙根，且无松动。临床上无一例出现金属牙根排斥，根尖再感染和牙根持续吸收现象。由该科的临床实践可得出以下结论：

（1）牙槽内牙根再造术后，部分患者根尖有异物感，可能与手术本身的反应及金属钉的直接物理刺激有关。因为本手术不仅受到金属钉自旋进入牙槽内的刺激，同时还要受到扩大针对牙槽骨的机械刺激。

（2）本组病例中2例陈旧性外伤所致的牙根持续性吸收的患牙经牙根再造术后6个月，牙根吸收停止，临床检查未发现有任何自觉症状和阳性体征。这可能与手术后消除了继发性的咬𬌗创伤，清理了根管内感染有关，从而改变了患牙的内外生理环境。

（3）经临床8～10年观察，钛合金钉和不锈钢自旋牙内合金钉用作牙根再造术，无一例发生排斥反应和炎性感染，因此，可以认为它是一种理想的骨组织相容性金属材料。临床牙根再造术为治疗外伤性中位根折牙及牙根严重吸收而造成冠根比例失调的患牙开辟了一条新的途径。

（4）牙槽内牙根再造术操作简便，费用低廉，疗效可靠，有一定的实用价值。

（三）根颈1/3处折断（高位根折）

本型根折由于固定困难，其预后最差，根颈1/3折断并与龈沟交通时则容易感染，牙松动度明显，折断处也不能愈合，往往以拔牙而告终。随着现代修复技术的发展，许多学者在这方面做了大量工作，并取得一定的成效，为高位根折牙的保留提供了可取的方法。这类断根如能保存，尚可在根管治疗后做桩核冠修复，以恢复美观和功能。其治疗关键是如何将牙根断端从龈下变成龈上，因为只有折断线在龈上才能完成冠修复。为此目的，我们通过不断的临床实践，总结出3种牙颈部折断的治疗方法，并提出以下适应证和禁忌证。

1. 适应证

（1）牙颈部折断线在龈下1～4 mm，折断面为横向单发性牙折；

（2）折断线以下的断根不短于同名牙的冠长，即冠根比例不能严重失调，否则不利于桩冠固位及受力。

2. 禁忌证

（1）牙根过短、弯曲，根管闭锁；

（2）有较大的根尖病变或牙周情况较差者。

3. 根颈1/3折断的治疗方法

Patterson首先主张应保留活髓或根管充填后的牙根，然后缝合相应的两侧牙龈，以保持牙槽嵴的正常高度，便于义齿修复。动物实验证实，术后5个月可见根管口有骨质样组织生长。Roland用Cavit和钢丝回形针作为暂时支架对牙颈1/3处折断牙行固定，其中1例1年后X线检查根管无吸收现象，功能正常且无症状。继而Pleithersay采用根管治疗和矫形牵引至龈缘水平的方法（图8-5），以治疗根折线位于牙槽嵴下1～4 mm横向高位根折的患者，得到满意效果，并提出本法不仅适用于横向高位根折，尚可用于使其他病理性位置的牙根达到修复所需的正常位置，如外伤性斜行冠根折。Jame等在Pleithersay所用方法的基础上作了一些改进。其步骤是去除冠部断段，根段常规行根管治疗，制备根管内桩钉，长度为根管的1/2，桩钩尽可能靠近牙根面，以便于牵引牙根，然后将桩钉黏固。另外设计唇弓，并将带环用酸蚀复合树脂黏附于基牙上，一般1～3周后牙根即可到达理想位置，但需固定8～12周，以防其再复原位。最后作永久桩冠修复。

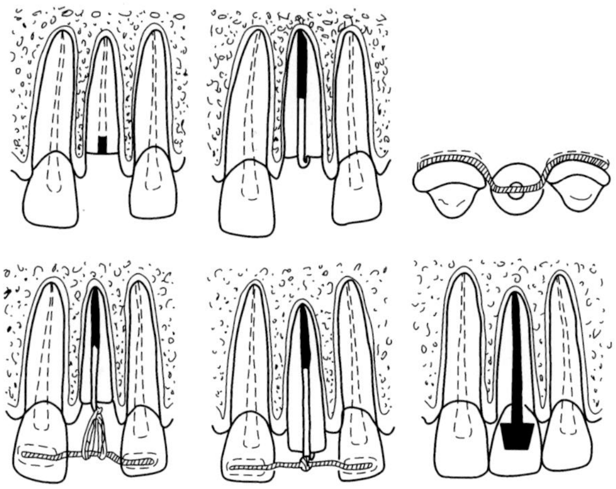

图 8-5　正畸牵引术

Korbery 等则对前牙牙颈部高位根折，不能做人工牙冠或牵引矫形术的患者施行了自体骨移植术。其方法是：术前先做暂时性根充，在局麻下从唇侧作切口，翻开黏骨膜瓣，去骨以暴露根尖区，然后用牙挺把牙根挺松，并拉出到所需位置，然后从鼻棘或唇侧骨皮质切取骨块，填塞到根尖拉出的空隙中，以保持牙根于新的位置，最后缝合龈瓣，2 周后牙根松动明显改善，此时做暂时性托牙以替代患牙，术后 6 个月行永久性根管充填，暂时牙冠修复，1 年后再做永久性牙冠修复。在此期间未发现进行性牙根吸收。术后 3 周骨愈合明显，至 3 个月时可看到根周有正常牙周间隙，未见骨粘连。作者认为移植骨有助于牙根固定和愈合。上述治疗方法虽疗程较长，技术复杂，但为高位根折牙的保留开辟了一条较为理想的途径。

牙根移位术（图 8-6）是否会发生牙根进行性吸收的问题：进行性牙根吸收主要取决于牙脱位的方向和患牙脱离牙槽窝的时间。曾有报道秴向脱位，牙根吸收率为 7%。而进行性牙根吸收常发生在嵌入性牙脱位（52%）。牙根部分或全部暴露在牙槽窝外时，根尖周膜细胞活力会受到不同程度的影响，所以进行性牙根吸收与患牙脱离牙槽窝的时间有密切的联系。有人认为再植牙的牙根吸收率与患牙脱离牙槽窝的时间成正比，脱离牙槽窝的时间在 30 分钟内，牙根吸收率仅为 10%，反之超过 2 小时则牙根吸收率高达 95%。Kahnberg 指出牙在牙槽窝内移位比自体牙再植预后理想，因牙根在牙槽窝内移位过程中始终未离开牙槽窝（图 8-7），使牙周膜脱水的危险性降低到最低程度。牙周膜中的成活细胞为牙周膜再建提供了可靠保证。

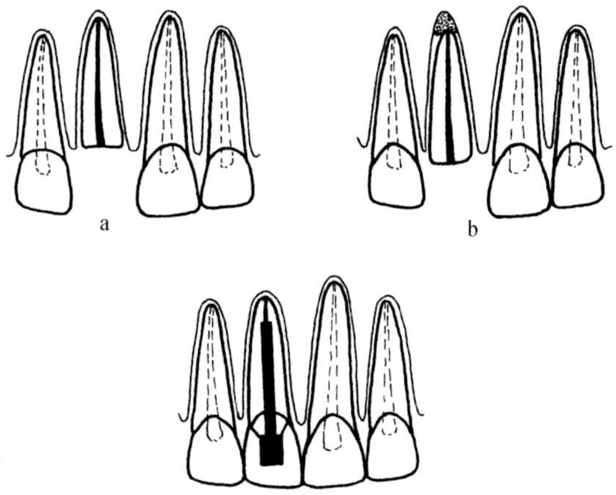

a　b　c

图 8-6　牙槽内牙根移位术示意图

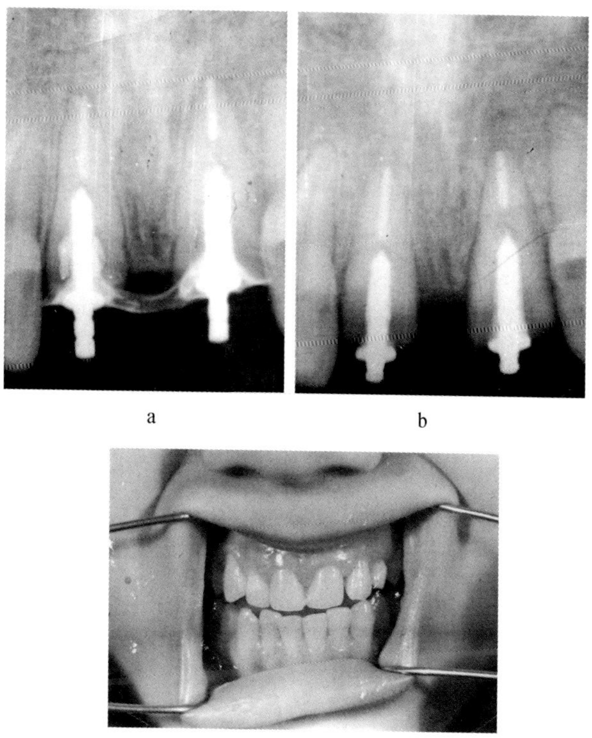

a　b　c

图 8-7　牙槽内牙根移位术临床照片

另一个引起人们关注的问题是牙槽嵴的改建

问题：牙槽内牙根移位术后，牙槽嵴可有轻度丧失，这可能与再建断裂的牙周膜和术中牙挺损伤牙槽嵴的改建过程有关。在牙槽嵴区，牙根最低限度的持续松动都会影响术后增宽的牙周间隙的骨再生。所以，患牙术后均有不同程度的牙槽嵴改建，但是大部分患牙术后6个月都趋于稳定，牙槽嵴高度的降低不甚明显，因而不会影响临床效果。需要特别指出的是：手术中尽可能减少或避免对牙槽嵴的损伤，这样不仅可缩短牙槽嵴改建的时间，而且还可减少牙槽嵴高度的降低，效果会更加满意。

上海市第二医科大学附属第九人民医院口腔内科于1983年1月至1984年12月采用牙槽内牙根牵引术治疗41例患者45只患牙，随访期为10至11年，取得较好的效果：术后1周患牙松动度非常明显，随着时间的推移松动度逐渐下降。患牙松动持续时间与牵引长度有关，牵引长度越长，所需恢复时间越久。牵引长度最长5.5 mm，最短2.5 mm，平均3.25 mm。术后1周X线片上可见根尖骨质缺损阴影及增宽的牙周间隙阴影，3个月后根尖骨质缺损区阴影消失，可见正常牙周间隙，无一例骨性粘连。同时作桩冠修复。牙根吸收情况见表8-1。优良者为41只患牙(91.1%)；差者为4只患牙(8.9%)。有持续牙根吸收的患牙，拆除桩冠，改用氢氧化钙糊剂暂时根充，6～12个月牙根吸收停止，常规根管充填，重新桩冠修复。冠根比例失调是此方法所出现的普遍现象。

表8-1　牙槽内牙根牵引术后牙根吸收情况

时间(月)	牙根吸收数与比率(%)	牙根未吸收数与比率(%)
3	8(17.8)	37(82.2)
6	10(22.3)	35(77.7)
12	4(9.9)	41(91.1)
24	0…	45(100)
36	0…	45(100)
48	0…	45(100)

临床实践表明，牙槽内牙根牵引术后，牙槽嵴可有轻度丧失，这可能与牙周纤维和手术中损伤牙槽嵴有关。本组病例术后均有轻度牙槽嵴改建现象，但一般3～6月趋于稳定，牙槽嵴高度未见明显降低。在手术中应尽量减少或避免牙槽嵴的损伤，这样不仅可以缩短牙槽嵴的改建时间，同时也可以维持牙槽嵴的高度。从而保证患牙修复后的舒适美观。从本组病例10年随访结果表明有较好的临床效果。牙槽内牙根牵引术操作简便，效果满意，可推广应用。

第二节　牙脱位

牙受外力作用而脱离牙槽窝者称牙脱位。由于外力的大小和方向不同，牙脱位的表现和程度不一，轻者偏离移位，称为不全脱位；重者可完全离体，称为全脱位。据报道，在门诊就诊人数中外伤性牙脱位的构成比为1%～16%，平均为4.2%。好发年龄为7～11岁，此时牙周支持组织结构疏松，受外伤撞击后容易引起牙脱位，却不伴有牙折。常见于上颌前牙，尤以上颌中切牙多见。男孩比女孩高2.5倍。

一、病　因

碰撞是引起牙脱位的最常见原因。在个别情况下，由于器械使用不当，拔牙时亦可发生邻牙脱位。

二、临床表现

根据外力方向，可有牙脱位向根尖方向嵌入或唇舌向移位等情况。牙部分脱位时常有疼痛、松动和移位表现，同时因患牙伸长而出现咬合障碍。X线片显示牙根尖与牙槽窝的间隙明显增宽。牙向深部嵌入者，则临床牙冠变短，其𬌗面或切缘低于正常。牙完全脱位者，则可见牙完全离体或仅有少数软组织相连，牙槽窝内空虚。牙脱位不论部分还是完全的，均常伴有牙龈撕裂和牙槽突骨折。

牙脱位再植后，可以发生各种并发症：

1. 牙髓坏死

其发生率占牙脱位的52%，占嵌入性脱位的96%。发育成熟的牙比年轻的恒牙更易发生牙髓坏死。

2. 牙髓腔变窄或消失

发生率占牙脱位的20%～25%。牙髓腔内钙化组织加速形成，这往往是轻度牙脱位的反应；严重的牙脱位常导致牙髓坏死。牙根未完全形成的牙外伤后，牙髓常能保持活力，但也更易发生牙髓腔变窄或闭塞。嵌入性脱位牙，其牙髓坏死的发生率很高，故很少出现牙髓腔闭塞。

3. 牙根外吸收

有人认为坏死牙髓的存在能促使牙根的吸收。牙根吸收最早在受伤2个月后发生，此外，约有2%病例并发牙内吸收。

4. 边缘性牙槽突吸收

嵌入性和𬌗向性脱位牙特别易造成边缘牙槽突吸收。

三、治　　疗

（一）保存患牙是治疗牙脱位应遵循的原则

1. 部分脱位牙

应在局部麻醉下复位，结扎固定4周。术后于3、6和12个月进行复查，若发现牙髓已坏死，应及时作根管治疗。

2. 嵌入性脱位牙

在复位后2周行根管治疗术，因为这些牙通常伴有牙髓坏死，而且容易发生牙根吸收。对嵌入性脱位的年轻恒牙，不可强行拉出复位，以免造成更大的创伤，诱发牙根和边缘牙槽突的吸收。因此，对症处理，继续观察，任其自然萌出是最可取的处理方法，一般在半年内患牙萌出到原来位置，若有牙髓坏死，再行根管治疗。

3. 完全脱位牙

尽可能在30分钟内进行再植，可避免90%的患牙牙根吸收。因此，牙脱位后，应立即将牙放入原位；如牙已落地污染，应就地用生理盐水或自来水冲洗，然后放入原位；如果不能即刻复位，可将患牙置于患者的舌下或口腔前庭处，也可放在盛有牛奶、生理盐水或自来水的杯子内，切忌干藏，并尽快到医院就诊。

（1）根尖发育完成的脱位牙

若就诊迅速或复位及时，应在术后3～4周再做根管治疗。因为这类牙再植后，牙髓不可能重建血循环，势必坏死，进而引起炎症性的牙根吸收或根尖周病变。如果再植前作根管治疗术，延长了在体外的时间，将导致牙根吸收；而在牙再植后3～4

周，松动度减少，炎症性吸收又正好于此时开始，所以再植后3～4周做根管治疗是最佳时期。

如果脱位在2小时以后就诊，牙髓和牙周膜内细胞已坏死，不可能期望牙周膜重建，因而只能在体外完成根管治疗术，并经根面和牙槽窝刮治后，将牙再植入固定。

(2) 年轻恒牙完全脱位

完全脱位的年轻恒牙若就诊迅速或自行复位及时，牙髓常能继续生存，不要贸然拔髓，一般疗效是良好的。动物实验证明，再植3个月后，93%的牙髓全部被造影充盈，仅有7%的牙髓坏死。牙髓血管的再生主要有新形成的血管从宽阔的根端长入髓腔，也可能与原来的血管发生吻合，说明这类牙再植后有相当强的修复力。

当然，若就诊不及时或拖延复位时间，则只能在体外完成根管治疗术，搔刮根面和牙槽窝后再植，预后是欠佳的。

（二）牙脱位最理想的治疗方法——再植术

以上治疗方法已被公认，虽然脱位牙再植成功率较高，但远期疗效尚未肯定，主要失败于进行性牙根吸收。牙再植时，关于牙周韧带是否需要保留持有不同意见。但实验证明，再植前去除牙周组织的患牙必定导致牙根广泛吸收或骨性粘连。而伴有完整牙周组织的患牙即刻种入牙槽窝内，几乎不发生吸收和骨粘连。Nasjleti曾用放射自显影检查成年猴上颌中切牙再植愈合过程中组织的动力学变化，结果发现：①猴牙再植后可恢复新附着。②再植后上皮即刻开始增殖，第3天达高峰，7天后新结合上皮再建。③结缔组织增殖在第7天达高峰，主要来自牙槽嵴结缔组织和骨髓腔，47天后界面消失，被未成熟的结缔组织所替代，再植后4个月可观察到成熟的呈定向排列的纤维。以上与Grossman的实验结果相同。此外，还认为再植牙的成功率与患牙脱离牙槽窝的时间成反比，临床研究亦证实此点。脱离牙槽窝的时间在30分钟以内再植的成功率可达90%；反之，超过2小时者则牙根吸收率可达95%。因此，再植牙成功与否其关键与脱离牙槽窝的时间有着密切的内在联系。但是，若要保证在最短的时间内使脱位牙种入牙槽窝内，其转送患牙速度和方式便成了突出的问题。患牙脱落后，几分钟内自行种入牙槽窝内，预后最佳；如无这种可能，应把患牙置于患者或患者父母口腔前庭沟或口底部，转送到医院；若上述方法都行不通，也可把患牙置于盐水或自来水杯内，保持湿润，切忌干燥转送。Weinstein认为自来水具有低电解质和渗透性，能最低限度地维持患牙的牙周组织的生存。而Andreasen认为，保护牙周膜的关键在于储存基质的溶质度(osmolarity)，而不在于化学成分，因此，盐水和唾液虽然化学成分不一样，但其溶质度近似，故盐水和唾液可以在相当大的程度上于体外保护牙周膜细胞。

牙根未完全形成牙，再植后可望重建牙髓血管，继续牙根发育形成。Skoglang在幼年狗牙再植时血管变化的研究中指出，脱离牙槽窝后，患牙牙髓存活极限为2小时；30分钟内种入牙槽窝者，血管重建的可能性最大。

虽有报道牙根已形成的脱位牙即刻种入牙槽窝也可重建血管，但非常罕见。通常造成的是全髓坏死进而导致牙根吸收。因此，牙根形成的再植牙原则上均应行根管治疗。至于如何掌握根管治疗的适宜时间也有争论。Andreasen在猴切牙牙髓摘除或根管治疗对再植后牙周愈合作用的研究中指出，脱位牙应立即再植，牙髓的处理应推迟到再植2周后再行根管治疗。他认为2周是牙周韧带再附着于新的牙槽骨表面的平均时间，也是患牙再植后牙根开始吸收的临界时间。

目前，有许多用于固定外伤性脱位牙的方法。诸如金属丝结扎加弓形杆、快速自凝树脂、正畸带环结扎加丙烯酸树脂等。Massler认为用上述方法僵硬地把脱位牙固定在牙槽窝内，使病牙易发生骨性粘连。因此 Anlrim 等推荐采用单纤维尼龙丝和酸蚀树脂对外伤性脱位牙的夹板固定术，这种夹板既固定了松动牙，同时也允许有一定的生理动度。该夹板使用方便，无损伤性、美观、卫生、持久，且易拆除。经过时间的考验，证明在愈合过程中接受生理性刺激的患牙，常伴有与功能相关性牙周韧带的再附着。Andreasen 对灵长类动物用夹板固定和非夹板固定的牙齿作了组织学评价，证明再植后夹板固定的牙并不能改善牙周愈合，实际上却导致了再植牙移位性吸收的增加。据推测，非夹板固定的牙所接受的功能性刺激，可以防止移位性吸收，因为这种刺激可以抑制骨质生成，增加纤维性愈合。

四、牙再植后的愈合方式

1. 牙周膜愈合，即牙根面与牙槽突骨面之间形成正常牙周膜愈合。这种机会极少，仅限于牙离体时间较短、牙周膜尚有活力且又无感染者。

2. 骨性粘连，牙根的牙骨质和牙本质被吸收并由骨质所替代，发生置换性吸收，从而使牙根面与牙槽突骨面紧密相连。临床表现为牙松动度减少，X 线片显示无牙周间隙。这种置换性吸收发生在受伤后 6～8 周，可以是暂时性的，能自然停止；也可以是进行性的，直至牙脱落。这过程可持续数年或数十年。

3. 炎症性吸收，在被吸收的牙根面与牙槽突骨面之间有炎症性肉芽组织，其中有淋巴细胞、浆细胞和分叶粒细胞。再植前牙干燥或坏死牙髓的存在，都是炎症性吸收的原因。炎症性吸收在受伤后 1～4 个月即可由 X 线片显示，表现为广泛的骨透射区和牙根面的吸收。如系牙髓坏死引起，及时采取根管治疗术，常能使吸收停止。

（翁雨来）

参考文献

1 王晓仪. 现代根管治疗学，北京：人民卫生出版社，2001

2 Cartledge DH. The treatment of traumatised teeth. Part two: Subluxation, splinting and root fracture. Br Dent Surg Assist. 1982，41(2)：32～33

3 Bender IB, Freedland JB. Clinical considerations in the diagnosis and treatment of intra-alveolar root fractures. J Am Dent Assoc. 1983，107(4)：595～600

4 Bender IB, Freedland JB. Adult root fracture. J Am Dent Assoc. 1983，107(3)：413～419

5 Pileggi R, Dumsha TC The managemeat of traumatic dental injuries Tex Dent J. 2003，120(3)270～275

6 Cvek M, Mejare I, Andreasen JO. Healing and prognosis of teeth with intra-alveolar fractures involving the cercical part of the root. Dent Traumatol. 2002，18(2)：57～65

7 Sousa-Neto MD, Santos ES, Estrela C et al. Treatment of middle-apical level root fracture in necrotic teeth. Aust Endod J. 2000，26(1)：15～18

8 Camp JH. Management of sports-related root fractures. Dent Clin North Am. 2000，44(1)：95～109

9 Delbem AC, Cunha RF, Percinoto C et al. Severe lateral luxation and root fracture: report of a case with 5-year follow-up. Endod Dent Traumatol. 1999，15(2)：91～93

10 Caliskan MK, Turkun M, Gomel M. Surgical extrusion of crown-root-fractured teeth: a clinical review. Int Endod J. 1999，32：146～151

11 Robertson A. A retrospective evaluation of patients with uncomplicated crown fractures and luxation injuries. Endod Dent Traumatol. 1998，14(6)：245～256

第九章　牙本质过敏的治疗

牙本质过敏症(dentine hypersensitivity)又称过敏性牙本质(hypersensitive dentine),是牙在受到外界刺激,如温度(冷、热)、化学物质(酸、甜)以及机械作用(摩擦或咬硬物)等所引起的酸痛症状。其特点为发作迅速、疼痛尖锐、时间短暂。牙本质过敏不是一种独立的疾病,而是各种牙体疾病共有的症状,发病的高峰年龄在40岁左右。

第一节　病因和发病机制

一、病　因

凡能使釉质完整性受到破坏、牙本质暴露的各种牙体疾病(如磨耗、楔状缺损、牙折、龋病以及牙周萎缩)致牙颈部暴露等均可发生牙本质过敏症。但并不是所有牙本质暴露的牙都出现症状,通常与牙本质暴露的时间、修复性牙本质形成的快慢有关。虽然临床上多数情况是由牙本质暴露所引起,但还不能解释所有的临床表现,如敏感症状可随健康和气候的变化而经历着从无到有和从有到无的过程,这就不是修复性牙本质形成的速度所能解释的。个别釉质完整的牙也能产生敏感。前苏联学者称本症为“釉质和牙本质感觉性的增高”,故又有“牙感觉过敏”之称。

二、发病机制

牙感觉过敏症的发病机制尚不十分清楚,目前有以下3种学说(图9-1)。

(一)神经学说

认为牙本质中存在着牙髓神经末梢,故感觉可由牙本质表层传至牙髓。但从形态学和功能方面观察,目前尚未取得一致的见解。不少学者认为,在牙髓的成牙本质细胞层内的无髓鞘神经,仅有一部分进入前期牙本质和牙本质的内层,而其外2/3并未见神经结构。许多实验结果也不支持“神经对各种刺激的反应是直接的”观点。氯化钾、组织胺、乙酰胆碱等作用于表浅牙本质并不产生疼痛,局部麻醉药作用于牙本质表面也不能减轻牙本质的敏感性。

(二)牙本质纤维传导学说

认为成牙本质细胞的原浆突中含有乙酰胆碱酶,它在受刺激后能引起神经传导,产生疼痛。持反对意见者认为,实验性干扰人成牙本质细胞,未降低牙本质敏感性,说明成牙本质细胞并不具有感觉器的特性,可能在牙本质过敏中仅起被动作用。

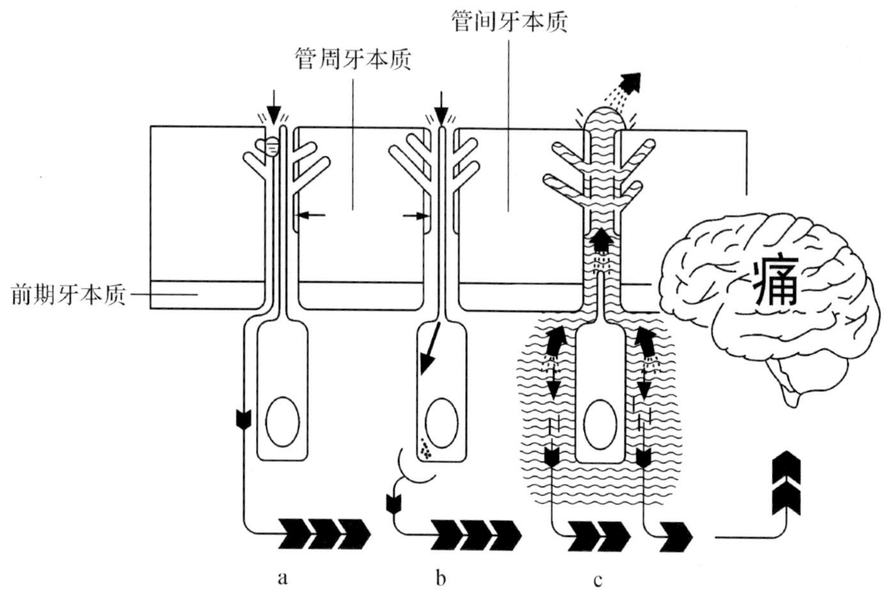

a. 直接刺激牙本质中的神经纤维
b. 成牙本质细胞作为一种介质，位于刺激物与神经纤维之间
c. 流体动力学说

图 9-1　牙本质过敏症发病的 3 种学说（仿 Torneck）

（三）流体动力学理论

认为作用于牙本质的外部刺激引起了牙本质小管内容物向内或向外流动，这种异常的流动被传递到牙髓，从而引起牙髓神经纤维的兴奋，产生痛觉。成牙本质细胞下层、成牙本质细胞层和牙本质内层小管内的神经纤维对液体的流动或突然的压力变化均非常敏感，这也是发生牙本质过敏的原因。在电镜下，成牙本质细胞突只占管腔的 1/4，其余 3/4 均为液体充满。牙本质小管液像玻璃毛细管中的液体一样，任何轻微的移位都会引起它们的流动。成千根小管内的液体同时快速移位，可导致小管内容物的相应移动，以及导致相邻处牙髓组织的明显移动。不论液体是向外或向内移动，都可对牙本质小管内或邻近牙髓组织中的 Aδ 纤维末梢造成一个直接的机械性刺激。同时，小管内液体的移动还可引起成牙本质细胞的伴随移动，刺激与之相接触的神经纤维，引发神经冲动而产生痛觉。

此外，由于牙本质小管内液体的膨胀系数与牙本质小管壁的膨胀系数相差甚大，温度刺激可使小管内液体膨胀或收缩，从而导致液体发生相对移位，也可诱发疼痛，这就是临床上牙本质过敏时，冷热甜酸刺激诱发疼痛的原因。

第二节　临床表现和诊断

牙本质过敏症的主要表现为刺激痛，当刷牙，吃硬物，酸、甜、冷、热等刺激时均可发生酸痛，尤其对机械刺激最敏感。

检测牙本质过敏症的手段有下列 3 种：

一、探　　诊

探诊是临床检查牙敏感症最常用的方法之一。最简单的探诊方法是用尖探针轻轻划过牙的敏感部位，将患者的主观反应分成4级：0°，无不适；1°，轻微不适或疼痛；2°，中度痛；3°，重度疼痛且持续。为了定量测量的目的，学者们采用了各种更为复杂的探诊手段。Smith等发明了一种探诊装置，该装置有一可弯曲的15 mm长不锈钢丝接触牙面，可沿牙面曲度划动，用螺旋钮调节钢丝尖端接近和远离牙面，从而改变探诊压力，直到患者感到疼痛，此时的力值定为敏感阈值。为了保证每次测定位置的重复性，可用牙科材料将该装置固定在几个邻牙上。另外一种探针是手持式的，它的尖探针与压力应变片相联结，并通过显示器来反应探诊的力量。这种探针很容易用来探诊牙的敏感面，在探诊过程中力量可连续地逐渐增加，直到有疼痛感觉，该值定为患牙的敏感阈值。当力量达到80 g时仍无反应，该牙被认为不敏感。

二、温度试验

简单的温度测定方法是通过牙科椅的三用气枪将室温的空气吹向敏感牙面，该方法在临床上很常用。空气刺激方法目前已被标准化，气温为18～21℃，气压为60 kPa，刺激时间为1秒钟。检查时用手指或棉卷隔离邻牙，患者的反应分成4级。接触式金属探头温度测定仪的探头温度可在12～82℃之间变动，由探头内的热敏电偶测定并显示。检测初始温度为37.5℃，作冷测时，温度每次降低1℃，直到患者感觉不适；热测法与冷测相似，温度从37.5℃按1℃阶梯逐渐增加，用温度的高低来判断牙的敏感程度。

三、主观评价

在临床上，学者们也常用患者的主观评价方法来判断牙的敏感程度，包括疼痛3级评判法（verbal rating scale，VRS）和数字化疼痛评判法（visual analogue scale，VAS）。VRS系患者将其日常生活中对冷空气、冷热酸甜食物、刷牙等刺激的敏感进行综合和评价，每次复诊时均采用问卷方式，好转定为（－1），无改变为（0），加重为（＋1）。3级评判法所提供的描述词语有时不足以反映患者的真实感受。VAS是用一条10 cm长的直线，一端标有“无不适或无疼痛”，另一端标有“严重不适或剧烈疼痛”，要求患者在直线上作一标记，来代表当时的牙敏感程度。只要适当地向患者解释，VAS法很容易被掌握和使用。学者们认为用VAS比VRS重复性更好，能连续地评价疼痛的程度，而且又能满足对敏感刺激不同感受的评价，因此，更适于测定牙的敏感性。

牙本质过敏症可能只对一种刺激敏感，也可能对多种刺激敏感，因此，多数学者认为在临床研究过程中要使用多种手段来测定，其中至少有一种是可定量的试验。

第三节　治　　疗

由于牙本质过敏症的发病机理中，流体动力学说被广为接受，因此根据这个理论所建立的治疗原则是：对过敏的有效治疗必须封闭牙本质小管，以减少或避免牙本质内的液体流动。由于本症存在着自发性的脱敏过程，对任何药物疗效的评价都是极其困难的。

常用治疗方法有以下几种。

一、氟化物

有多种形式的氟化物可用来处理牙本质过敏症。氟离子能减少牙本质小管的直径，从而减少液压传导。体外实验也证明，酸性氟化钠液或2%中性氟化钠液能分别减少24.5%、17.9%的液压传导，用氟化钠电离子透入法所减少的液压传导则高达33%。

1. 0.76%单氟磷酸钠凝胶（pH＝6）可保持有效氟浓度，为当前氟化物中效果最好者。

2. 用75%氟化钠甘油反复涂擦敏感区1～2分钟，也可用桔木尖蘸该药摩擦患处1～2分钟。

3. 2%氟化钠溶液离子透入法：①用直流电疗器：正极握于患者手中，负极以氟化钠液润湿，接触过敏区，电流强度为0.5～1 mA，以患者无不适感觉为限度，通电时间10分钟；②电解牙刷导入药物离子，在牙刷柄末端安装一节干电池(1.5 V)，刷柄为阳极(手握刷柄)，刷端为阴极，供透入药物用。用这种牙刷每天刷2～3次，每次3～5分钟即可，应注意经常检查电流的通路是否正常，电池是否耗电将尽。

4. 氟化氨银

隔湿，用38%氟化氨银饱和小棉球涂擦患处2分钟，同法反复一次，共4分钟，擦去药液后漱口。该药有阻塞牙本质小管的作用，同时还能与牙中的羟基磷灰石发生反应，促使牙的再矿化，提高牙的耐脱矿性，防止牙本质小管的再次开放，并使药效持久。经临床观察表明，其稳定性约为氨硝酸银的3倍。

二、氯化锶

氯化锶为中性盐，高度水溶性，毒性很低。放入牙膏内使用，方便安全。10%氯化锶牙膏在国外应用较广泛，国内也有制品。局部涂擦用75%氯化锶甘油或25%的氯化锶溶液。在被广泛研究的各种药物中，锶显示了对所有钙化组织、包括牙本质在内都具有强大的吸附性。锶对牙本质过敏的作用被认为是通过钙化锶磷灰石的形式，阻塞了张开的牙本质小管所致。

三、草酸钾溶液

30%草酸钾溶液或3%草酸氢钾，可治疗牙本质敏感症，如两种溶液联合使用，则可得到较明显的立即效果。杨芸珠报道采用含3%草酸氢钾和1%NaF凝胶治疗120颗牙本质敏感患牙，取得良好的疗效。

草酸钾溶液的脱敏机制为草酸与牙本质小管中Ca^{2+}化合成草酸钙沉淀而堵塞牙本质小管口，阻止液体流动；高浓度K^{+}可提高牙本质深部神经周围细胞外的K^{+}浓度，引起去极化，使神经处于较低兴奋性而产生短期脱敏效果。

四、碘化银

隔湿，涂3%碘酊30秒钟后，再以10%～30%硝酸银液涂擦，可见灰白色沉淀附着于过敏区，30秒钟后，同方法再涂擦1～2次即可。这是利用硝酸银能使牙硬组织内蛋白质凝固而形成保护层，碘酊与硝酸银作用产生新生碘化银沉积于牙本质小管内，从而阻断了传导。

五、激　　光

激光自从20世纪80年代开始用于治疗牙本质过敏以来，显示了良好的前景，日益受到关注。目前用于脱敏的激光主要有两种：Nd：YAG激光和CO_2激光。

1. Nd：YAG激光

Nd：YAG激光作用于牙本质表面，可在瞬间使牙本质表面熔融、热凝，封闭暴露的牙本质小管口，从而达到脱敏的目的，而其远期疗效的维持，则可能与促进继发性牙本质形成有关。

Lan等通过反复实验，提出Nd：YAG激光治疗牙本质过敏的最佳参数是：能量输出为30 mJ，10脉冲/秒钟；照射时间2分钟。这样既能使牙本质小管口彻底封闭，又不会损伤牙髓。用于临床治疗牙本质过敏，3月后有效率为65%（气冲刺激）及72%（机械刺激）。

河田克之等用Nd：YAG激光治疗因牙周炎引起的牙颈部牙本质过敏，3周后显效率64.8%，总有效率85.7%。

2. CO_2激光

CO_2激光脱敏近几年逐渐受到重视。其脱敏机制与Nd：YAG激光类似。

Zhang等推荐的用于脱敏治疗的CO_2激光的参数为：输出功率1 W，连续波照射，持续5～10秒钟。用于牙颈部牙本质过敏治疗，即刻有效率达100%，3月后为50%。

Moritz等实验发现，单独用CO_2激光脱敏，3月后有效率98.6%，其中治愈率94.5%；而将CO_2激光与氟化亚锡凝胶联合使用，可使脱敏效果增强且持久，治疗后18个月，治愈率仍高达96.5%，扫描电镜下可见牙本质小管仍然呈完全封闭状态。

对CO_2激光的安全性实验结果显示，治疗剂量的CO_2激光对牙髓血流无影响，不会造成牙髓坏死；如果照射时用冷水冷却，牙本质表面不会升温。

六、牙本质黏结剂脱敏

由于光固化黏结系统中的牙本质黏结剂可渗入牙本质小管形成树脂突（管塞），机械性堵塞牙本质小管口，因此，各类牙本质黏结剂近来越来越多地被用于牙本质过敏的治疗，并取得了较大的成功。

GLUMA脱敏剂即GLUMA黏结系统中的3号液-牙本质黏结剂，主要成分为36.1%的2-羟乙基甲基丙烯酸酯（HEMA）和5%的戊二醛。其中戊二醛为有效脱敏成分，可作用于牙本质小管中的蛋白质，使之变性、凝固，堵塞牙本质小管，达到脱敏目的。HEMA可溶于牙本质小管液，有助于戊二醛深入牙本质小管内部发挥作用。临床试验证实，用GLUMA脱敏剂治疗牙本质过敏，具有作用迅速、见效快、疗效持久等优点，而且对牙髓和邻近的牙周组织无不良作用，使用安全。

Schupbach等对因修复需拔除的活体牙切磨后涂布GLUMA，拔牙后做电镜实验发现，GLUMA脱敏剂封闭牙本质小管的深度可达200 μm；并且发现，用GLUMA黏结系统中的2号液-牙本质表面处理剂（含中性EDTA）对牙本质敏感区处理1分钟，可显著增加管塞的深度，临床试验结果与此吻合。对牙本质表面进行处理后再应用GLUMA脱敏剂，疗效要优于直接使用GLUMA脱敏剂。

除GLUMA脱敏剂外，较著名的牙本质黏结剂类脱敏剂还有Seal & Protect等。

Seal & Protect是一种黏性的、半透明的脱敏材料，通过对牙本质的渗透和覆盖，从而减少牙本质的磨耗，并且通过对牙本质小管的封闭减少过敏现象的发生，特别用于牙颈部过敏的治疗。扫描电镜研究表明，Seal & Protect处理过的牙本质表面有均匀一致的保护层，大部分牙本质小管被封闭。

七、修复治疗

对反复药物脱敏无效者，可考虑作充填术或人工冠修复。个别磨损严重而接近牙髓者，必要时可考虑牙髓病治疗。

（王晓仪）

参考文献

1 樊明文. 牙体牙髓病学. 第2版. 北京：人民卫生出版社，2003

2 薛红，杨利明，崔涛等. Seal & Protect 治疗牙颈部牙本质过敏的疗效观察. 牙体牙髓牙周病学杂志，2003，13(4)：224

3 Schupbach P, Lutz F, Finger WJ. Closing of dential tubules by Gluma desensitizer. Eur J Oral Sci. 1997，105(5)：414～421

4 杨芸珠. 含氟草酸钾凝胶对牙齿敏感症的疗效观察. 上海口腔医学，1995，4(1)：25～27

第十章　牙 齿 美 容

牙齿除了行使咀嚼、发音等功能以外，对保护面部的正常形态和美容也起着重要的作用。牙齿的大小及形状为左右对称，呈弓形排列，与面、眼、耳等的对称相适应，与颜面的美观相协调。我国人正常的牙齿为淡黄、半透明、象牙色。如果牙齿的位置、形态、色泽、牙与牙间的接触关系及排列等出了问题，不但直接影响发音与咀嚼功能，还会影响患者的容貌美观，给人一种美中不足之感。也会使患者不愿启露病齿，少讲话，增添心理上的烦恼和负担。

第一节　牙齿病损的原因

使牙齿外观损伤的原因可总括为牙体硬组织疾病、充填修复的不良作用、牙齿发育异常。

一、牙体硬组织疾病

1. 龋病

龋病是造成牙齿外观损伤的主要原因，它可使牙齿硬组织在色、形、质诸方面发生变化。牙菌斑的酸度使牙齿的无机物脱矿，使有机物分解，龋蚀侵袭牙齿成洞，有时口腔内数个牙齿同时龋坏，残缺着色的牙齿，尤其是前牙，明显地影响面貌的美观。

2. 外伤牙折

随着交通工具的日益现代化和国民经济水平的上升，车祸引起的牙颌系统外伤渐增多，外伤牙折几乎是仅次于龋病造成牙齿外观损伤的另一主要原因。外伤可引起髓腔内出血甚或牙髓坏死，均可导致牙齿变色，影响美观。

3. 牙冠磨损

经久的咀嚼磨损或由于刷牙等机械损伤而致的牙冠颈部的楔状缺损。

二、充填修复的不良作用

所选用的充填材料也可影响牙齿的外观。

1. 修复体的微漏。
2. 充填材料和药物着色。

三、牙齿发育异常

1. 四环素牙、牙釉质发育不全、氟斑牙。
2. 锥形牙、过小牙、牙间隙过大。
3. 牙齿的外染色。

第二节 牙齿漂白术

着色牙的美容治疗是牙体美容的一个重点和难点，也是患者最迫切需要解决的面部美容问题之一。根据当今美容牙科技术的进展，常用的方法有牙齿脱色漂白，树脂涂层修复，人造烤瓷冠修复，等等，都能恢复牙齿天然外形，恢复牙齿色泽，取得较好的美容修复效果。

长期以来，人们试图用漂白的方法来恢复牙齿的正常颜色。着色牙的漂白治疗主要用于牙冠比较完整的轻、中度的氟斑牙、四环素牙、变色无髓牙。漂白的方法有外漂白和内漂白两种。内、外漂白可单独使用，也可一起使用，以增强疗效。

一、过氧化氢

目前最常用的漂白剂为过氧化氢，其他还有浓盐酸、葡萄糖酸钙、过硼酸钠等。常用的过氧化氢漂白剂为过氧化脲，过氧化脲（carbamide-peroxide）分解后生成过氧化氢、脲、二氧化碳、氨等，过氧化脲的漂白作用是利用过氧化脲逐渐分解生成过氧化氢来实现的。过氧化氢是一种强氧化剂，氧化反应后无残留杂质。遇热、遇杂质时发生分解，产生多种超氧化物自由基，增大氧化剂的作用，与着色物结合达到漂白作用。高浓度的过氧化氢才有较强的漂白作用，过氧化氢在储藏和使用过程中，氧（O_2）很容易挥发，使过氧化氢的浓度降低，以至降低了漂白效果。为了解决这个问题，国外生产了过氧化脲凝胶，其优点是在使用和储藏过程中氧（O_2）不容易挥发。

（一）过氧化物作为牙齿漂白剂的历史

过氧化物用于牙齿漂白已有100多年历史。过氧化氢除了在工业上广泛应用外，也是一种常用的局部杀菌剂，由于它的氧化作用，使其可与生物分子作用并灭活病毒和细菌。

过氧化物通常与各种酸和其他成分共同作用，以去除牙齿表面的色素沉着。关于这方面的报道可追溯到一个世纪以前，Westlake 报道使用 Pyrazone 可达到令人满意的漂白效果。Pyrazone 是过氧化物和醚的混合物，使用时要加上电流。将30%的过氧化氢和乙醚以5∶1混合，用棉花将混合物涂布在牙面上，再用金属器械加热5～25次，共30分钟，这个技术对去除氟斑牙所引起的色素沉着有较好的效果。该技术曾用于40例8～14岁氟牙症患儿，效果显著，且未发现不良反应。随后，从20世纪30年代开始，用过氧化氢漂白活髓牙在临床上已成为一种可接受的技术。该技术使用30%～35%的过氧化氢溶液，通常与热处理共同进行。

1968年，Bill Klusmier——一位美国阿肯色州的口腔正畸科医生，发现他的一些患者因戴上正畸托槽后引起口腔炎症，为解决这个问题，他使用了一种名为 Gly-oxide 的含有10%的过氧化脲的口腔杀菌剂。他发现 Gly-oxide 不仅明显改善了牙龈健康，而且漂白了牙齿。1972年，另一种口腔杀菌剂 Proxigel（也含10%过氧化脲）问世，因为该产品黏度高，可放置在托盘中，因此成为人们漂白牙齿的首选产品。1989年，Haywood 和 Heymann 共同发表了使用 Proxigel 进行牙齿漂白的第一个临床研究结果，该实验采用真空定制个别托盘，一晚使用 7.5 个小时，疗程为 2～5 星期，这个治疗使得牙齿的平均色度减少了 2 个单位。

在过去的 7 年里，使用含过氧化物的家用型牙齿漂白剂越来越普遍，目前已有 20 多种产品，大部分是由牙医开方后患者使用，少部分作为非处方药在柜台出售。目前含有过氧化物的漂白剂可分为三类：①含高浓度的过氧化氢（30%～35%）或过氧化脲（35%），仅供牙医使用。②由牙医开方，患者在家使用（≤10%过氧化氢或 16%过氧化脲）。③柜台有售非处方产品，可供消费者直接在家使用（过氧化氢浓度≤6%）。含这两种过氧化物的家用型牙齿漂白剂的浓度与 FDA 认可的口腔保健产品中所含过氧化物的浓度相近。

虽然长期以来，口腔杀菌剂被认为是安全的，但牙齿漂白剂作为一种新的用途，它的安全性引起关注。家用型牙齿漂白剂和口腔保健产品的使用方法不同，漂白过程持续的时间从 1 小时到一个晚上，与口腔组织接触的时间明显长于口腔杀菌剂。疗程长，而且牙齿漂白剂是各种成分的混合物，由于活性过氧化物的存在，各成分之间可能相互作用。因此人们对含过氧化物家用型牙齿漂白剂的安全性提出了质疑。主要的焦点集中在潜在的局部或系统性不良反应上，如基因毒性、致癌性、伤口愈合延迟、口腔软组织炎症、口腔硬组织变性和牙髓反应。

（二）过氧化氢和过氧化脲的毒性

在含过氧化物牙齿漂白剂中最常用的活性成分是过氧化氢或过氧化脲，后者也可称为过氧化氢脲或浓双氧水脲，含有 35%的过氧化氢。家用的牙齿漂白剂中过氧化氢的浓度≤10%，过氧化脲的浓度≤16%，其中以 3.5%的浓度最常用。

过氧化氢及其代谢产物，特别是自由基，有一定的生理和病理作用，自由基可与蛋白质、脂和核酸起氧化作用，造成组织的损伤。来自氧化反应中的羟自由基参与致癌过程，哺乳动物中随着年龄的增长而发生老年斑（又称脂褐质），就是由丙二醛通过氧化作用将蛋白质和脂质交联后而形成的，这种丙二醛是一种诱变剂，有一定的致癌作用。因此，人们认为自由基引起的氧化反应及其对细胞的损伤是过氧化物毒性的主要机制。对含过氧化物的漂白剂在牙齿上应用后在人体中的积累的研究颇少，一个临床研究报道漂白剂作用于牙齿上 1 小时，所剩余的量少于原来的 50%，大部分的材料被认为是吞咽下去了，同时也有研究表明牙齿漂白剂在使用过程中，其内含的过氧化氢会渐降解排出而对人体无害。

1. 细胞毒性

在细胞培养实验中，当过氧化氢的浓度为 0.05～0.58 mmol/L（1.7～19.7 μg/ml）时，含有细胞毒性，与成纤维细胞及内皮细胞相比，肝细胞对过氧化氢的细胞毒性相对不敏感。在培养基中加入离子螯合物，抗氧化剂或者增加血清的浓度，可明显降低或抵消过氧化氢的细胞毒性。在细胞培养基实验中，单独将 20 mmol/L 的过氧化氢放入培养基中，30 分钟后测不到过氧化氢，若与骨组织共同放置，15 分钟后测不到过氧化氢，这表明过氧化氢在细胞培养基中被分解失活。

2. 急性系统性毒性

过氧化氢对动物的急性系统性毒性根据其浓度和使用方法不同而有所差别。在鼠类中，静脉注射过氧化氢平均半数致死量（LD_{50}）为 21 mg/kg，采用浓度起伏法，口服过氧化氢（0.4%溶液），雄鼠和雌鼠的平均半数致死量分别为 780 mg/kg 和 600 mg/kg。过氧化氢经过皮肤注射的平均半致死浓度比较高，可达到 7 500 mg/kg。LD_{50} 的分级与过氧化氢的浓度成反比，而且在不同动物中差别较大。局部使用时组织的反应与过氧化氢的浓度有关，平时局部使用的浓度较低，多小于3%。在狗的牙龈上持续涂布1%的过氧化氢6小时和12小时，牙龈分别出现水肿和形成空泡，在狗舌部组织上也发现了相似的结果。

服用含0.15%～0.4%过氧化氢的水，会引起胃肠肝肾的各种病理性的改变。当服用含1%～2.5%过氧化氢的水2～6星期后，动物会死亡。动物实验同时发现过氧化氢会造成组织炎症和微循环的抑制。Shapiro等报道，幼鼠服用含1.5%过氧化氢的水8周后，出现生长延迟和牙周组织病理性改变。但临床上定期使用含过氧化物的漱口液3年，即使漱口液的浓度大于1.5%，可看到牙周组织的健康得到明显的改善而无系统性副作用。

3. 致癌性

过氧化氢的致癌性的研究结果是有争论的。含10%过氧化脲的两种牙齿漂白剂的LD_{50}分别为87.18 mg/kg和143.83 mg/kg。其中一种商品为持续释放乳光漂白凝胶的牙齿漂白剂，其口服半数致死量为23.02 g/kg，一般口服半数致死量大于15 g/kg的材料被认为是没有毒性的。

然而，用含35%过氧化脲的漂白材料，以5 g/kg的剂量使雌鼠口服，则引起各种明显的急性毒性。这些动物出现呼吸频率降低，体温下降，忧虑增加等现象，同时出现呼吸困难，正常反射消失，部分眼睑闭合，血尿和运动不协调，22个动物中有3个死亡。在同一研究中发现，使用含10%～15%过氧化脲的家用型牙齿漂白剂，在动物中所引起的毒性反应明显减少，没有死亡，胃部组织也正常，在所有动物中，十二指肠、肝、肾并没有发现组织病理的变化。

到目前为止，还没有报道由牙医开方的家用型牙齿漂白剂有明显的不良反应。各种临床实验包括双盲实验，表明由牙医开方的家用型漂白剂对口腔组织无不良反应。使用含10%过氧化脲的漂白剂28天，每天7个小时，牙龈指数在使用前、使用中和使用后并没有区别。另一个临床研究表明，连续使用含10%过氧化脲的漂白剂凝胶6个月，共约982.6小时，并没有发现明显的不良反应。最常见的临床副作用为轻度的牙齿对温度过敏，和出现口腔黏膜炎症。牙齿过敏通常出现在漂白的早期，多数是一过性的。在大多数情况下，黏膜的炎症系由托盘引起，而不是漂白剂引起。

（三）过氧化氢对牙硬组织的影响

通常情况下，借助于漂白剂与牙本质表面长时间接触才能达到牙齿漂白的效果。加热可加速牙齿漂白。含酸的过氧化物漂白剂对牙本质和牙釉质有破坏作用，而中性的过氧化物漂白剂对牙龈组织损害小，且作用较好。有研究报道，当牙釉质接触过氧化氢漂白剂30小时以上，可使牙釉质脱矿，并使微生物进入脱矿的牙釉质中。同时，另有学者报道，当牙釉质接触10%过氧化脲12小时，可使牙釉质软化，但也有学者用电镜观察接触过氧化脲72小时的牙釉质后发现，釉质表面无形态改变。取10%过氧化脲少许装入纤维托盘，与牙齿接触，每日一次，每次不少于6小时，一周后，发现经漂白后牙齿表面呈不同程度的白垩色，牙齿原有光泽减退。牙齿漂白后，也可影响充填树脂与牙釉质的黏接强度。有实验发现，经35%过氧化氢和10%过氧化脲预处理后，复合树脂与釉质黏结面平均切应强度比对照组低，表明漂白剂可降低复合树脂与牙釉质的黏结质量。

（四）过氧化氢对牙髓的影响

Seale等报道，当犬牙接触35%过氧化氢30分钟并加热时，发现牙髓出现炎症反应，成牙本质细胞被破坏或吸收，但这些改变在停止用药60天后恢复。在加热或不加热条件下，接触过氧化氢30

分钟的羊牙髓中，酶活性降低，说明过氧化氢到达牙髓且对牙髓有毒性反应。取 10%～16%的过氧化脲放在预成托盘中在家漂白，每日戴 6～8 小时，1～2 天后许多患者有不同程度的牙齿过敏症状，停止用药，该症状消失。由此说明过氧化氢在低浓度时也可对牙髓有刺激反应，但是这种反应是可逆的。

(五) 过氧化氢对牙龈的影响

1993 年，Reihardt 等通过对比 3 种不同浓度过氧化脲接触牙齿 3 小时或整夜后发现，所有过氧化脲治疗组的牙龈指数(GI)和菌斑指数(PLI)均降低，说明过氧化脲对降低 PLI 和 GI 方面均有明显作用，但治疗组间无显著差异。

二、牙齿的漂白方法

(一) 外漂白

外漂白目前常用的有过氧化氢漂白、家庭漂白和酸漂白，也有目前较流行的漂白牙贴和漂白牙膏和洁齿液。单纯外漂白主要用于活髓牙的漂白。

牙齿的外漂白法是使用强氧化剂为漂白药物，如 30%过氧化氢、18%～36%的浓盐酸、过氧化脲等药物，置于牙齿表面进行漂白，在置药物同时可加用红外线、激光等照射和加热处理，使之产生较好的脱色效果。由于化学性质不稳定，漂白剂的活性周期短，过氧化氢液在 6 个月内其氧化力将失去 50%以上。故必须用新鲜产品以获得最大效益，并贮存在低温下，用深色容器。

1. 适应证

外漂白的药物由外面牙釉质向牙本质渗入，绝大多数的漂白剂作用在牙齿的表面，向内漂白作用明显减弱。主要适应证为：①外源性着色，如烟垢牙、茶垢牙、普通性黄牙等。②内源性着色，如氟斑牙、轻度四环素牙、老年性黄牙、遗传性黄牙、死髓牙等。

2. 方法

(1) 门诊漂白

漂白前用小刷子蘸不含氟的浮石粉清洁牙面，隔湿，在龈缘处置放牙龈保护障，或在龈缘处涂一层凡士林油膏，以保护牙龈，注意不要污染牙面。吹干牙面后，酸蚀牙面约 30 秒钟至 1 分钟，彻底冲洗后，再次吹干，在牙面上置放过氧化氢等漂白剂。如用的漂白剂为液体，可在牙面上覆盖一层吸水纸，以防漂白剂流失。根据不同漂白剂的需要，用光固化灯、红外线灯或激光照射，以增强漂白剂的穿透力。漂白后冲洗吹干，抛光，根据需要，可复诊数次。

(2) 家庭漂白(home bleaching)

此漂白法兴起在 20 世纪 80 年代末，也称夜间漂白法，置凝胶型牙齿漂白剂于软托盘中，利用戴在口腔中的给药技术进行。由于这项技术不仅大大缩短了患者复诊时间和医生操作时间，而且还可以同时漂白多个牙齿，减少了加热漂白对牙髓的刺激等缺点，在临床上的应用越来越广泛。

(3) 酸漂白

酸漂白最常用的脱色剂是 18%～36%盐酸。主要用于氟斑牙的漂白。氟斑牙的着色、缺损均发生在不透明层，其厚度与氟斑牙的严重程度成高度正相关。色素成分为高铁或锰的化合物。浓盐酸主要是使釉质表层脱钙，溶解，从而表层染色层也随之消失。为了提高脱色的效果可在盐酸中加入 30%过氧化氢和少量乙酸。如遇表面染色较深的氟斑牙，先用金刚砂针，边磨削边滴水，在保持湿润条件下均匀磨除表面染色层 0.1～0.2 mm，磨除时应注意外形，不宜在着色斑块区磨除太多而留下疤痕。磨除色素后的牙齿在口腔唾液环境中可再矿化，以恢复牙齿自然光泽。

酸漂白氟斑牙是一种简单易行的方法，其效果也较好。有资料报道，轻度氟斑牙患者显效者约85%；有效者约15%；中度氟斑牙患者显效者和有效各约50%；没有无效者。

3. 注意事项

(1) 脱色治疗前需确定是否有龋齿，如有，必须先将龋齿修补完成后才可漂白。另外还需检查患者是否有牙周炎、牙龈炎等其他黏膜疾病，如有，需先治疗后才可漂白。

(2) 脱色治疗前，需预先对牙齿进行比色，并作记录，以便漂白后对照。

(3) 患者第一次就诊时，医生先取上、下模，倒模，修整模型后，在压磨机上制作个别托盘，修整后待用。

(4) 第二次就诊时，试带托盘，检查是否合适。托盘的唇侧不要做得太长，以免长时间压迫龈缘，造成龈缘机械性退缩。也不能做得过短，以免影响牙颈部的漂白效果。一般边缘做到龈下0.5 mm处。

(5) 每天晚上睡觉之前将牙齿刷干净，当套上定型的牙盘套时，切勿进食或吸烟。使用脱色产品时，一定要将牙齿上的水分及牙套内的水分吸干。

(6) 将美白的封闭针塞旋下，拧上透明塑料针头，将胶液注入牙套的唇侧。牙套戴在牙上后，用食指反复按摩轻揉直到牙套与牙表面之间没有气泡为止。若在按摩过程中有胶液溢出，用棉球擦去。下次减量，以免浪费。次日清晨，取下牙套，套内应有适量黏液；若无黏液，可稍加胶液剂量。

(7) 该脱色剂在就寝时至少要带6～8个小时。

(8) 牙套取下后，用凉水冲洗干净，千万不要用热水冲洗以免牙套变形。

一般情况下，漂白牙齿范围为左上5到右5(上面10颗牙)，左下4到右4(下面8颗牙)。两周为一疗程。外源性着色的牙齿只需要1个疗程即可达到比较理想的效果。内源性着色的牙齿需要2～3个疗程才可达到较好的效果。患者每隔8～12个月再进行1～2个晚上的脱色治疗，可使脱色效果更好，效期更长。一旦脱色治疗的过程完成时，则将余下的脱色剂存放在冰箱内以备以后使用。避免接触香烟、咖啡、可乐类以及红酒类，防止牙齿再度着色。在整个脱色过程中，应保持良好的口腔卫生。

使用脱色产品过程不应中断，如果不得不中断一夜或两夜时，则脱色的疗程应延长，以弥补之。

如患者在漂白过程中出现牙齿过敏、咀嚼无力等症状，属正常反应，以牙刷蘸苏打水轻刷牙齿或用苏打水漱口即可缓解敏感。如敏感强烈可停药一两天，待症状减轻后再继续漂白。漂白凝胶的主要成分为10%～16%的过氧化脲。家庭漂白对外源性染色和由于增龄性变化所致的颜色变化效果较佳；对先天性深色牙、四环素牙、氟斑牙有不同程度的效果；家庭漂白的效果取决于每日戴托盘时间的长短、戴托盘的天数、患牙或其内部颜色对漂白剂的易感性等。

（二）漂白牙贴

漂白牙贴是把过氧化氢等漂白物质放在薄膜中制成的。使用时把薄膜贴于牙齿表面，起到漂白作用。漂白牙贴中一般含有6%左右的过氧化氢。因其所含的过氧化氢在使用时迅速分解，对人体各器官系统的影响极小，比较安全，可在家中使用。

使用方法：

1. 使用前刷牙或漱口，使牙齿表面保持干净的状态。

2. 在所需漂白的牙齿表面贴上漂白牙贴，一般包括上下左右各5颗，共20颗牙齿。

3. 每天2次，每次30分钟，连续7天为一疗程。其美白效果可保持一年。

由于漂白牙贴很薄，易携带，贴在牙齿上无明显异物感，使用方便，在任何时间和地点都可以使用，不影响日常活动和谈话。与漂白牙膏和洁齿液相比，薄膜贴于牙齿表面，保持住薄膜中的漂白成分，避免流失于唾液中，充分发挥了深层漂白效果。漂白牙贴主要用于颜色较黄的牙齿和轻度四环素牙。对着色较深的牙齿漂白效果较差。

（三）漂白牙膏和洁齿液

漂白牙膏中含有漂白颗粒，经常使用可以去除牙齿表面的软垢、烟斑色素等，能有效地帮助恢复牙齿的自然洁白。但是这些牙膏对牙齿长期形成的色斑作用较差，有的牙膏中含有颗粒较粗的摩擦剂，长期使用会对牙齿造成一定程度的损伤，使用时需注意。

洁齿液是把含有漂白成分的液体涂抹在牙齿表面，的确也有一定的美白效果，而且自理也比较方便。但是因为液体会流动，而且会被口腔内的唾液冲刷，漂白成分会稀释、流失，漂白效果较差。

（四）牙齿的内漂白法

内漂白法是将漂白剂置于打开的牙髓腔内进行漂白的一种方法。常用的漂白剂有过氧化氢、过氧化脲等。

1. 适应证

内漂白法主要用于前牙无髓变色牙。其色泽可呈深黄、棕红、黑或棕黑色等，常为外伤和医源性染色所致。

许多因素都会影响无髓变色牙的漂白效果，选择适应证时应注意以下几个方面：

（1）变色原因和时间

因血红蛋白降解产物所致的牙体染色，早期漂白效果比晚期好。早期去除蛋白降解产物可增加漂白效果。药物引起的牙着色和金属离子渗入牙体引起的着色，漂白效果相对较差。

（2）牙齿结构

需要保留足够的正常牙体组织，且不能有结构上的缺陷，如该牙正常牙体组织缺损较多，漂白后，需用复合树脂修复。

（3）牙龄

年轻恒牙因其牙本质小管清晰较大，所以容易漂白，但其再着色也较快。

（4）牙根情况

采用内漂白法漂白的患牙，都应有良好的根管充填，如根充不密合，漂白剂易渗入根管，进入根尖孔，刺激根周组织，造成化学性根尖周炎。

2. 方法

无髓牙最常用的漂白方法是加热漂白法（heating bleaching）和诊间漂白法（walking bleaching）。这两种方法联合使用疗效较好。

首先采用加热漂白法。去净牙髓腔中残留的充填材料，磨去根管充填材料至根管口下 2～3 mm，用溶解性小和不会染色的材料作基，如磷酸锌水门汀和玻璃离子水门汀。磨除染色特别深的牙本质，把蘸有高浓度的过氧化氢（约 30%以上）或过氧化脲棉球置于髓腔内，用烧热的金属器械接触棉球，使棉球加热，加速氧化物释放。然后重换药物棉球，如此重复 3 次后，再采用诊间漂白法，把蘸有漂白药物的棉球封于髓腔内，隔 2～3 天复诊，约漂白 4～7 次为 1 个疗程，最后用复合树脂或玻璃离子水门汀等材料充填窝洞。有文献报道，如用过硼酸钠和过氧化氢调拌成糊剂封在髓腔内有协同作用，漂白效果更加明显。有学者认为，漂白无髓变色牙前，先用有机溶剂和脱水剂，如乙醚、氯仿、乙醇等清洁牙齿，以去除牙本质小管中残留的脂肪和水，漂白前酸蚀去除玷污层，可提高牙本质通透性，增加漂白效果。

过氧化氢浓度大于 10%即有毒性和刺激性，会烧灼软组织产生炎性反应，甚至引起组织坏死，需注意保护。术者操作时应戴橡皮手套，患牙的龈缘处应涂凡士林油膏或其他保护牙龈材料。如过氧化氢碰到牙龈，引起组织氧化变白时，应立即用清水冲洗。

内漂白方法也适用于四环素变色牙的漂白，但要将活髓牙人为地摘去牙髓成为死髓牙，因此遭到多数学者的反对。而对于一些对牙齿美观要求特别高的特殊职业者，如影视、歌唱明星、电视台播音员等，也可以在一定的条件下适当地采用，但对它的适应证要严格掌握。

3．并发症

内漂白法的主要并发症为牙齿的再着色和牙颈部外吸收。

无髓牙漂白后随访发现，内漂白的美容效果远期与近期存在差别，1～5年后明显的再着色发生率3%～7%，大约45%～60%的牙有染色，牙颈部外吸收发生率为6.9%。

氧化漂白后引起牙颈部外吸收的确切机制尚未洞悉，比较一致的看法认为与漂白剂渗出有关，过氧化氢可能通过牙本质小管进入颈部牙周膜，使之防御功能减弱，细菌在暴露的牙本质小管中繁殖，引起周围组织感染，继发牙颈部硬组织吸收。为了阻止漂白剂渗入到颈部釉牙骨质界处，根管充填应到附着龈水平，如根充后立即漂白，根充材料上应垫一层基，如漂白后牙齿发生外吸收，只能拔除。

再着色发生率随时间延长而增加，目前，对漂白后牙齿再着色发生的原因缺乏系统的研究分析，可能与牙齿结构缺陷、龋坏、裂纹、修复材料边缘渗漏有关。

第三节 牙齿的贴面修复

高分子修复牙科材料的迅速发展，如复合树脂、硬质复合树脂、瓷化树脂、玻璃离子水门汀、复合体等高分子材料的诞生，为牙齿的美容修复提供了许多新的治疗方法，用这些材料作牙齿美容修复后，可使修复后的牙齿达到以假乱真的效果，深受临床医生和患者的欢迎。贴面修复是采用高分子修复材料和黏结技术，对牙体表面缺损、着色牙、变色牙和畸形牙等在保存活髓、少磨牙或不磨牙的情况下，用修复材料直接或间接黏结覆盖，以恢复牙体的正常形态和改善其色泽的一种修复方法。

牙齿贴面分为直接和间接贴面两大类。间接贴面在口腔外完成，用能自由流动的复合树脂黏结，可预成或定做。直接贴面是直接在口腔内完成，通常用一层或多层光固化树脂。

一、视觉在贴面修复中的作用

在病损或着色或畸形牙齿上做贴面修复是一项人工塑造牙齿的艺术，医师不仅要有牙体修复的技巧，而且需了解和应用视觉原理才能达到牙齿美容的目的。在所塑造的牙齿上巧妙地利用视差对牙齿的长、宽、大小、排列做修饰，从采光的强弱对牙齿的色泽进行选择，可使贴面做得与真牙近似，如前牙的切端弧度与牙齿的宽度相关，切端弧度小，牙齿就显得宽些，反之，则牙齿显得窄；又如周围光线的反射会影响人的视觉，如反射光线越强，牙齿就显得大，而且颜色白。同时，牙齿的形态和表面质地会影响周围光线反射的方向，如光滑的表面可使更多的光线反射到人们的眼中，这时牙齿显得宽大，而圆的粗糙的表面可将光线反射至两侧而看起来牙齿显得小。

二、牙齿贴面

一般贴面可以很少或几乎不用牙备，尤其是在间隙关闭和牙齿形状修饰时，但切端延伸需要牙备。

（一）治疗时需考虑的因素

以树脂贴面作修复治疗时要考虑很多影响因素。

1. 足够的釉质

待作黏结的切端部分要有釉质。为保持复合树脂贴面的边缘，仅有牙本质黏结是不够的。需有一定量的釉质支持。如果釉质少或缺乏，则树脂贴面边缘延伸至牙本质时，除牙本质黏结外要有机械固位，使之维持较长时间。机械固位可通过牙本质的粗化或制作固位沟来实现。

2. 牙齿变色

严重变色牙影响贴面的色泽，颇难达到患者的美容要求。

3. 正畸问题

贴面仅可作为错位前牙的治疗补充，但不能完全替代正畸治疗。

4. 吸烟和饮咖啡过量者

尽量选用不易着色的微充填材料。

5. 对刃𬌗

直接咬合接触区域不能用复合树脂；Ⅱ类𬌗时，中切牙的延伸修复成功率最大；Ⅲ类𬌗时，切端中央接触最易失败。

6. 磨牙症

对磨牙症患者禁用树脂修复体修复咬𬌗面。

7. 不良习惯

经常在牙间含物（如笛子、乐器、缝针、指甲等）的不良习惯者因易咬碎黏结材料而不宜做贴面修复。

8. 患者知情

在牙齿美容治疗中，患者对手术的全程和结果以及预后均应充分了解，并且与医师合作才能得到较满意的效果，如患者的期望值过高，不宜轻易进行治疗。

（二）术前准备工作

1. 比色和颜色记录

用牙色材料修复时，准确记录使用的颜色是很重要的，目的之一是通过尽可能少的颜色组合取得预期效果。遮色剂也应详细记录，最好在患者的病历上图示材料添加的位置，包括关键的遮色步骤的照片。

2. 术前医嘱

主要说明贴面是非永久性的修复体，尤其是复合树脂材料的使用年限不超过两年，因此随时需要修理，贴面修复后特别需注意保持口腔卫生，以尽量保持贴面的固位。

于修复后2周、3月、6月复查，有助于早发现问题早做修补。每次复查时，要评估咬𬌗、美观、色泽稳定性、边缘完整性、牙龈是否健康。纠正材料和位置的潜在问题越早越好。

（三）适应证和禁忌证

1. 适应证

釉质发育不全，四环素着色牙、氟斑牙、变色牙、畸形牙，过小牙，牙间隙过大和切端缺损等。

2. 禁忌证

上颌牙严重唇向位、唇移位或反𬌗牙，下颌严重深覆𬌗、唇面严重磨损无间隙者。

（四）技术操作

1. 树脂直接贴面修复

近年来，直接复合树脂贴面取得了广泛的应用，尤其在儿童和青少年患者，它也可用于成人患者美容修复。直接贴面有很多优点，比如牙备量小，无需实验室加工，技术灵活，牙医对整个过程的各个方面可完全控制。缺点是就诊时间较长。

以下主要介绍光固化复合树脂贴面修复的方法和步骤。

（1）牙体预备

牙体结构排列正常或四环素着色牙原则上只做表面磨光或表浅磨除，厚度一般不超过 0.5 mm。附于牙体表面的牙垢色渍等必须彻底清除，釉质发育不全或继发龋应磨除，氟斑牙斑釉表层应磨除，但磨除量不可超过釉质层 1/2，对中度以上龋坏缺损的牙本质暴露敏感区应垫底，牙龈炎症者应消炎后再处理。

（2）酸蚀处理

在隔湿条件下，牙釉质用磷酸处理剂，牙本质用牙本质处理剂，用小毛刷或小棉球蘸处理剂涂敷牙体黏结面 1 分钟，氟斑牙可延长到 2～3 分钟，然后用蒸馏水或离子水彻底冲洗 20 秒钟，再用不含油分的空气干燥，处理后的牙体黏结面呈无光泽的白垩色。

（3）涂黏结剂或遮色剂

牙本质涂牙本质黏结剂，牙釉质涂牙釉质黏结剂，着色较深时表面涂遮色剂。涂层要均匀而薄（可用气枪吹匀吹薄）。涂黏结剂者光固化 20 秒钟，涂遮色剂者光固化 40～60 秒钟，若着色牙仍很明显，可再涂一层遮色剂，重新光固化，为使邻面隔开，可先用聚酯薄膜分离。

（4）覆盖复合树脂

前牙复合树脂有多种颜色，可根据需要选用。唇面应进行套色。覆盖时可用弹性不锈钢雕塑刀按需要取一小块较深色复合树脂，贴敷于牙颈部，用雕塑刀使复合树脂紧贴，再用雕塑刀雕塑修整外形，使复合树脂自然光滑而不进入龈沟，不覆盖牙龈，越向切端越薄，形成斜面；再选取颜色较浅的复合树脂，从切缘向颈部覆盖，越向颈部越薄，使色泽自然过渡由浅到深。表面可用细小刷蘸釉质黏结剂轻轻刷匀刷光，再进行光照固化，也可在颈部至切缘覆盖复合树脂成斜面后进行光照固化 20 秒钟，再在切缘到颈部覆盖复合树脂完成修复后再光照 40 秒钟，最后去除聚酯薄膜。覆盖复合树脂也可采用聚酯成形薄壳，完成光照修复后去除。

（5）修整、抛光

如修复体形态不够理想或颈缘邻间隙有过多复合树脂，可用金刚石车针修整，并认真检查咬𬌗情况，进行正中咬𬌗、侧向𬌗和前伸𬌗的检查，消除早接触点。在完整的牙体上修复时，应去除超出切缘的树脂，使𬌗力由天然牙承受。然后用磨光器材将修复体表面磨光、抛光，必要时表面可涂一层上光剂。

2. 瓷贴面

瓷贴面的主要优点是具有良好的组织相容性，化学稳定性好，透明性好，颜色稳定，可配色，色泽如天然牙，耐磨性好。但制作复杂，脆性较大，牙体组织磨切较大，成本昂贵。

（1）牙体预备

a. 酌情磨除表面釉质 0.2～0.5 mm，适当磨去过突部分或着色较深的区域，但一般不磨至牙本质。

b. 尽量减少唇部突度，适当减小颈缘突度。

c. 邻面可磨至接触区，但不能破坏邻接点。

d. 颈缘线位于龈上 0.5 mm 或平齐龈缘，颈缘及邻面边缘预备成浅肩台形。

e. 适度降低冠长，切端达切缘，但一般应避免修复后的瓷切缘与对殆牙直接接触，可将切缘制备成由外向里的浅斜面。

f. 局部区域有牙本质缺损或龋损，术前用玻璃离子黏固剂充填，便于预备和黏固。

（2）印模、模型和比色

用硅橡胶或弹性印模材料取印模，用人造石或硬质石膏翻制模型，记录比色色型或患者要求的色型。

（3）制作瓷贴面

铸造玻璃陶瓷贴面的制作是先制作耐火材料代型，在代型上涂不透明瓷和体瓷，并上釉，分别进行烧结。

（4）口内试合

将预成瓷面或个别制作的瓷面先在模型上磨改合适，然后在口内试合，使瓷贴面与患牙密合。

（5）瓷贴面的黏结

酸蚀瓷贴面：瓷贴面的黏结面经喷砂和超声波清洗后，用 5% 氢氟酸溶液处理 10 分钟，流水冲洗 30 秒钟，干燥备用，患牙经酸蚀处理后，用黏结性复合树脂黏结完成。

由于烤瓷贴面制作工艺要求高，成本贵，且瓷贴面脆性大，就位难，因此临床上应用不多。

3. 硬质树脂贴面

硬质树脂是指在树脂中加入填料以增加树脂的机械强度，改善其耐磨性、聚合度、色泽等，最常用的填料为瓷和玻璃纤维。根据填料的不同，硬质树脂可分为瓷填料超硬树脂和玻璃纤维增强树脂。

（1）硬质树脂贴面的优点

可在口外加工处理，聚合完全，机械性能好，颜色稳定，表面可高度磨光。瓷填料超硬树脂制作的贴面简便，可以在普通石膏模型上直接制作。它与石膏模型有良好的分离特性，且美观如瓷贴面，即便在很薄的空间（0.5～0.7 mm）也能形成自然美观富有层次感的贴面。

（2）硬质树脂贴面的制作

a. 牙体预备比色与光固化复合树脂直接贴面相同，对于牙齿突度较大者可按瓷贴面的基牙预备方法。

b. 常规取模，翻制硬质石膏模型，在模型上涂分离剂。

c. 按比色选相适应的颈部树脂，用雕塑刀在模型上从牙颈部向切端方向压塑成斜面，再用体色树脂覆盖颈色树脂向切端也呈斜面，然后用切色树脂由切端向颈部覆盖，各层之间相互交错勿形成明显的界限。即颈部色较深，向切端逐渐变浅。贴面的厚度为 0.5～0.8 mm，最后在表面涂一层硬化剂（抗氧化剂）。

d. 在专用的光固化箱中分层固化。颈层、体层各固化 90 秒钟，最后覆盖切层和涂硬化剂后光照固化 3 分钟。完全硬化后，用雕塑刀轻轻撬下增强树脂贴面，修整和抛光后备用。

e. 清洁牙齿表面，硬质树脂贴面黏结面用笔式喷砂机喷砂或用磨光金刚车针轻轻打磨，以去除黏结面上的杂质，然后在牙齿上试合，清洗干燥后，涂上一层釉质黏结剂，用气枪吹匀吹薄备用。牙体黏结面进行酸蚀处理并涂一薄层釉质黏结剂，较重的着色牙涂遮色剂并光照固化 40～60 秒钟，然后覆盖一薄层黏结性复合树脂，将增强树脂贴面覆盖于上，轻轻加压到紧贴，用雕塑刀去除多出的树脂，光照固化 40～60 秒钟，然后进一步检查咬殆关系和做必要的调殆。采用不同材料的硬质树脂所用的黏结剂和固化时间有所不同。

(3) 目前市场上常用来制作硬质树脂贴面的产品

a. Solidex 聚合瓷:Solidex 聚合瓷是一种采用常规光固化的冠修复用的超硬树脂。采用特殊无机填料(它含有 53%的瓷微粒填料)为主的混合型光固化树脂,克服了以往树脂耐磨性差的缺点,同时具备了极高的机械强度。采用高光敏的树脂和具有优异的传导性和光折射性的无机填料的相互作用,使得光源能够达到一般光线不易到达的区域,从而发挥良好的黏结力。

b. Targis: Targis 是一种含有 80%陶瓷填料(直径为 0.7 μm)的瓷聚体,覆盖在 Vectris 的表面,弯曲强度 150 Mpa,抗磨耗性与牙釉质相近,可用于制作高嵌体、贴面、冠等。

c. Artglass: Artglass 是一种光聚合玻璃的物质,加入了新的填料,含有 70%的铝酸钡超微玻璃颗粒,机械强度明显提高。Artglass 材料有与牙釉质接近的透明度和光折射率。其硬度接近牙釉质硬度。

(4) 注意事项

贴面修复前,凡有龈炎者应先治愈后再修复,不然将影响贴面边缘的密合,修复后易出现边缘微漏,龈炎也不易愈合。复查中发现边缘着色多因边缘微漏所致,轻微者可局部磨改后用复合树脂修补,严重者应重新制作。

贴面修复牙间隙,应注意美观协调,有的还可先行简易正畸后再进行修复。对牙间隙不等者,可采取适当加宽近远中面的方法,利用材料折光和视角差予以弥补,对显得太大的牙冠应加大其突度并雕塑发育沟,对显得太小的可减小唇面突度。

除严格按照黏结技术各步骤的要求进行操作外,在完成复合树脂覆盖后,还要注意咬殆关系。

个别修复体局部折裂者,应分析原因,在消除折裂原因的基础上,将局部及周围复合树脂磨除一薄层(暴露釉质者应进行酸蚀处理),涂釉质黏结剂,用复合树脂修复。

采用复合树脂直接贴面时应建议患者采用软毛牙刷以正确的方式刷牙,以减轻表面的磨损。

三、间 隙 关 闭

间隙关闭是常见的美容治疗,本文介绍的为常用的直接修复关闭间隙的方法。

光固化复合树脂是常用的间隙关闭材料。直接贴面修复是保守性的重复操作的治疗措施,无需磨除牙齿。与烤瓷相比,缺点是寿命短,颜色稳定性差,有时可能引起牙周组织刺激。

操作步骤为选择并配制与邻牙牙色适合的树脂,然后备牙,对大的间隙(3～4 mm)需制作抗力形以减少移位。对小的间隙(1～2 mm)只需依靠间隙牙为支持,黏结树脂即可,粗糙的牙面均需预处理酸蚀、冲洗、干燥,均匀放置黏结剂,光照固化。如有必要,放置遮色剂,固化。最后进行树脂覆盖。

(徐 晓)

参 考 文 献

1 徐君伍. 口腔修复学. 第三版. 北京:人民卫生出版社

2 刘正. 口腔科手册. 第二版. 上海:上海科学技术出版社

3 Martin A. Freilich, Ajit C. Karmaker, Charles J. Burstone, et al. Develpoment and clinical applications of a light-polymerized fiber-reinforced composite. J. Prosthetic Dent. 1998,80(3):311～318

4 马轩祥. 我国瓷修复的问题与展望. 中华口腔医学杂志,1999,34:310

5 薛淼,张彩霞,高法章等. 口腔材料学前沿科学,1994

6 路小平,赵云凤. 牙科全瓷冠修复的研究进展. 中华口腔医学杂志,2000,35(2)158～159

7 李彦. 瓷贴面与全瓷冠修复材料的应用研究现状. 口腔材料器械杂志,

2002,11(1)19～21

8 M. Behr, M. Rosentritt, R. Lang, et al. Glass-fiber-reinforced-composite fixed partial dentures on dental implants. Journal of Oral Rehabilitation. 2001,28:895～902

9 潘新华,蒋滔,王贻宁. Targis/Vectris 瓷聚体/玻璃纤维化强化树脂修复体的临床评价. 口腔医学纵横,2000,16(3):206～208

10 G. Viguie, G. Malquarti, B. Vincen, et al. Epoxy/Carbon composite resins in dentistry: Mechanical properties related to fiber reinforcements. J. Prosthetic Dent. 1994,72(2): 245～249

第十一章　嵌体和全冠修复

第一节　嵌　　体

嵌体(inlay)是一种嵌入牙体内部，用以恢复牙体缺损的形态和功能的修复体。

嵌体可用合金、瓷、树脂等材料制成。合金材料的机械性能良好，所以能承受较大𬌗力，不易破裂折断，也不易磨耗，其边缘性能好，在洞的边缘处较吻合而不易折断；而瓷、树脂嵌体在美观性能上要好得多，但是瓷脆性大，有时易折断，树脂则机械性能较差，易磨损。嵌体比较容易恢复牙体外形，尤其是接触点，可高度抛光，所以对组织刺激甚少，菌斑也不易积聚，容易清洁。嵌体是用不同材料在口外的模型上制作完成，黏固后不会出现收缩变形。嵌体的固位依靠黏固和摩擦力，嵌体不是与洞壁直接接触，中间隔有一层黏固剂，目前常用的黏固剂一般都溶于唾液中，因此如修复体边缘不吻合而使黏固剂外露，即易溶解而产生裂隙。嵌体的外形线或边缘线较长，切割牙体组织较多，另外嵌体制作不能一次就诊就完成，如果预备窝洞未经保护，牙髓就易受刺激而发生疼痛，甚至可能受到感染。

一、嵌体分类

根据牙体缺损程度、部位及嵌体固位形式，嵌体有多种分类方法。

根据嵌体覆盖牙面不同可分为单面嵌体、双面嵌体和多面嵌体。嵌体覆盖整个咬合面以恢复患牙咬合关系的称为高嵌体。

根据牙体缺损部位可分为𬌗面嵌体、颊面嵌体、邻面嵌体。牙体缺损包括几个面的又称为近中－𬌗(M-O)嵌体、远中－𬌗(D-O)嵌体、近中－𬌗－远中(M-O-D)嵌体、颊－𬌗(B-O)嵌体、舌－𬌗(L-O)嵌体等不同名称。

根据制作嵌体材料不同可分为合金嵌体、树脂嵌体、瓷嵌体。

1. 合金嵌体

有镍铬合金嵌体以及由不同金含量的贵金属制作的嵌体。

2. 树脂嵌体

用复合树脂在模型上制作成型，经高温高压处理后再戴入口内的嵌体；也有复合树脂在模型上成型后经光固化后即可戴入口腔内的嵌体。

3. 瓷嵌体

根据制作工艺不同有 CAD/CAM 切削出的嵌体，有在模型上做蜡型经包埋浇注后的铸瓷嵌体，有直接在耐火材料代型上烧烤制成的烤瓷嵌体。

根据固位形式可分为盒形嵌体、片切形嵌体及混合形嵌体,以钉取得固位者称为钉嵌体,冠与嵌体联合形式者称为冠嵌体或者嵌体冠。

二、嵌体适应证与禁忌证

一般能用充填法修复的牙体缺损都可作嵌体修复,如果牙体缺损较大不能用充填术或充填后不能恢复咬合关系的亦可采用嵌体修复。

(一) 适应证

1. 牙体严重缺损,或者涉及牙尖切角,不能用一般材料充填修复者。
2. 牙合面广泛缺损或需要咬合重建者。
3. 牙体缺损使邻面无接触或接触不良,造成食物嵌塞严重,需恢复邻面接触点者。
4. 作为固定桥固位体。

(二) 禁忌证

1. 青少年恒牙和儿童乳牙髓腔大,髓角位置高不宜作嵌体。
2. 牙体缺损范围大,残留牙体组织抗力形差,固位不良者。
3. 隐裂牙,口腔卫生不良及对龋病易患者,不宜作嵌体。

三、嵌体洞型制备的基本要求

作嵌体修复的患牙,一般牙体组织缺损较多,并且缺损范围不规则。另外,嵌体是在口外制做好后再戴入口内的,修复体边缘线较长。因此嵌体洞型设计必须根据牙体缺损及口腔卫生、咬牙合等情况而定,牙体组织缺损情况要符合固位原理、预防原则及材料的性能特点。牙体预备除按照充填窝洞的预备原则,如去除腐质、作预防性扩展等之外,与充填窝洞预备所不同的有以下情况:

(一) 洞壁无倒凹

充填体的洞型可有倒凹,以便取得固位,但嵌体的洞壁绝对不能有倒凹,要做到底平壁直,各轴壁应相互平行,与就位道一致。为了便于戴入,洞壁可稍有外展,约 2°~5°(图 11-1),洞内点角、线角要求清晰。

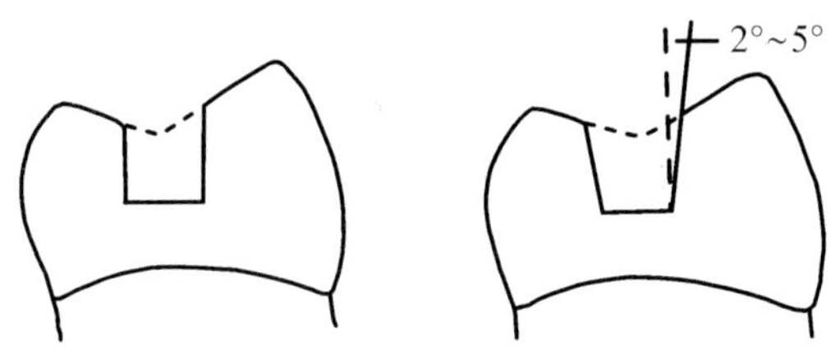

a. 箱状洞型　　b. 外展洞型

图 11-1　洞型轴壁形成

(二) 洞缘作斜面

根据釉桩方向及材料性能,在窝洞的边缘上形成斜度不同的洞斜面。斜面预备的目的是:①去除洞缘无基釉,预防釉质折断;②增加嵌体的洞缘密合性与封闭作用,防止黏固剂被唾液溶解,减少微漏的发生。但洞缘斜面不能过大,否则会降低轴壁深度,影响固位力。洞斜面一般可分为 3 种(图 11-2)。

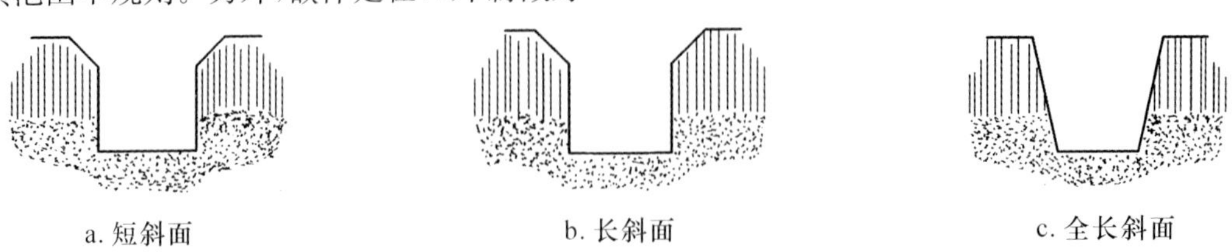

a. 短斜面　　b. 长斜面　　c. 全长斜面

图 11-2　嵌体洞缘斜面

1. 短斜面

为牙釉质壁的1/2，与洞壁成45°夹角。

2. 长斜面

为牙釉质壁全长，与洞壁成30°夹角。

3. 全长斜面

为窝洞壁全长。

（三）邻面可片切

对邻面缺损表浅、突度小，邻面接触不良的患牙，可作邻面片切形预备，目的是恢复缺损及改善邻面突度，恢复邻面接触关系。片切面的颊舌边缘应达到自洁区。为增加固位可在片切面预备箱状洞型或轴沟等固位（图11-3）。

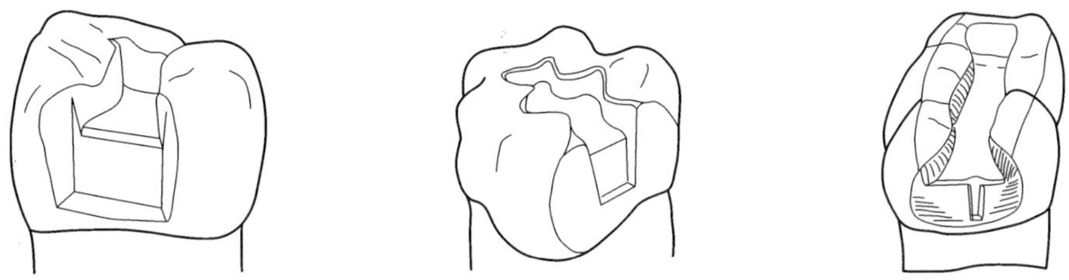

a. 箱状型　　b. 片切箱状型　　c. 片切邻轴沟型

图11-3　嵌体邻面洞型

（四）辅助固位形

除了做箱状基本固位形之外，根据需要可加用𬌗面鸠尾固位形，或在轴壁上加钉、沟等辅助固位形，也可采取钉、面固位形相结合。

四、患牙预备方法

各种类型的嵌体，其窝洞预备基本相同，但要特别强调的是非金属嵌体，由于其材料特性，窝洞预备洞缘不能有斜面，否则嵌体边缘易折裂，造成修复体失败。下面就邻-𬌗嵌体的牙体预备作具体介绍。

（一）邻-𬌗嵌体

1. 入口

嵌体窝洞制备时，车针的入口应根据牙体缺损情况而定，若缺损部位在𬌗面即从𬌗面入口，若缺损部位在邻面则从邻面开始选磨。一般来说，作嵌体修复的牙，其缺损较大，不需寻入口，就可直接在缺损部位去净腐质，扩大洞口。

2. 预防性扩展

为防止继发龋齿，可将洞型进一步扩大，包括邻近的点隙、裂沟，磨除部分牙釉质暴露牙本质，使洞壁处于正常牙体硬组织内，同时边缘外展至自洁区，形成婉转、协调的外形线。

3. 固位形与抗力形

（1）为了使嵌体于基牙窝洞内抵抗咀嚼压力而不松动、脱落，要求窝洞有一定深度，应达釉牙本质界下、牙本质内，一般深度应大于2 mm。较浅的洞应底平壁直以增加固位力，洞深者不必强求底平，应以去除腐坏组织，保护牙髓为主，可根据损害的深浅不同制备成不同深度的洞底平面，或预备后可用垫底材料将洞底垫平。所有轴壁要相互平行，或少许外展，但不宜超过 2°～5°。

(2) 为防止嵌体水平向移位，𬌗面应做鸠尾固位形，鸠尾形态应根据患牙𬌗面形态而定，并要求它既能起到抗水平脱位作用又要兼顾剩余牙体组织的抗力形以及嵌体材料强度，尤其在鸠尾峡部，太宽则牙体组织磨除过多，太窄则嵌体易折断，因此鸠尾峡部的宽度一般不大于𬌗面的 1/2。

4. 邻面预备

邻𬌗嵌体邻面预备可有 3 种形式。

(1) 箱(盒)状洞型

一般适用于邻面有较大缺损，或邻面有较大突度的后牙，可用裂钻或柱状金刚车针在牙齿邻面接触处进行预备，车针要与牙冠长轴平行，在邻面形成一条由𬌗面至龈嵴顶深及牙本质的沟，然后向颊舌侧扩展至自洁区，预备出邻面箱状洞型，其龈壁底平，髓壁与就位道一致，各轴壁应相互垂直无倒凹，或可适当外展 2°～5°。

(2) 片切洞型

可用金刚石砂片或金刚砂车针在牙齿邻面进行片切，注意不要损伤邻牙，片切面垂直方向应与牙长轴一致，颊舌侧扩展到自洁区，颈部沿龈缘线预备，注意不要伤及牙龈。为了加强固位，可在片切面上形成辅助固位形，如沟固位形等，固位沟的预备应位于髓轴壁的中间，由髓壁直至龈壁，但不应超过片切面。固位沟呈圆形或椭圆形均可，但其固位的大部分应位于牙体组织内，否则将失去固位作用。固位沟的方向要与窝洞各轴壁一致，否则无法就位。

(3) 混合洞型

临床上作邻𬌗嵌体修复后牙较为多见，邻面设计常采用混合形式，牙体预备时，先作邻面片切，然后在邻面片切面内形成盒形，𬌗面形呈鸠尾形，牙体具体制备要求如上所述。

5. 形成洞缘斜面，作最后修整

合金嵌体一般采用短斜面；非金属嵌体可作全长斜面，即洞壁的全长均向外展，但不宜超过 5°，以免影响固位。

(二) 后牙近中-𬌗-远中嵌体

后牙冠部缺损涉及两个邻面及𬌗面时，必要时可应用近中-𬌗-远中多面嵌体进行修复。此种嵌体的窝洞预备原则和方法与两面嵌体相似，只是增加了另一侧邻面预备。但更要注意各轴壁的相互平行，防止出现倒凹，尽量保存牙体组织，注意洞型抗力形。一般情况涉及三面缺损或缺损严重的患牙，现在多主张采用全冠修复。

五、取模、灌模、窝洞暂封

牙体预备完成后先取印模，然后将窝洞暂封，取印模材料最好采用硅橡胶，这样印模更精密准确，不易变形。印模的灌注应采用超硬石膏，脱模后再将模型送入技工室制作嵌体，此方法称为间接法，其优点是节省医生的椅旁时间，减少患者的就诊时间，并且容易达到正确的邻接咬合关系，容易建立修复体准确的边缘。在临床应用较为广泛。

六、嵌体的试戴与黏固

嵌体制作完成后，医生要在患者口内试戴合适后才能黏固，需要注意的是嵌体体积小，试戴时不易操作，要防止患者误咽。另外，在试戴时如遇有阻碍，不应使用暴力强行就位，以免造成牙齿折裂，完全就位后需检查嵌体边缘是否密合，邻面、𬌗面、外形及接触关系是否合适，如有问题应作调磨，最后抛光、清洁、消毒、黏固。

七、高嵌体(only)

高嵌体与嵌体的区别主要在于牙齿的整个𬌗面,包括牙尖在内均为修复体所遮盖(图 11-4),它主要功能可以保护薄弱的牙尖组织,防止在受力时折断,同时也可抬高缺损牙𬌗面的原有高度,以便恢复咬合功能。因此,高嵌体可适用于𬌗面广泛缺损,或𬌗面严重缺损而需作𬌗重建者,以及后牙的多面嵌体。

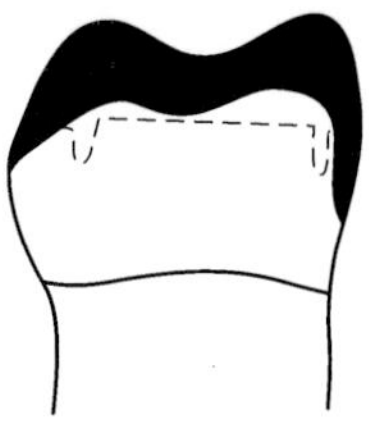

图 11-4　高 嵌 体

高嵌体的牙体预备:高嵌体窝洞外形应根据牙冠缺损程度的不同进行设计,如邻面有缺损,其外形应与复面嵌体的外形相同,𬌗面牙体预备应沿着𬌗面外形均匀降低约 1.0～1.5 mm 厚度,并使嵌体𬌗面包括牙体𬌗面边缘及工作牙尖。如𬌗面低凹,应去除过锐尖嵴,然后作钉洞预备,磨牙常采用 4 个钉洞固位,如有局部缺损,亦可预备小箱状固位形。钉洞分散于近远中窝及颊舌沟内(图 11-5),深度超过釉牙本质界,一般为 2 mm,直径为 1 mm。钉洞之间必须相互平行,否则修复体无法就位。最后修整,酌情在洞缘处作出洞斜面。

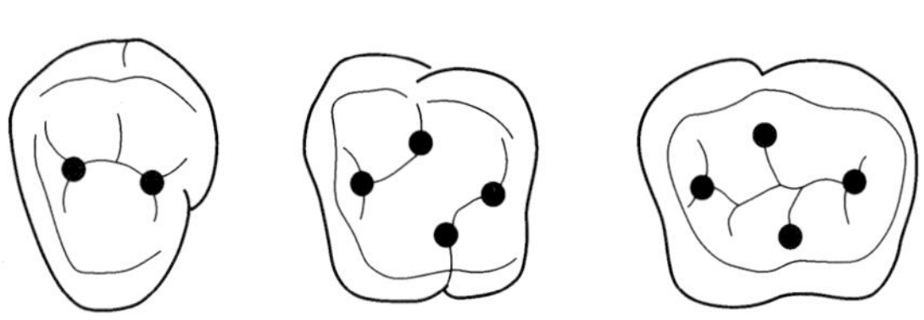

图 11-5　后牙钉洞位置

八、CAD/CAM 嵌体(computer aided design/computer associated manufacture)

近年来 CAD/CAM 这一高新技术已被逐渐应用到口腔修复领域,用于修复体的制作,随着该系统软件的不断完善,加工材料性能的不断改进,CAD/CAM 技术得到较大发展,这些系统不仅能满足临床和科研方面的各种要求,而且大大降低了修复体的制作成本,使得 CAD/CAM 修复技术无论在修复体的精确性,还是在价格上均可与传统的方法抗衡。该工艺目前主要用于具有很好组织相容性的钛和全瓷材料上。

CAD/CAM 修复系统主要由三部分构成:三维数据的测量和确定;用相关软件进行模型模拟和设计;制作修复体的铣削加工部分。

下面简单介绍其嵌体制作过程。

(一) 牙体预备

由于该技术采用光电技术制取印模、模型,并通过计算机制作修复体,因此牙体预备与常规方法有所不同。

1. 窝洞预备

需底平壁直,轴壁相互平行与就位道一致。一个清晰的洞型将给光学采印模提供方便,这也是计算机设计结构以及自动辅助加工操作的必须要求。

2. 窝洞边缘清晰

为光学印模提供方便,若边缘不清晰就不可能取得自动的壁和边缘检测,并且给编辑步骤带来困难。因此边缘不作短斜面。

3. 侧壁倒凹

一般来讲,侧壁应垂直或微外展,如果是在原有预备体基础上进行预备(如银汞合金充填),有意识地形成倒凹不仅可以保存牙体组织,也不影响嵌体的制作和戴入;但修复体和侧壁间隙将加大(图 11-6)。

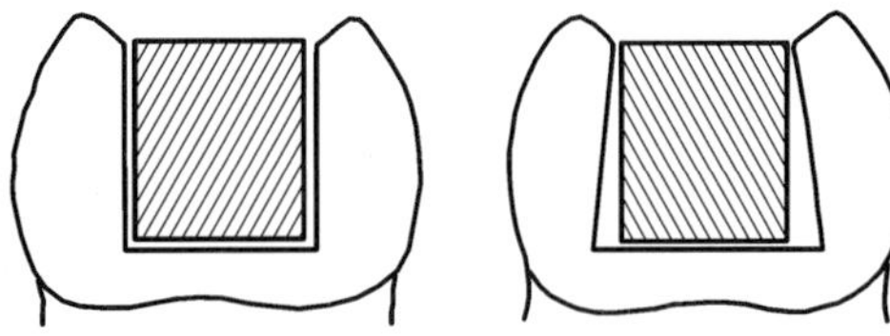

图 11-6　轴壁倒凹使修复体与轴壁有间隙

4. 洞壁上有凸起

所有与长轴有高度关系的壁，如果它们只包含一些可被铣盘接受的片段则能够铣出。如果轴壁存在凸起，则相应的嵌体壁因铣床无法铣出倒凹将导致嵌体与洞型不符(图 11-7)。

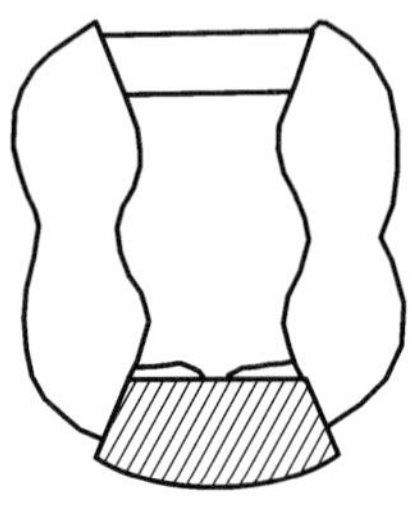

图 11-7　轴壁或充填不足存在凸起，将导致嵌体与洞型不符

5. 洞型边缘倾斜

洞壁角度不连续、洞壁有突度、洞壁有台阶，这些因素都妨碍光学扫描，影响洞壁和边缘及其他有效结构自动检测的准确性，洞壁的这些问题可以通过洞型修整来消除(图 11-8)。

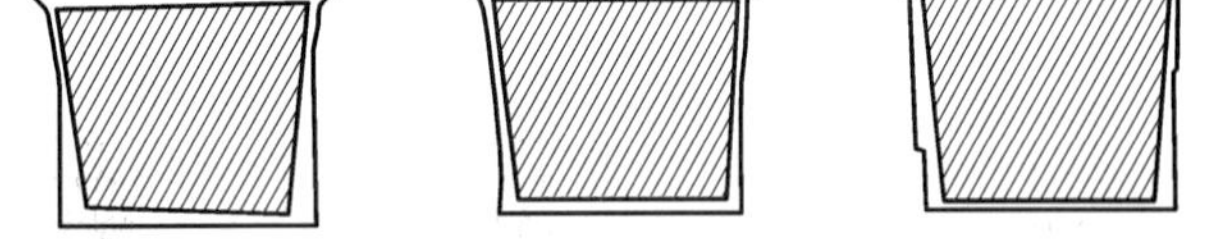

图 11-8　不符合要求的洞型

6. 不规则洞底

如果洞底是水平预备的，那么嵌体底部的设计就很简单，而不符合要求的预备会导致嵌体向秴面突起，这是由于嵌体底部设计取决于暴露洞底线的平均数据水平(图 11-9)。这些不规则洞底可用垫底材料加以填平。近髓的深龋局部可用 $Ca(OH)_2$ 垫底，但用量应少，垫底要薄，因该材料时间长了会分解；对较深的洞除此材料外还应在洞底牙本质上垫玻璃离子水门汀，垫底硬固后用倒锥形金刚车针进行修磨。

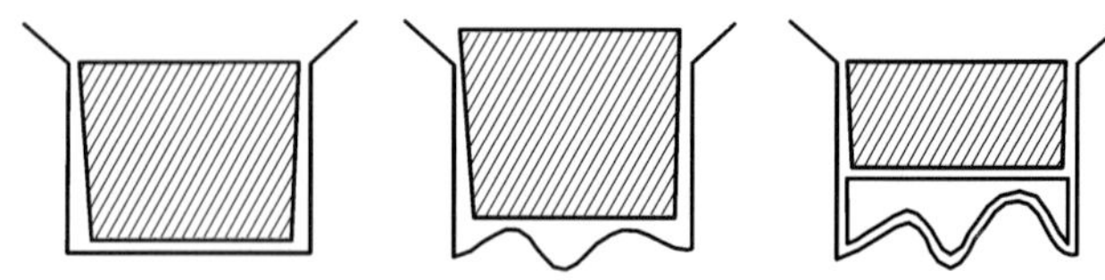

图 11-9　不规则洞底需填平

(二) 光学采集印模

首先用专用的喷雾器在洞内喷一薄层不透明的粉，这能保证光线反射和确定清晰的表面形态，从而得到高对比度、高质量的成像。将喷雾器对洞缘喷粉效果最佳，不要直接对着洞底，因为这样容易造成粉层过厚，做出的嵌体与洞型不密合，多余的粉可用气枪吹掉，但要掌握其风力大小，避免粉层分布不均。

在取光学印模时，摄像角度必须同嵌体戴入就位道一致，如探头倾斜，靠近镜头的部分将会出现倒凹，远离镜头的壁可以全部显示，但咬秴缘角显示将不理想(图 11-10)，而且妨碍自动边缘扫描。

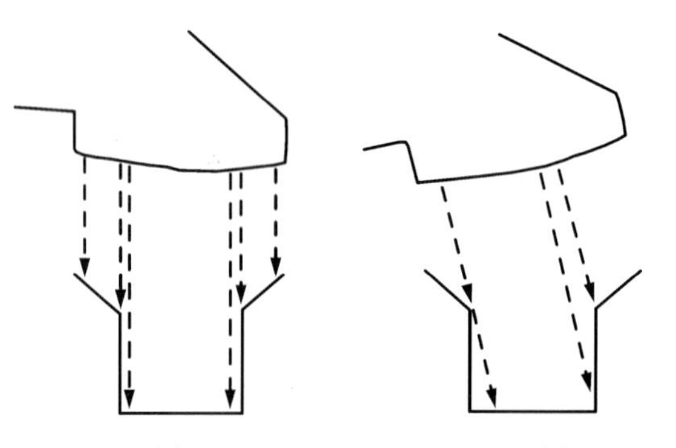

a. 正确　　b. 不正确

图 11-10　取光学印模摄像探头调整

调整探头和预备体之间的距离来对准焦距，检查屏幕上的图像以保证咬殆缘的颈缘线都清楚，一般焦距最清晰的区域定位在洞底。

排除外来光源的干扰，保持良好的支撑，维持0.02秒钟的稳定，这样可减少摄影头的人为晃动，克服图像变形，获得准确清晰的模型。

（三）设计

在显示器上根据修复体的类型选择不同的设计方式，描出修复体的边缘线、邻接线，并设计牙尖高度、中央窝的深度等。

（四）辅助机加工

完成所有设计步骤后，启动加工图像。机加工之前，线条结构先转变成数据形式。选择颜色大小合适的瓷块，插入底铣床底座，关闭防护玻璃，按OK键开始机加工。

（五）抛光、上釉、黏固

最后按传统方法将加工完成后的修复体抛光、上釉、黏固。

九、铸造陶瓷嵌体

铸造陶瓷嵌体色泽自然美观、硬度高、耐磨损、收缩小、边缘密合性好，具有良好的生物相容性。除适用于一般嵌体外，亦可做高嵌体。

（一）适应证、禁忌证

基本同金属嵌体，所不同的是该材料适应于前牙嵌体修复。

（二）设计和预备

1. 洞型边缘无洞斜面。由于铸造陶瓷材料几乎无收缩，无变形，不会因为边缘材料的收缩而造成不密合，同时陶瓷的脆性较大，若制备出洞斜面的话，该处修复体边缘很薄，受力后易导致折裂。

2. 为保证就位顺利，不致产生应力集中，窝洞轴壁可外展形成由底部至面的全长斜面，外展一般不超过6°。

3. 修复体的厚度不能小于1.5 mm，邻面嵌体的厚度不小于1.0 mm。

4. 高嵌体的牙尖部分厚度不小于2.0 mm，并覆盖牙尖至各轴面，在轴面形成宽为1.5 mm、大于90°的圆滑肩台。

5. 洞型点线角圆钝，各轴壁应以圆滑曲面相连。

（三）制作

铸造陶瓷的制作、黏固同铸造陶瓷全冠修复。

十、树脂嵌体

此类嵌体是采用硬质树脂材料用热压固化或光固化制作的修复体，用于修复牙体缺损。其特点是具有一定硬度，耐磨，制作简便，价格适中，适用于前后牙缺损修复。

（一）牙体制备

树脂嵌体修复的牙体预备基本同合金嵌体，但更灵活些，如洞底平面要求不严格，以去净龋坏腐败的牙体组织为准。洞壁有倒凹可用垫衬填平。洞缘无斜面。

（二）嵌体制作

树脂嵌体制作除采用直接法和间接法以外，根据加工工艺不同又有热压聚合法和光聚合法。

1. 直接法

在患者口内一次完成。对洞型制备要求较高，洞型设计不能太复杂，若有倒凹，嵌体将无法取出。其制作方法是：常规牙体预备后，隔湿，用气枪吹干患牙，在预备的窝洞内涂布一薄层硅油，选择与患牙颜色相近的光固化类硬质树脂，根据嵌体窝洞的深浅，较浅窝洞可用光固化树脂一次充填完成，较深的洞型应分 2～3 次充填，并分层固化。固化前，可用一小塑料棒黏结于嵌体𬌗面，以光固化灯照射 20 秒钟，然后手持塑料小棒可较容易将嵌体从窝洞内取出，将成型的树脂嵌体置于专用的氙灯热固化箱内光照加热，固化 3～5 分钟，待树脂完全固化后，去除小塑料棒，修形、调𬌗、抛光。用此类材料亦可采用间接法完成。

2. 间接法

临床牙体预备后，取印模，灌注人造工作模，模型进入技工室开始嵌体制作，间接法要求模型与代型必须十分精确。先在工作模上涂布分离剂，然后把热压聚合的树脂充填到工作模的窖洞内，雕塑成形，再在其表面涂硬化剂。将模型置于压力锅温水浴内，加密封盖，在 0.5～0.6 Mpa 压力、120℃ 温度下加压热处理 7～10 分钟。待压力锅自动排气后，取出模型，将树脂嵌体修形、调𬌗、抛光。

（三）嵌体黏固

树脂嵌体黏固前，按常规，清洁隔湿，吹干窝洞。常规以牙本质处理剂或酸蚀剂处理洞壁、洞缘。冲洗吹干，黏结剂调拌后在洞壁涂布一薄层，嵌体组织面以黏结剂小刷子轻轻擦拭，然后将树脂嵌体就位，用小木棒置于嵌体𬌗面上以小棰轻击，使嵌体与窝洞更密合，去除多余黏结剂，待黏结剂完全固化后，用橡皮轮或抛光车针加以抛光处理，最后完成修复。

第二节　全　　冠

全冠是覆盖整个牙冠表面的修复体，冠内壁与基牙表面密合，因此它与牙体的接触面积较大，固位力强，对基牙保护作用好，尤其是对根管治疗的后牙，用全冠加以修复、预防牙齿折裂有较好效果。在各类固定修复中，全冠占的比例最大，随着材料学及工艺学的发展，全冠修复的发展较快。以往的锤造冠及有缝冠的制作逐渐被淘汰，而代之以更符合人体的新型材料和新的工艺操作。根据全冠结构和使用材料的不同分为几种主要类型：①金属全冠：有贵金属和非贵金属的全冠；②非金属全冠：有塑料的和全瓷的；③混合全冠：为金属与非金属的联合全冠。

一、铸造全冠

铸造全冠是采用牙科合金材料铸造而成的全冠。铸造全冠的外形与厚度，均可根据牙冠缺损程度的不同情况进行恢复，既可随心所欲地恢复外形，又可在必要时增加辅助固位形，如增加针道或盒形固位等，以获取良好的固位。

（一）铸造全冠的优点

1. 便于恢复正常的邻间接触关系，易于建立良好的外展隙与邻间隙。

2. 易于恢复颊、舌面的良好外形，龈缘更为密合，对龈组织刺激较小。

3. 𬌗面解剖外形更符合生理要求。

4. 坚固耐用。

铸造全冠缺点是，由于金属颜色无法与自然牙匹配，其应用范围受到限制，一般只用于磨牙的修复。

（二）铸造全冠适应证

由于铸造全冠制作是先用蜡恢复牙冠的解剖形态，然后将蜡型包埋去蜡浇铸而成，其蜡型的厚度不受限制，根据需要而恢复，因此适用于牙体缺损范围较大、牙间隙过宽、邻接关系不良、咬𬌗过低的后牙修复；龋患率高或牙本质过敏严重伴牙缺损；或银汞合金充填后与对颌牙、对邻牙存在异种金属微电流刺激引起症状者；对于固位较差的牙体缺损患者也能达到修复的目的。

（三）铸造全冠牙体制备特点

1. 铸造全冠的冠壁较锤造冠稍厚，所以牙体组织预备较多，一般𬌗面均匀磨除 0.8～1.0 mm，目的是为铸造金属全冠提供𬌗面间隙，并为修复体建立正常𬌗关系提供条件。𬌗面形态与应力有关，过陡的牙尖会增加牙冠的侧向力，使患牙受力过重并影响全冠的固位与稳定，因此残留的陡尖、大斜面应适当磨低，对于牙尖缺损并已存在银汞合金充填的大斜面时可预备成阶梯状（图 11-11），牙体大面积缺损者宜先做桩核后再做预备。

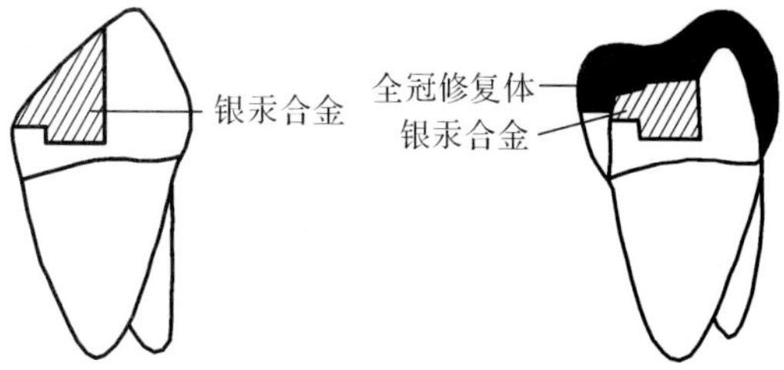

图 11-11　大面积银汞充填后牙体预备

2. 颊舌面预备的目的主要是消除倒凹，并将牙冠的最大固位降至龈缘处。近𬌗 1/3，尤其是功能牙尖的𬌗 1/3 应磨成适当的斜度，否则将增加颊舌径宽度，造成颊尖与舌尖的距离加大，使制作出来的修复体外形比天然牙大，易造成患者有明显异物感。

3. 邻面预备的目的同样是消除倒凹，并与邻牙完全分离，预备出铸造全冠所要求的邻面空隙，在预备时避免邻面形成肩台，并防止损伤邻牙。

4. 颈部预备。铸造金属全冠的颈部预备与修复体的固位、美观和牙周、牙体组织的健康及修复效果都有一定关系，因此颈部形态可根据患牙情况作出不同的设计，有刀边形、凹槽形、肩台形、肩台斜面形，等等。一般临床上采用凹槽形较多。为保证肩台预备质量，可事先以牙龈压缩线置在龈沟内待游离龈退缩后，再用金刚砂石针沿牙颈部均匀磨切，这样可避免损伤牙龈组织，并使视野更清楚。

5. 牙体制备后各轴面必须相互平行，或略向𬌗方聚拢 2°～5°，并将轴面角、边缘嵴处的线角磨圆钝，不能有尖锐交界线和局部粗糙面，牙冠短小或牙体缺损较大，固位力不足时可增加辅助固位形，如针道、轴沟、小箱状等。

（四）印模与灌模

牙备完成后，选择托盘，印模区的范围应包括患牙 2 个邻牙以上，印模材料可选用硅橡胶印模材料，或琼脂和藻酸盐印模材料，取模前将预备过的牙面冲洗干净，再用牙龈压缩线塞入龈沟数分钟，以保证颈缘印模清晰准确。印模取好后即用人造石膏灌注，待石膏完全结固后脱模，根据咬合记录上𬌗架，完成工作模型。

二、铸造陶瓷冠 （castable ceramics crown）

铸造陶瓷具有良好的光传播和光反射特性，能再现天然牙的半透明深度和色深度，在口腔环境内具有良好的生物相容性和稳定的物理化学性能，瓷面光洁，不易附着菌斑，导热性能差，与天然牙有相似的热膨胀系数，已逐渐为临床上广泛应用。

（一）适应证和禁忌证

铸造陶瓷冠的适应证和禁忌证基本与铸造全冠相同，但是由于其材料性能不同，因此适应证和禁忌证还是有一些区别。

1. 前牙切缘、切角的缺损，因发育或色泽异常而影响美观的患牙，如四环素牙、氟斑牙、畸形牙等，还有对金属或塑料过敏者，都可用铸造陶瓷冠加以修复。

2. 对于临床牙冠过短、牙体过小无法保证修复体获得足够抗力和固位者；深覆𬌗、咬𬌗紧的患牙；严重磨耗的患牙及有夜磨牙病史的患者等都禁忌用铸造陶瓷冠修复，以免修复体损坏。

（二）设计和牙体预备

铸造陶瓷冠应具有良好的外形解剖形态，与邻牙有正确的接触点，与对𬌗牙有良好的咬合接触关系，与龈缘有适宜的位置关系。在牙体预备时首先要去除病变的牙体组织及无基釉质，在符合抗力固位要求的前提下，尽可能多的保留自然牙体组织。全瓷冠修复要求医师在牙体预备方面有丰富经验，因陶瓷修复体的稳定性取决于基牙的形态，陶瓷的特性要求修复体的设计充分考虑到压应力，避免做成引起张应力的模型。正确的修复设计和精确的牙体预备，是修复中的关键。

牙体预备具体要求如下：

1. 前牙切缘磨除 2.0 mm，并成 45°圆滑的斜面，上前牙由唇侧向舌侧倾斜，下前牙由舌侧向唇侧倾斜。

2. 磨牙的𬌗面磨除 1.5 mm，其中功能牙尖处磨除 2 mm，非功能牙尖磨除 1.5 mm。

3. 轴面磨除 1.5 mm，并使牙冠最大固位降至龈缘，各轴壁𬌗向聚合度为 6°～10°，无凸起和倒凹。也有学者认为可增大𬌗向聚合度，以利修复体完全就位，避免就位不完全所致的应力集中，而其固位力可通过高强度黏结剂来补偿。

4. 颈部应形成肩台，而不能预备成刀刃状、浅凹状及斜面肩台，以防止冠边缘的抗力形下降，其肩台为大于 90°的圆滑型肩台，并要求去除无基釉，肩台宽 0.8～1 mm。在不损坏任何牙齿牙髓的条件下，除了上中切牙和尖牙之外，都应达到 1 mm 宽的肩台甚至更大。另外，圆滑型肩台有利于黏结剂溢出，减少边缘渗出量，从而提高修复体边缘的适合性。

5. 各预备面应圆钝，光滑，连续，无倒凹，禁止有任何尖锐棱角的出现，以消除应力集中的隐患。

6. 若牙冠缺损严重，前牙可用铸造陶瓷制作桩核，后牙按一般常规桩核制作。最后再按全冠要求设计和预备。

7. 可在轴壁𬌗龈向磨出 0.5 mm 的溢出道，有学者认为，轴壁设计溢出道有利于全冠就位，且抗折强度也有所提高，并能改善边缘的适合性。

取模灌模同铸造金属全冠，从略。

（三）修复体的黏结技术

为了取得最佳的修复效果，修复体在黏固前应先进行试戴。由于陶瓷修复体在黏固前较脆，试戴过程中若用力过大过猛，易造成修复体的折裂。修复体与牙体有早接触点或邻面接触过紧，影响修复体就位时，要仔细调整，不可强行就位。组织面早接触，可采用专用试戴膏（try-in paste）进行检查，邻面接触点用薄的咬合纸检查，找出早接触点用精修金刚车针中速调整，并用水冷却，直至完全就位。检查咬𬌗时要嘱患者轻轻咬𬌗，用小的磨石或金刚钻调𬌗，然后用橡皮轮抛光，注意不能长时间磨同一部位，以免局部过热。修复体调节应尽量在模型上完成，以免试戴时调节过多，造成修复体破裂。

1. 黏结剂选择

铸造陶瓷修复体的强度已接近甚至超过牙体硬组织，但由于它和牙本质的连接不同于牙釉质和牙本质连接，因此在临床上还是存在易脆裂的致命弱点，天然牙釉质和牙本质结合，可以使受到的𬌗力快速有效地转移与分散，在正常𬌗力下一般不发生碎裂。而铸造陶瓷修复体黏结于预备牙上时，所受到的𬌗力不易充分转移和分散，产生应力集中，最终导致修复体的碎裂。提高铸造陶瓷修复体与牙体组织的黏结强度，对铸造陶瓷修复成功与否起到非常重要的作用。而黏结强度又涉及到铸造陶瓷、黏结剂、牙体组织3种物质以及铸造陶瓷修复体组织面与黏结剂、牙体组织面与黏结剂两个界面状态，因此黏结强度提高取决于两个界面强度以及黏结剂自身内聚力的大小。有些铸造陶瓷有与之配套的黏结剂，如Dicor铸造陶瓷、IPS-Empress 2铸造陶瓷等，黏结时最好用其相应的黏结剂。若修复体固位好，黏结剂的选择范围可广一些，若修复体固位力差，则需选择黏结力较强的黏结剂。前牙修复体对黏结剂的色泽要求严格，应选择可选色、配色的黏结剂。总之黏结剂的选择可根据铸造陶瓷的种类、修复体类型、修复牙的部位和情况来决定。

2. 修复体黏结前处理

（1）机械处理

为了增加铸造陶瓷黏结面的粗糙度，扩大黏结面积，增加机械嵌合力，可采用机械手段对铸造陶瓷黏结面进行粗化处理，将铸造陶瓷修复体的黏结面用Al_2O_3进行喷砂，喷砂时注意保护修复体抛光面及边缘。实验表明，用25 μm和50 μm的Al_2O_3喷砂，铸造陶瓷的剪切黏结强度提高30%～50%，抗张黏结厚度提高了40%左右。另一种方法是用车针机械打磨也能使铸造陶瓷黏结面粗糙，但操作难度较大，较少采用。

（2）酸蚀处理

铸造陶瓷的酸蚀效果受酸蚀剂的种类、酸蚀的浓度、酸蚀时间以及陶瓷理化特性的影响。有关研究表明，对陶瓷的化学蚀刻最好是用含氢氟酸的酸蚀剂，这是因为F^-能与陶瓷中的K^+、Ca^{2+}等结合，使瓷面粗糙形成孔隙，留下直立的圆柱状结晶体，有利于黏结剂与之产生机械锁结，从而增加两者间的黏结强度。但随着酸蚀时间的延长，铸造陶瓷表面逐渐平整，留下均匀浅小的孔隙，两者间的黏结强度反而减小。酸蚀时应根据商品要求严格执行。

（3）硅烷化处理

在口腔领域，硅烷最先被用作复合树脂的无机填料的表面处理剂，随着铸造陶瓷技术的发展，硅烷又被用作为铸造陶瓷黏结系统的表面处理剂。硅烷的使用方法应根据生产厂家的要求进行。

3. 牙体预备面的黏结前处理

由于牙体表面吸附了许多杂质，尤其是油脂和水分。油脂的表面张力低于黏结剂的表面张力，更易润湿牙预备体表面，生成一层不易去除的吸附层。而水分子的存在不仅降低了黏结剂的黏结效果，而且还能渗入到铸造陶瓷修复体表面的微裂纹尖端，产生张应力，降低了铸造陶瓷的强度。因此牙预备体表面处理效果好坏，直接影响到黏结效果。黏结前处理也要根据铸造陶瓷的种类及选择的黏结剂进行，以使黏结效果达到最佳。

4. 修复体黏结

根据所选择的黏结剂，按商品说明要求进行操作，使用光固化或光化学双重固化复合树脂黏结剂在临床上有足够的时间操作。调拌好黏结剂后，将其涂布在修复体组织面及牙预备黏结面上，并将修复体就位，用手指轻压之，使修复体更密合，特别要注意在就位时不能使用传力器，就位后用棉圈收紧，不要让患者咬其他硬物。要及时去除多余的黏结树脂，尤其是邻面、颈缘等处，因为树脂黏结剂一旦固化后硬度很大，难以去除，同时还会造成牙龈组织的损伤。最后用光固化灯在牙冠各面光照各40秒钟，以保证光照充分，固化完全。然后用精修金刚车针及抛光轮抛光。

三、酯套冠

酯套冠(plastic full crown)又称甲冠，是用塑料制成的全冠修复体。由于塑料牙颜色可与自然牙谐调，能达到一定美观要求，因此只适用于前牙牙体缺损修复。但塑料牙硬度低，强度差，易磨损，易破裂，一般只作为临时冠修复。有时为增加酯套冠厚度使修复体达到一定强度，必须磨除较多的牙体组织，常引起患牙敏感，甚至牙髓炎症状出现，因此活髓牙制作酯套冠应慎重。但酯套冠价格低廉，制作简便，无需特殊设备，故仍受到一些患者的欢迎。

(一) 酯套冠牙体预备

1. 基本与金属全冠相似，但颈部形成肩台稍有不同，肩台平面宽度约 0.75 mm，与轴面成直角或锐角关系，肩台一般位于龈缘处。牙颈部肩台与牙长轴相交角度小于 90°，主要使其能抵抗殆力作用，而不易破裂，同时边缘也易密合。

2. 尽量保持牙冠原有外形，在预备牙体时应均匀磨除，使修复体厚度均匀一致，受力时不易变形折断(图 11-12)。

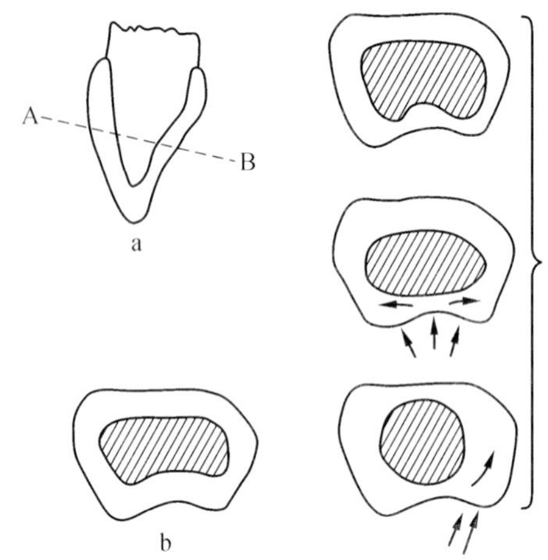

a. AB线横截面　b. 正确　c. 不正确

图 11-12　酯套冠牙体预备形态

3. 切端应磨除一定的量，约为原牙冠 1/3 左右，如磨除不足，酯套冠切端过薄，容易折裂，若牙体磨除量过多，支持酯套冠的牙体组织过短，抗力固位差，酯套冠易折裂。

4. 牙体缺损过多或牙冠短小的牙，无足够抗力固位时，应作完善根管治疗后再考虑作修复体。可在根管内插入金属桩，用塑料或树脂恢复牙冠形态，然后作酯套冠修复，以增强对殆力的抵抗作用。

5. 过小牙、锥形牙或邻间隙较大的牙，可作部分肩台或无肩台式制备，但对龈缘有刺激，应慎用。

(二) 酯套冠制作

可在临床直接完成，亦可取模后送技工室制作。临床直接法如下：

1. 选配大小、颜色合适的塑料牙面，修改合适后，在塑料牙面背面滴少量自凝塑料单体，使其溶胀，注意单体不要流至唇面，以免引起牙面龟裂，影响美观。

2. 取少量白色室温固化塑料粉，置于小瓷杯中，滴入少量自凝单体，调拌均匀，然后加盖，至黏丝期。

3. 清洁牙面或涂薄层石蜡油，把发好的塑料放在预备牙的唇、舌面及邻面，将塑料牙面按正确位置压在唇侧，用浸有单体的小棉球轻压舌面，形成舌面大概形态。用雕刻刀去除多余的塑料，舌侧放一张湿的玻璃纸，让患者轻轻咬合，调整塑料牙面位置，除去颈缘及邻间隙内多余塑料，待塑料完全固化后，轻轻取下酯套冠，磨去边缘多余部分，修磨舌侧解剖形态，再戴入口内调殆，抛光后即可黏固。

另一种方法是采用成品硬质树脂冠，根据患者口腔、面形，患牙大小、色泽、形态等因素选择最相近的预成牙冠，通过磨改牙冠边缘，使之与患牙颈缘相适合。若预成冠不完全合适，可在冠内用自凝塑料加衬，然后再修改冠边缘多余树脂，在口内试戴调殆，最后抛光、黏固。

技术室间接法制作略。

四、金属非金属联合冠（compound full crown）

金属全冠能承受较大殆力，但其颜色与自然牙很不协调，影响美观。而酯套冠颜色虽能达到与自然牙相谐调，但其性能差，易磨损、老化，易折断，联合冠则利用两者优点，先用合金材料制成金属基底冠，在基底冠上覆盖与自然牙相似的非金属材料，既坚固耐用，又合乎审美要求，非金属材料一般采用硬质树脂或陶瓷等材料。

（一）适应证

与其他全冠基本相同，但其适应证更广一些，前牙和后牙龋洞或牙体缺损较大而无法充填治疗者都可应用。

（二）类型

1. 烤瓷熔附金属全冠(percelain-fused-to-metal cerown，PFM)

烤瓷熔附金属全冠也称金属烤瓷全冠，是一种较为理想的修复体，它是采用金属材料制作内冠，在其表面涂塑与天然牙颜色相似的瓷粉，并雕塑成与天然牙相似的牙冠形态，然后置入真空高温烤瓷炉内烧结，使瓷与金属相结合，形成金属烤瓷修复体。这种修复体是金属与瓷的复合体，具有这两种材料的优点，不但强度高，耐磨性好，不老化，热传导低，而且表面光滑，色泽美观、逼真、耐腐蚀，与组织相溶性好，目前已广泛应用于临床，深受广大患者的欢迎。但是这种修复体若处理不好，会出现崩瓷现象，造成修复失败。为保证金属烤瓷修复体在行使功能的过程中，能承受各方的殆力而不致瓷裂，除了金瓷两种材料热膨胀系数需匹配外，临床上正确的设计和制作也是必不可少的。

（1）全冠设计

修复体戴入口内必须与上下颌殆关系相谐调，并且金-瓷结合部尽量避开咬殆处，如上前牙全冠设计，舌侧金属与烤瓷交接处应在下颌正中殆前伸，侧向殆功能运动的下切牙运动轨迹之处，即金瓷连接处不能与下切牙接触。因此，下切牙与全冠舌侧接触面最好是全瓷或者全金属，否则殆力作用于金瓷接触处，易造成金属变形或瓷层碎裂。如果上下前牙在前伸等运动时均无接触，金、瓷连接处可灵活放置，但应避免设置于切端而影响美观，同时也易造成切端瓷折裂。下前牙一般设计为全瓷覆盖，提高视觉效果，并且切端瓷层有一定厚度。后牙全冠设计一般根据牙体磨除量，上下颌的咬殆关系及下颌运动范围而定。咬殆紧、殆力大的患者，在不影响美观的基础上，可作颊侧烤瓷，而殆面为金属，在设计金瓷结合部位时，与前牙一样应在下颌功能运动时的𬌗接触范围以外。而下颌一般不主张做颊面烤瓷，由于下颌磨牙颊尖为功能尖，若做颊面烤瓷很容易造成颊侧瓷面崩裂（图 11-13）。若无法做金瓷冠最好改做金属全冠。

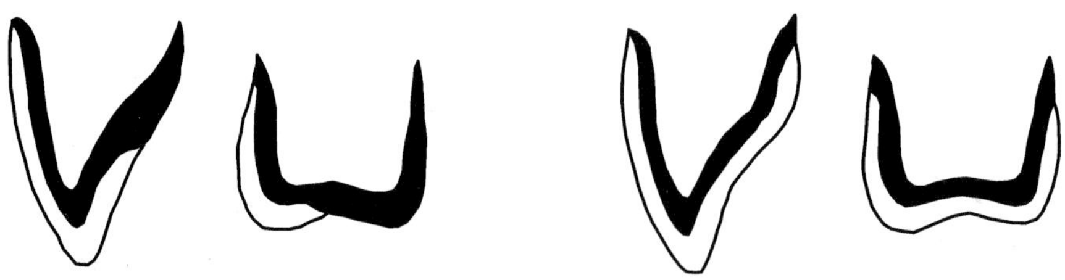

a. 前后牙瓷部分覆盖　　b. 前后牙瓷全覆盖

图 11-13　金-瓷连接形式

（2）蜡型设计

一般内冠厚度以贵金属为 0.5 mm、非贵金属为 0.3 mm 左右为宜。在制作蜡型时，铸造打磨过程中磨去的厚度应计算在内，否则经打磨后造成内冠过薄。太薄的内冠易变形，与瓷结合后易引起瓷的折裂。另外，蜡型必须保证各部分瓷层均有金属支持，瓷层最厚处一般不超过 2 mm。在前牙的切缘，往往由于没有金属支持而引起瓷裂。若牙体有缺损，临床尚未用其他充填材料充填者，应用金属恢复缺损部分，保证瓷层厚度一致。

（3）各项操作应严格按说明书要求进行，严格控制包埋材料的水粉比例，烘烤时间、温度等，严格按程序铸造内冠。

（4）选择合适的打磨工具，不要因内冠被其他金属污染而致物理化学性能改变。内冠上釉前必须彻底清洁，去除油污、磨料的黏结剂等，清洁后应防止再污染。

（5）尽量减少烧烤次数，若多次烧烤，可引起瓷和合金理化性质改变，影响修复体质量。

2. 金属树脂联合全冠

内冠为金属材料，在唇颊面涂塑硬质复合树脂，经光固化或聚合锅水溶热压固化成形。近来对树脂的研制进展很快，种类较多，其物理性能也不断得到改进和提高，树脂最大特点是对金属无选择性，同一种树脂既可应用于贵金属亦可应用于非贵金属，同时操作简便，费用较适当，但其硬度和色泽尚不及烤瓷。

（1）内冠的制作

金属和树脂结合不是依靠化学结合，而是物理结合，是一种机械结合，因此在制作时，唇颊侧必须有牢固的机械固位装置（图 11-14），如固位环、固位珠等。目前较常用的固位珠，先在蜡型唇颊表面涂布一薄层黏着剂，再撒上塑料珠，塑料珠直径应选择好，直径较大影响树脂冠厚度，直径过小不利固位。同时塑料珠撒在蜡型表面密度也应控制好，太密太稀都影响到树脂与金属的固位。

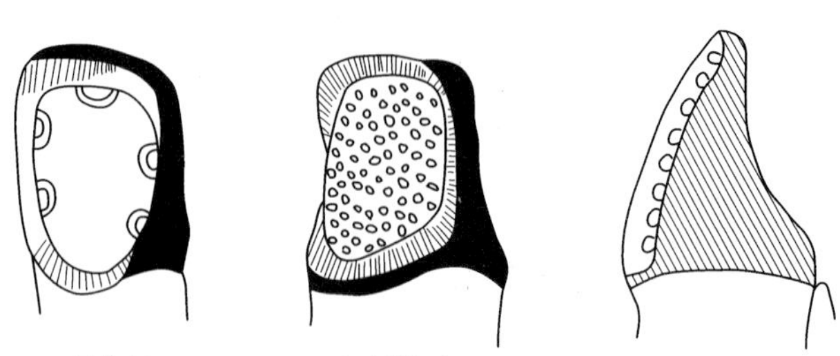

a. 固位环　　b. 固位珠　　c. 固位珠

图 11-14　金属树脂联合冠唇面固位装置

（2）树脂涂塑

蜡型完成包埋、烘烤浇注后，即在内冠上堆塑。树脂材料一般都分遮色剂、颈部色、体部色及切端色，根据在临床的比色要求，选择合适的树脂，分层涂塑，分层固化，固化的方法根据材料设备而定。完全固化成形后，进行修整、磨光。临床试合时，如形态、颜色不满意，可随时调整或磨去，重新涂塑成形。

3. 金属塑料联合冠

是金属和塑料联合制成的全冠，由于塑料的机械性能差，易磨损，颜色不稳定，易脱落、折断，修复效果不如以上两种联合全冠。但不需特殊设备，制作简单，费用低廉，适合基层应用。本节作简单介绍。

金属塑料联合冠制作：若用铸造合金作基底冠，其制作同金属树脂冠。金属冠也可用锤造法形成，唇颊面开窗，开窗的边缘做成锯齿形，以连接塑料牙面。塑料牙面形成，可采用直接或间接法完成唇面、颊面。由于塑料配色困难，色泽较差，临床上多采用成品塑料牙面，磨改后与金属面相吻合，覆盖塑料牙面的金属基底冠面涂遮色剂，以免金属颜色透出。调拌少许室温固化塑料到黏丝期后期，将塑料置于金属基底面，同时将选磨的塑料牙面黏贴其上，去除溢出的多余塑料，待塑料完全硬化后磨光，临床试合黏固。

第三节　桩 核 冠

一、桩核冠系列的组成

桩核冠系列是由桩、核、全冠三部分组成（图11-15）。

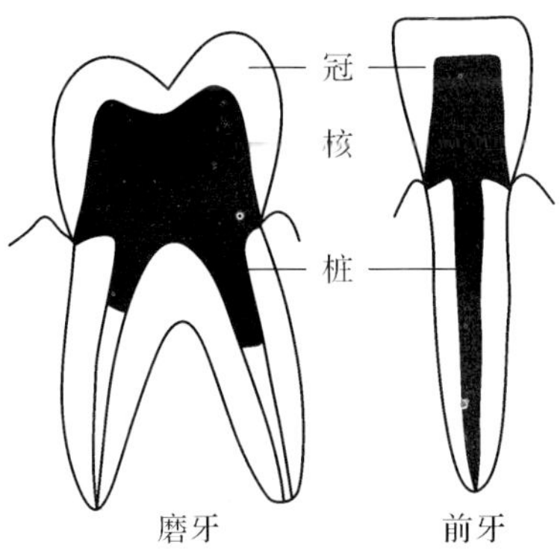

图 11-15　桩、核、冠示意图

桩——为插入根管内的部分。桩的头部与核心相连，桩是牙体严重缺损修复的基础，利用桩可获得良好的固位，并支持最终修复体，可把咀嚼压力传递到牙根、牙周膜及牙槽骨。

桩根据制作方法不同有成品桩、螺纹桩、铸造桩等。

核——替代临床牙冠缺损部分，并为最终修复体提供良好固位形，核与桩的头部相连使桩核成为一体，可将咀嚼压力分散于整个剩余牙体组织并可增加牙根对纵裂的抗力。

核材料通常由复合树脂、玻璃离子黏固粉、银汞合金等材料组成，也可由金属整体铸造形成桩核。

全冠——覆盖于整个核心上的全冠修复体，用于修复牙冠的外形，使其与口腔内其他牙齿相协调，并能行使生理功能，有效促进口腔卫生，防止根面继发龋产生，同时保护剩余牙体组织，防止牙体牙根折裂。

全冠的形式根据材料制作方法不同大体有三种：①金属全冠；②非金属全冠；③金属非金属联合全冠。

临床上根据患牙位置不同、患者的需求、职业关系等来决定采用何种形式冠的修复。

二、桩核冠系列修复的优点

1. 桩核冠应用范围较广，不仅适用于单根的前牙修复，并可用于多根的后牙修复。

2. 牙体严重缺损、仅存很少的牙冠结构，桩核可给修复体提供垂直与水平向的支持与固位。

3. 桩核套上全冠修复体，使患牙具有更大防裂能力，同时增加冠外抗力和咬殆力的保护，并且可预防根面龋。

4. 在桩核上可根据患者条件和需要，制作任何一种全冠修复体。

5. 当全冠需重新制作时，只要将核心上全冠取下，更换即可，较其他桩冠容易修复，避免了拆桩这一困难步骤。

6. 做桩核的牙作为固定桥基牙时，在桩核上制备固位体的牙形，比桩冠更易取得共同就位道。

7. 保留了以往要拔除的残冠残根，有利于保持牙弓形态，有利于恢复咬殆关系和咀嚼功能。

8. 在残冠残根上恢复牙冠，与移植牙和种植牙比较，不存在牙根吸收以及排斥问题；与活动义齿比较，更为舒适、方便，功能也好。

三、桩核冠修复的适应证和非适应证

（一）适应证

1. 由于龋、外伤等造成牙冠大部分缺损而根管治疗完善的患牙。

2. 缺损涉及龈下，牙根有足够的牙槽骨支持的患牙。

3. 从患牙的位置与整个牙弓的关系方面考虑，保存患牙确有意义者。

4. 患者要求保留此患牙。

（二）非适应证

1. 根面部广泛龋蚀，龋蚀去净后剩余牙体组织薄弱者。

2. 牙齿折裂达牙槽嵴以下者。

3. 牙根过短不足以支持牙冠修复者，或根管弯曲无法放置合适长度固位桩者。

4. 根管内有异物堵塞无法取出者。

四、桩、核的分类

（一）桩、核系统分类

1. 桩-核整体铸造型。

2. 金属成品桩与金属或非金属核型。

（二）根据牙齿根管形态结构及制作方法分类

1. 根据桩的制作方法不同分为预制桩和定制桩。

2. 根据桩的形态可分为圆锥形桩、圆柱形桩和螺旋形桩。

3. 根据桩的表面特征又分为光滑桩和锯齿桩。

4. 根据桩的固位形式可分为黏结桩和螺旋桩等。

（三）根据与桩连接的核心材料不同分类

可分为金属核心和非金属核心。金属核心包

括部分铸造核心，银汞合金核心等。非金属核心包括复合树脂核心，玻璃离子水门汀核心等。

五、常用桩核的优缺点

1. 铸造桩核优缺点

铸造桩核是桩与核整体铸造形成的桩核体。

铸造桩核优点：

(1) 由于桩核是一个整体，结合牢固，传递压力均匀。

(2) 由于直接根据根管形态制作，与牙体组织密合，增加了固位力，提高了牙齿的抗折能力。

(3) 可根据牙体缺损大小以及根管情况设计不同形式的桩核，可保留较多的牙体组织，并可适当增加桩的长度，提高临床治疗的成功率。

(4) 由于桩的形态多为不规则，能够有效地抵抗转动力。

(5) 由于桩的形状多为锥形，或者可在桩上开一溢出沟，黏固时黏固剂可以顺利溢出，减少了黏固时的液体反弹压力，防止根折。

(6) 铸造桩核一般在前牙、后牙均可应用，对于缺损较大，或用作固定桥基牙时尤为适合。

铸造桩核缺点：

(1) 制作工艺复杂，费用较高，

(2) 如是单根管且根管较粗时，由于铸造桩多为锥形，可降低固位力，并且锥形可产生楔力而易引起牙折；

(3) 如为后牙，多数根管方向不一致，制作桩核需分次进行，患者就诊次数增加。

2. 预制桩核优缺点

预制桩核是预成桩与核心结合而成，两者是用不同材料制作的。预制桩核优点：

(1) 有各种尺寸的标准化桩，操作方便，可一次完成桩核。

(2) 费用低。

预制桩核缺点：

(1) 为了与标准桩相匹配，制备根管时要磨除一定量的牙体组织，从而降低抗折能力。

(2) 桩-核采用不同材料制成，结合强度差，易导致失败。

(3) 由于桩是圆形的，抗转动能力差。

(4) 桩与牙的适合性差。

根据预制桩的固位形式可分为黏结桩和螺纹桩：

a. 预制黏结桩：

根据桩的形状又可分为锥形桩和平行桩。①锥形桩：多为光滑的。其优点是与自然牙根形态较相似，能较多地保留牙体组织。缺点是固位力不足，易产生楔力。锥形桩一般适用于后牙不平行根管或临时修复的桩冠。②平行桩：包括光滑桩与锯齿桩，近来又有一些改良型，用于增加固位力和保留牙体组织(例如，平行桩末端改为锥形)。平行桩优点是固位力强，应力分布均匀；与牙体组织密合，可以防止微漏。缺点是由于桩的粗细一致，较细的根管不宜采用，根管制备时需磨除较多牙体组织，削弱了牙根的强度。黏固时易产生液体反弹压力，增加根折的可能性。

b. 预制螺纹桩：

根据外形分为锥形螺纹桩和平行螺纹桩。这类桩的共同优点是固位力大。缺点是增加了牙根的应力，加大了牙折的可能性。①锥形螺纹桩：末端呈锥形，与牙根形状相似，由于螺纹嵌入根管壁及锥形易产生楔力而引起根壁折裂。近来对此型桩形态作了些改进，例如去除锥形部分的螺纹，增加平行部分的长度，增大螺距，在桩的中心开缝缓冲，与黏固剂结合使用等方法，减少应力，增加固位，防止微漏。锥形螺纹桩适用于根管短，弯曲，用其他方法不能获得良好固位的牙根。②平行螺纹桩：为了减少对根管壁的压应力，防止微漏，近来对这类桩也作了许多改进。去除末端的螺纹，增大螺距，降低螺纹凸度，预制溢出沟，在桩的冠方设置固位翼，以增加桩、核固位，并且改进根管制备的车针，使制备后根管壁螺纹与桩的螺纹相匹配，将桩旋入根管同时与黏固剂结合使用，这样可减少应力，增加固位，防止微漏。平行螺纹桩兼有黏固桩与螺纹桩的优点，固位力大，适用于根管较粗大的牙根。

六、桩核的临床制作

（一）钉-银汞合金核心（图 11-16）

此种设计一般适用于剩余牙体组织有足够的牙本质支持，牙根短、弯曲，牙根管钙化闭锁或视野不良、妨碍桩的制作时。方法如下：

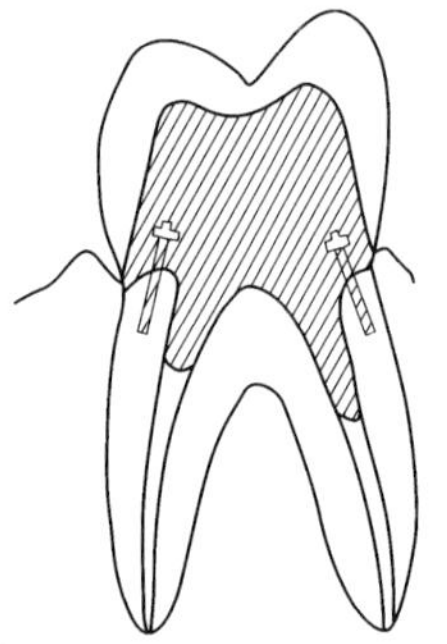

图 11-16 钉-银汞合金核心

1. 牙本质固位沟应用

用一倒锥钻在牙本质上做沟槽，可以达到固位钉相似作用，以增加银汞固位。沟槽要做在有足够基础的牙本质上，不能紧靠釉质，槽形可随着不规则的牙面而变化，做成几条短的平行沟槽效果更好。

2. 固位钉应用

一般采用自攻螺纹钉或黏固钉，有的学者认为根管治疗后，在牙根的牙本质上置细的不锈钢黏固钉，可起到夹板固定作用，以加强根充后的牙齿强度。

（1）钉的数目

根据牙体缺损大小、部位等不同情况而决定使用钉的数目。一般每缺失一个牙尖或一侧的边缘嵴，应使用一个固位钉，一个牙不超过 4 个钉，理想的钉间距离约 5 mm，至少不小于 3 mm。

（2）钉的位置

钉道通常放在牙体表面至髓壁间 1/2 处。首选的位置在牙齿根面近中颊、舌轴角和远中颊、舌轴角处。钉道深度应达釉牙本质界或者釉牙骨质界至少 0.5 mm 牙本质上。钉道底剩余牙本质至少 0.8 mm。

（3）钉对银汞合金的影响

钉在银汞合金内的长度 2 mm 就有充分的固位和较小的应力，钉太长太粗并不明显增加固位，却可产生较大的应力，而导致核心折裂。钉的数目太多也可引起牙体和银汞合金的抗折强度降低。另外，钉的放置方向与张力有重要关系，如果钉的放置与受力方向平行，银汞合金的抗张强度增加；如果钉直接在咬𬌗力的负荷点下面，且与受力方向不平行，银汞合金易于在钉处碎裂。

（二）银汞合金桩核（图 11-17）

此种方法适用于根管较粗大的后牙，剩余髓室有足够的深度和宽度，髓室区要有合适的牙本质厚度。

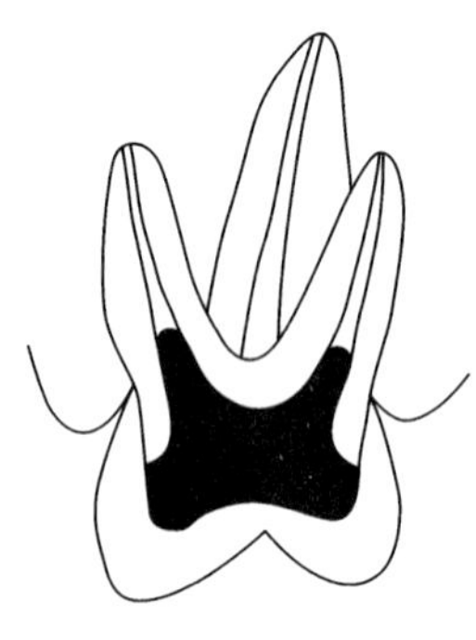

图 11-17 银汞合金桩核

方法：牙齿经完善根管治疗，经观察后无任何症状，先用圆钻磨除髓室封闭物，然后行根管制备。将根管上部牙胶去除深约 2 mm 左右，必要时可用圆钻扩大根管上部的直径，按照抗力固位洞型制备原则，去除无基釉。如果髓室的深度和宽度不够固位，可在适当的牙本质部位上加用固位钉。最后把银汞合金充填到每一根管的上部，髓室和牙冠部形成一个整体的银汞桩核，如果髓室底太薄，则有可能在银汞充填时压力过大而穿裂，此时可在髓室底用聚羧酸黏固粉作基底，以加强保护。

（三）成品桩加银汞合金或复合树脂核心(图 11-18)

牙体严重缺损的磨牙，剩余牙体组织常较少，髓室壁薄，常给修复增加困难，设计在根管中放入成品桩加银汞合金或复合树脂核心修复缺损的牙冠组织，有助于银汞合金或复合树脂材料的固位，并可保护脆弱的牙体组织，避免了由于内应力集中所致的根折，加固了根管治疗的牙根。此种方法可用于前牙牙体缺损，但剩余冠壁有足够厚度者；也适用于后牙牙体缺损，有一根管应较粗壮，其他牙根有下列情况者：①牙根由于弯曲放入根管内的桩不足以固位；②根管内充填物不能去除到足够的深度；③限制桩放入根管内的长度；④以前置入的桩无法去除等。

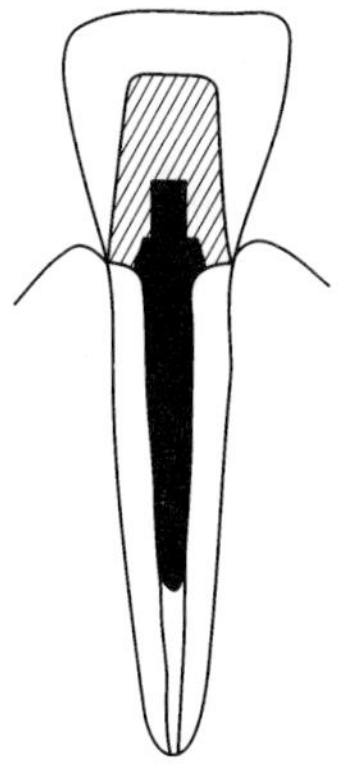

图11-18　成品桩加银汞合金或复合树脂核心

1. 牙根制备

按常规根管制备，其深度应为根长的 2/3 或不短于牙冠的长度。有的学者认为制备根管深度应为剩余牙根 1/2 或等于牙根在牙槽骨内长度的一半。有的学者认为深度应为剩余牙根的 3/4 或只在根尖部保留 3～4 mm 牙胶。当然根管制备深度越长，桩就越长，固位就越好，这就需按不同根管情况来决定。多根牙的根管不可能制备太长，一般 7 mm就可提供合适的固位。根管直径不宜太大，其直径视根管壁的牙本质量而定，以避免过多磨除牙本质，而引起根管壁侧穿，或者根管壁折裂。

2. 桩的选择

桩的大小一般要与根管的大小密切适应，这样可使压力均匀地分布在牙根上。选择桩时可根据X线牙片，以及根管粗细而定，桩的形态对固位有很大关系，增加桩的表面积，做成锯齿状可增加固位。多根牙可放置一个以上的桩，其大小长短视根管具体情况而定，如果只用一个桩，要防止桩旋转，可加用固位钉，冠部剩余的牙体结构有防止旋转作用，故牙体制备时尽可能保留剩余牙体组织。

3. 牙体制备

桩黏固后用银汞合金或复合树脂将桩包埋在内，形成核心。待核心硬固后进行牙体制备(与全冠牙体制备一致)。制备时尽量保存剩余牙体组织，使其成为核心一部分，如在龈端剩余牙体组织有一定厚度，可根据制作全冠要求在龈缘处制备各种形式肩台，最后取模制作全冠。

（四）螺纹桩加复合树脂核心(图 11-19)

此种方法一般适用于牙根较短，根管较细而弯曲的牙齿和妨碍桩的平行的多根牙。

方法：先用圆钻去除无基釉，然后根据牙齿 X 线片，选用合适粗细的麻花钻进行根管制备，制备深度应达到牙根全长的 1/2～2/3，以利固位；如为多根牙可同时制备几个牙根，但不要求制备深度都达到根长 1/2～2/3，以避免根管侧壁穿通。桩的选择应较根管稍大、稍短些，桩旋入时主要依靠牙本质的弹性，故对牙本质会产生压力，如果桩过大，可引起牙折，如果桩旋入时手感太紧，应换较小的桩，或进一步作根管制备，不要强行旋入，必须避免

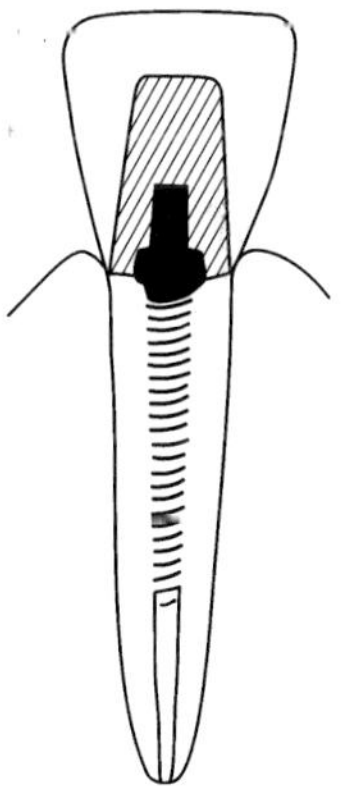

图 11-19　螺纹桩加复合树脂核心

用力过大。同时也应尽量保持根管壁牙本质的厚度和牙齿的强度。桩固定后用复合树脂将螺纹桩包埋于内，恢复成一定形态，待硬固后行核心制备。

（五）整体铸造冠桩修复体

此种修复可用于牙根较平行的后牙，或者咬合较紧的后牙。

方法：去除根管上端部分充填物及磨除部分牙本质，制备后的根管必须相互平行，有共同就位道，以利修复体就位。然后用蜡或自凝塑料制作根管桩和牙冠外形的蜡型。经包埋、铸造、抛光等处理后，将其黏固就位，整体修复。

由于金属铸造修复体切压力较大，不易碎裂和折断，故比银汞合金或复合树脂修复效果好。但有的学者认为铸造冠桩修复体容易发生修复体移位或根折，并由于磨牙根分叉大，可磨除的根部牙本质较少，同时铸造桩又需要共同就位道，因此桩的长度受到限制，从而影响铸造修复体的固位力。为了增加此种修复体的固位力，同时解决磨牙多根管就位道不平行的问题，不少学者提出改良方法，即修复磨牙时，先制作一个根管桩和冠部修复体的整体铸造蜡型。同时在修复体冠部预先留1～2个桩孔，其桩孔应与其他根管相吻合。铸造后，再选择成品桩，或者再制作其他根管的铸造桩，所留的桩孔与所选的桩大小应一致。试戴时先将铸造单根冠桩修复体就位，再通过桩孔将成品桩或再铸造的桩插入到其他根管内，修整外露部分，最后调𬌗抛光，按序黏固。

（六）金属铸造桩核

此种方法适用于大面积缺损的前牙，或根管较平行的多根牙。

制备上颌双尖牙时，对牙冠大面积缺损者，应尽可能保留剩余牙冠组织，将其制备成核的一部分。制备双尖牙根管时，应使两根管相互平行，若根分叉处接近根端，在制备根管冠端外形时，使其与根面外形一致。近根分叉处，再分成两个平行的根管。核的外形与后牙全冠制作的牙体制备一样，最后按常规方法完成金属铸造桩核，黏固就位。

后磨牙牙根多数是不平行的，这样给铸造桩的制作带来很大难度，如只利用一个根管，桩核固位就要受到影响。对这类牙齿修复，制备时可选择一个较直的粗牙根作为主根管，而其他牙根作为副根管，主根管放置长度合适的桩，起到主要固位作用，副根管可放置较短的桩，或制备锁槽。主要是引导就位和防止桩核的扭转。锁槽制作，在副根管颊侧壁或舌侧壁制备深约0.8～1 mm、长约3 mm与主根管平行的沟。最后按常规制作蜡型，铸造，黏固。

如果后牙牙根分叉较大，制备锁槽亦达不到与主根管平行，可采用另一种方法，即分别制备各根管达一定深度，先制作一个根桩和部分核的铸型，经铸造完成试戴就位后，随后在其基础上制作另一个桩及另一部分核的铸型，铸造完成，黏固时，两个桩核分别就位，叠合成一个完整的核形，然后在此上面制作全冠修复体。

（七）根管冠端呈喇叭形的桩核修复

此类牙体缺损多较严重，牙冠部几乎无牙体结构，牙根的冠端牙本质结构也缺乏，或者由于多次桩冠修复失败，造成牙根冠端牙本质过多磨除。此类牙体缺损给临床修复带来很大困难，根面已没有足够的牙本质放置固位钉，而用铸造桩可能使楔应力增加，造成本已脆弱的牙根折裂。随着牙科材料及牙科仪器发展和应用，目前有学者采用导光纤维光照复合树脂加固冠端牙体缺损的根管，从而为桩冠修复打下基础。此种修复方法适用于前牙缺损。

该技术主要采用一种导光纤维（Luminex Weissman Technology），将光传递进入根管内而使根管内的光固化复合树脂完全聚合。导光纤维除了能够从根管内部修复重建薄弱的牙根外，同时它还形成一个根管空间，以放置合适的桩。导光纤维粗细有 6 种规格，从1.05～1.80 mm，相邻的每种之间相差0.15 mm。

方法：按常规制备根管，取一合适的配有测量牙根长度标志的导光纤维，测定所制备的根管长度。然后根管内牙本质按常规进行酸蚀处理，冲洗吹干，涂上牙本质处理剂，再吹干，再涂上牙本质黏结剂，放入导光纤维光照 10 秒钟。取出导光纤维，最后将复合树脂置入根管内重新放入导光纤维，同时通过施加压力使复合树脂与根管壁获得良好吻合。从牙根冠端去除多余的树脂，在导光纤维的一端与光固化仪相连，使光沿着导光纤维的全长传导而使其周围复合树脂聚合，然后用止血钳取出导光纤维，即留下一个粗细长短合适的桩的空间，最后按需要进行桩核冠修复。

七、桩核冠生物力学的分析及其影响抗力固位的因素

（一）桩核冠的生物力学分析

铸造桩核的根管制备时，其粗细以根面直径 1/3 最为适宜。如果过细，造成铸造桩在承受轴向力时，桩核的颈 2/5 处较易折断，承受非轴向力时桩核的颈部及端部较易折断；如果根管制备过大，在桩的颈部及桩尖周围应力更大，极易使根管劈裂，不利于牙根的保护。

根管壁受力后应力分布在唇舌侧多于应力分布在近远中侧，这也证实了临床常见根管壁折裂以近远中向较多。因此如果需要扩大根管，可适当向近远中方向扩展，以保证唇舌侧根管壁的厚度。也可将铸造桩核一部分包绕牙颈部四周，起到金属箍作用。

对上前牙侧向加力时在桩核的颈部，牙颈部以及桩尖四周应力较大，因此临床修复后调𬌗相当重要，前牙不能有早接触，覆𬌗不能太大。

（二）影响抗力固位的其他因素

在蜡型包埋时若有气泡产生，就可能在铸造金属桩表面形成一个很小的气瘤。此瘤子未被发现而桩又被迫就位的话，该小瘤子周围的应力集中就会产生在牙根上，可能会导致根折的楔状应力。因此，定制的铸造桩核在试戴前，应在合适的光线下仔细检查，甚至可用放大镜检查有无小瘤子，如有，必须将其去除，以免后患。

有时临时性修复体拆除，其暂时黏固剂留在根管内未清除干净，同样具有与铸造桩上小瘤子相同的楔状应力效应，因此在桩核黏固之前，必须仔细清洗根管及桩。

在进行牙体制备时，应尽可能多的保存剩余牙体组织，可以加强稳固作用，使根折现象大大减少；如果全冠修复体的边缘线与核心的边缘线和残根冠端边缘线一致时，任何系统的桩均易造成折裂；如为铸造桩核，牙根折裂可能性更大。

核的材料可影响力的传递，核材料强度低（树脂），桩的末端应力增加；核的材料硬度高（银汞合金），桩的末端应力减少；当桩核材料硬度一致时，应力分布最均匀。

最终修复体类型对牙的抗折力有着明显的影响。当桩核采用铸造全冠修复时可明显增加牙的抗折能力，尤其是当牙颈部有 2 mm 以上的健康牙体结构被全冠覆盖时。

黏固剂的选择目前还没有统一的认识，大多数学者认为不同类型的黏固剂对桩的固位力并无明显的影响，但黏固前对根管中的碎片及润滑剂必须清除干净，桩的表面必须清洁，这样可提高桩的固位力。桩在黏固时会产生明显的液体反弹压力，不适当的黏固方法及黏结压力可能会引起牙的折裂。因此可在桩的表面制备溢出沟，严格按规定调拌黏

固剂，黏固时，桩会弹出，以释放液压力，然后再次就位，重复几次，压力要均匀直至桩就位不能再弹出为止。

总之，临床情况复杂多变，任何一种桩核系统都不能适用于所有的患牙，必须根据实际情况，综合考虑选择适当的修复方法。

（张保卫）

参考文献

1 张保卫. 桩核冠系列对牙体大面积缺损修复的应用. 上海生物医学工程，1992，2：12～14

2 樊明文. 口腔医学新进展. 第1版. 武汉：湖北科学技术出版社，1993

3 程祥荣等. 钕铁硼永磁材料在全口义齿中的初步应用. 口腔医学纵横，1990，6：176

4 徐君伍. 口腔修复学. 第3版. 北京：人民卫生出版社，1994

5 赵铱民，欧阳官，高元等. Z—1型磁性固位体固位的覆盖总义齿. 华西口腔医学杂志，1992，10：51

6 赵铱民等. 新型磁性固位体的研制. 实用口腔医学杂志，1991，7：71

7 徐君伍. 口腔修复理论与临床. 北京：人民卫生出版社，1999

8 王晓仪. 现代根管治疗学. 北京：人民卫生出版社，2001

9 J. P. Standlee. Retention of endodontic dowels: Effects of cement, dowel length, diameter, and design. J Prosthet Dent. 1987，39：401

10 J. P. Cooney. Retention and stress distribution of tapered-end endodontic posts. J Prosthet Dent. 1986，55：540

11 Peter Yaman. Stress analyses of four prefabricated posts. J Prosthet Dent. 1992，62：30

12 Peter Yaman, Thorsteinns. Effect of core materials on stress distribution of post. J Prosthet Dent. 1992，68：416

13 James T. Martinoff. Clinically significant faotors in dowel design. J Prosthet Dent. 1984，52：28

14 D. A. Felton, Threaded endodontic dowels: Effects of post design on incidence of root fracture. J Prosthet Dent. 1991，65(2)：179～187

15 John A, Sorensen, Clinically significant factors in dowel design. J Prosthet Dent. 1984，52(1)：28～35

16 樊森. 口腔矫形技术工艺学. 第1版. 上海：上海科学技术出版社，1993

17 Stephen F. Rosenstiel, Martin F, land, Junhei Fujimoto. Contemporary Fixed Prosthodontics. Third Edition, Mosby, Inc. 2001

18 Assif DF et al. Photoelastic analysis of stress transfer by endodontically treated teeth to the supporting structure using different restorative techniques. J Proshet Dent. 1989，61：535

19 Lovdahl PE, Nicholls JI. Pin-retained amalgam core vs, cast-gold dowel-cores, J Proshet Dent. 1977，38：507